Meinungen von Therapeuten

"Ich kann Dr. Laus natürliches Skoliose-Programm als sicherere und effektivere Alternative zu der herkömmlichen Korsettierung und der Chirurgie nur empfehlen. Ich bin sehr beeindruckt von den Ergebnissen, die ich bisher gesehen habe! Ich denke, dass jeder Rückenspezialist diese Informationen benötigt."

— *Dr. Alan Kwan, Doktor der Osteopathie und Medizinischer Direktor*

"Als orthopädischer Chirurg empfehle ich chirurgische Eingriffe für gewöhnlich nur als letztes Mittel. Die meisten Skoliose-Patienten erfüllen nicht die Kriterien, um einen operativen Eingriff zu rechtfertigen und sollten mit konservativeren Mitteln behandelt werden. Dr. Laus Programm ist eine sichere und schmerzfreie Alternative für Skoliose-Patienten, die sich schon als wirksam erwiesen hat. Ich würde den Versuch von Dr. Laus Programm gegen Skoliose, das ohne operativen Eingriff auskommt, auf jeden Fall empfehlen."

— *Dr. Gul Keng, Doktor der Medizin und Orthopädischer Chirurg*

Erfahrungen von Patienten

"Dr. Kevin Lau stellt die Fakten in einer logischen und nachvollziehbaren Abfolge dar. Ich mochte es, dass seine Tipps einfach durchzuführen und unkompliziert waren. Ich musste nicht extra Zeit, Mühen oder Geld opfern, um meinen Ernährungsplan umzustellen. Trotzdem musste ich mich meinem Körper entsprechend ernähren und auf meine Nahrungszufuhr achten. Er hat Recht mit der Aussage, dass eine Diät nicht den Geldbeutel angreifen sollte. Deshalb danke ich Ihnen, Dr. Lau, dass Sie Lesern wie mir so sinnvolle und wertvolle Einsichten über die Gesundheit vermittelt haben."

— *Wendy Y.*

"Anfangs war ich wirklich misstrauisch gegenüber Dr. Laus Skoliose-Programm, da ich das Fett in der Diät fürchtete. Trotzdem gab ich mir einen Ruck. Nach vier Wochen Diät begann ich die Vorzüge zu merken. Ich hatte mehr Energie, und der Schmerz in meinem Rücken verschwand, ich schlafe nun die ganze Nacht durch und hatte auch keinen Heißhunger auf Schokolade oder Käsekuchen mehr. Ich fühle mich großartig und habe ohne große Mühe 3 kg verloren."

— *Isla W.*

"Die Rückenschmerzen hatten mich über 20 Jahre lang im Griff. Ich dachte, sie wären durch eine schlechte Haltung oder die Arbeit bedingt. Akupunktur und Massagen gaben mir nur kurzzeitig Erleichterung. Ich begann meine Behandlung bei Dr. Lau sechs Monate nachdem eine Röntgenaufnahme von mir gemacht wurde. Die Ergebnisse übertrafen meine Erwartungen, da ich eine Verbesserung von acht Grad im Brust- und neun Grad im Lendenbereich aufwies, und außerdem noch einen Zentimeter größer war."

— Lucy K.

"Dr. Lau ist ein gutherziger Mann, der die Probleme und Leiden seiner Patienten versteht. Er ist mit Leib und Seele bei der Behandlung seiner Patienten dabei. Er zeigt sich besorgt und überwacht ständig den Fortschritt eines jeden Einzelnen. Nachdem ich Dr. Laus Programm abgeschlossen hatte, realisierte ich, dass meine Rückenprobleme und meine Gesundheit besser geworden sind. Meine Verfassung hatte sich generell stark verbessert. Nach all der langen Zeit hatte ich doch noch jemanden gefunden, der mich von meinen Rückenschmerzen befreien konnte."

— Christie C.

"Für mich war die Gesamterfahrung der Behandlung viel wichtiger, als die Korrektur meiner Wirbelsäule um 15 Grad. Ich schätzte mich wirklich glücklich und lernte, dass es für jedes Problem eine Lösung gibt. Wenn man von der Schätzung ausgeht, nach der sich die Skoliose bei Erwachsenen jedes Jahr um ein Grad verschlechtert, so wurden mir durch die Korrektur 15 Jahre geschenkt. Selbst wenn es weniger sein sollten, bin ich zutiefst dankbar dafür.

— Cher C.

"Endlich war ich gesund und schmerzfrei! Das Wissen, das er mir vermittelte, erlaubte es mir in ungeahnter Weise meine Gesundheit und mein Wohlbefinden zu erhalten."

— Alisa L.

"Noch beeindruckender ist, dass die Röntgenaufnahmen, die Dr. Lau nach der Therapie anfertigen ließ, zeigten, wie sich der Abbau meiner Bandscheibe geradezu umgekehrt hat. Ich bin wirklich sehr beeindruckt von Dr. Laus Programm. Ich gebe zu, dass ich anfangs skeptisch war, doch die Resultate, die ich erzielte, haben mich eines besseren belehrt. Ich danke Ihnen, Dr.Lau!"

— Andre Z.

DR. KEVIN LAU
DOKTOR DER CHIROPRAKTIK

IHR PLAN FÜR EINE NATÜRLICHE
BEHANDLUNG
UND VORBEUGUNG VON SKOLIOSE

Das ultimative Programm und Arbeitsbuch für eine stärkere und geradere Wirbelsäule.

(4. Ausgabe)

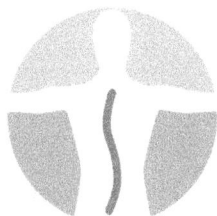

ScolioLife™

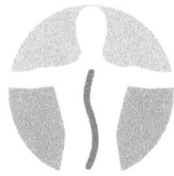

ScolioLife™

4. Ausgabe
Copyright © 2020 by Kevin Lau
Erstauflage 2010

Coverdesign von Nigel O'Brien
Buchdesign von Gisele Malenfant

Dr Kevin Lau
302 Orchard Road #10-02A,
Tong Building (Rolex Centre),
Singapore 238862.

Für mehr Informationen über die Begleit-Übungs-DVD, Hörbuch und die ScolioTrack App für das iPhone besuchen Sie:

www.Scoliolife.com

Gedruckt in den Vereinigten Staaten von Amerika

ISBN: 9789810994457

Haftungsausschluss

Die in diesem Buch enthaltene Information dient nur zu informativen Zwecken. Es ist nicht für die Diagnose oder die Behandlung einer Krankheit bestimmt und kein Ersatz für einen geeigneten medizinischen Rat, Eingriff oder Behandlung. Jedwede Konsequenzen, die aus der Anwendung dieser Informationen resultieren, liegen in der alleinigen Verantwortung des Lesers. Weder die Autoren noch die Herausgeber können für mutmaßliche Schäden, die durch die Anwendung der Informationen dieses Buches verursacht wurden, haftbar gemacht werden. Individuen, die eine bekannte oder vermutete Krankheit haben, wird empfohlen, den Rat eines Mediziners einzuholen, bevor irgendeiner der Abschnitte in diesem Buch umgesetzt wird.

Über den Verfasser

As Absolvent der RMIT-Universität Melbourne, Australien, und des Clayton Colleges in Alabama, Amerika, verbindet Dr. Kevin Lau (Doktor der Chiropraktik) eine akademische Bildung mit der lebenslangen Ausübung natürlicher und präventiver Medizin. Seine Herangehensweise umfasst eine ganzheitliche Behandlung von Körper, Geist und Seele.

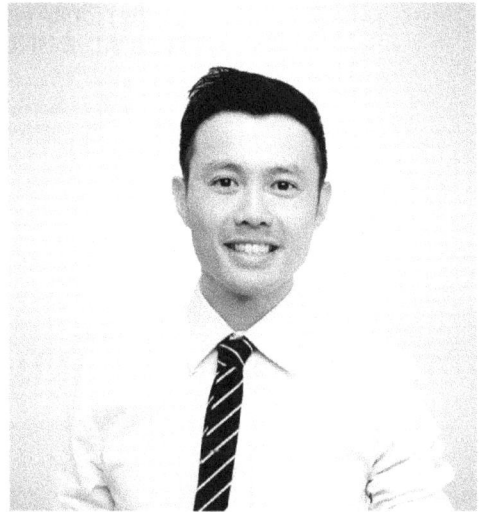

Nachdem er Hunderte von Patienten mit Skoliose und einer ganzen Reihe weiterer Leiden behandelt hatte, machte er bahnbrechende Entdeckungen, die ohne Zweifel die Vorzüge einer nicht-operativen Behandlung von Skoliose aufzeigten. Als überzeugter Anhänger der Theorie, dass Gesundheit und Krankheit innerhalb unserer Kontrolle liegen, basiert das Fundament, auf dem diese Vorstellung ruht, auf Dr. Laus eigenen Lebenserfahrungen. Seine Patienten stammen aus allen Bevölkerungsschichten und umfassen jede Altersgruppe, von kleinen Kindern bis zu 90-jährigen Rentnern. Dr. Lau wurde mit dem Preis für den besten Gesundheits-Dienstleister der namhaften Tageszeitung "Straits Time Newspaper" aus Singapur ausgezeichnet.

Im Verlauf seiner Karriere hat sich Dr. Lau aufgrund seiner Erfahrungen eine hervorragende Expertise in der Behandlung von Patienten mit Skoliose, Diabetes, Depressionen, Arthritis, Bluthochdruck/Hypertonie, Herzerkrankungen, chronischen Nacken- und Rückenschmerzen, sowie einigen weiteren Zivilisationskrankheiten angeeignet.

Dr. Lau weiß, dass die beste Medizin nicht für die Massenvermarktung aus irgendeinem Labor kommt, sondern in der Natur zu finden ist.

SOSORT

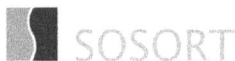

INTERNATIONALE GESELLSCHAFT FÜR ORTHOPÄDIE UND REHABILITATION DER SKOLIOSE

In Anerkennung für seine Verdienste um die Pflege und
die konservative Behandlung von Skoliose wird,

Kevin LAU, DC,
Singapur, Singapore

hiermit zum
Assoziierten Mitglied von SOSORT im Jahr 2012 gewählt

Dr. med. Stefano Negrini,
Italien, Präsident

Dr. Patrick Knott,
Arzt-Assistent Generalsekretär

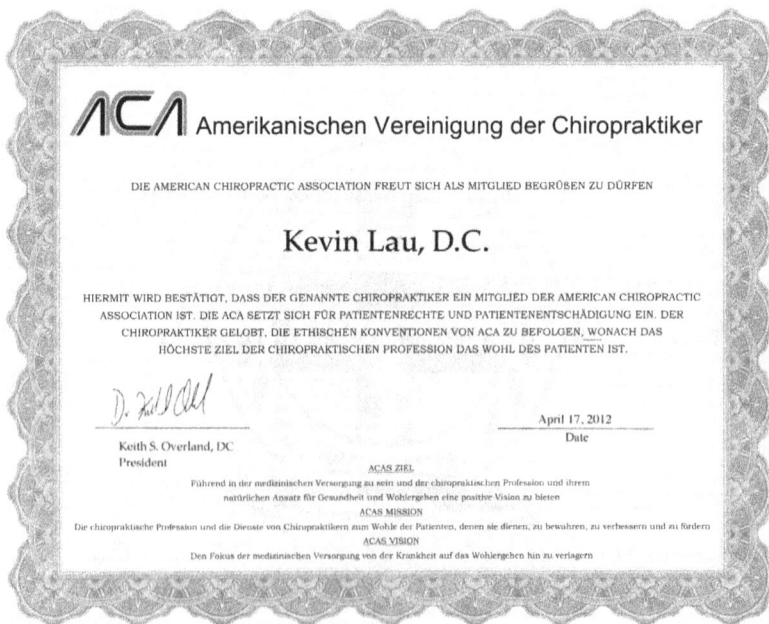

ΛCΛ Amerikanischen Vereinigung der Chiropraktiker

DIE AMERICAN CHIROPRACTIC ASSOCIATION FREUT SICH ALS MITGLIED BEGRÜSSEN ZU DÜRFEN

Kevin Lau, D.C.

HIERMIT WIRD BESTÄTIGT, DASS DER GENANNTE CHIROPRAKTIKER EIN MITGLIED DER AMERICAN CHIROPRACTIC ASSOCIATION IST. DIE ACA SETZT SICH FÜR PATIENTENRECHTE UND PATIENTENENTSCHÄDIGUNG EIN. DER CHIROPRAKTIKER GELOBT, DIE ETHISCHEN KONVENTIONEN VON ACA ZU BEFOLGEN, WONACH DAS HÖCHSTE ZIEL DER CHIROPRAKTISCHEN PROFESSION DAS WOHL DES PATIENTEN IST.

April 17, 2012
Date

Keith S. Overland, DC
President

ACAS ZIEL
Führend in der medizinischen Versorgung zu sein und der chiropraktischen Profession und ihrem
natürlichen Ansatz für Gesundheit und Wohlergehen eine positive Vision zu bieten
ACAS MISSION
Die chiropraktische Profession und die Dienste von Chiropraktikern zum Wohle der Patienten, denen sie dienen, zu bewahren, zu verbessern und zu fördern
ACAS VISION
Den Fokus der medizinischen Versorgung von der Krankheit auf das Wohlergehen hin zu verlagern

---

Dr. Kevin Lau ist ein Doktor der Chiropraktik von der RMIT Universität in Melbourne (Australien) und hat einen Master-Abschluss in Holistischer Ernährung von der Clayton Universität für Natürliche Gesundheit in den Vereinigten Staaten. Er ist Mitglied der International Society On Scoliosis Orthopaedic and Rehabilitation Treatment (SOSORT, dt. etwa Internationale Gesellschaft für die orthopädische Behandlung und Rehabilitation bei Skoliose) und der amerikanischen Vereinigung der Chiropraktiker (ACA), der größten beruflichen Vereinigung in den Vereinigten Staaten.

Meine Geschichte

Als ich aufwuchs, führte ich ein glückliches und gesundes Leben, nichtsahnend, welchen Herausforderungen sich meine Gesundheit später würde stellen müssen. Als ich 14 wurde, arbeitete ich in einem Fast-Food-Laden, wo ich mich regelmäßig von nichts anderem ernährte als von Burgern und Pommes Frites. Ich trank literweise Limonade und Milchshakes als wären sie Wasser, doch egal wie viel ich aß, nie habe ich auch nur ein Pfund zugenommen. Dann bemerkte ich, wie sich Akne in meinem Gesicht ausbreitete, die mich sehr verlegen machte, sodass ich alle möglichen Gesichtspflegeprodukte ausprobierte, darunter Unmengen von Lotionen und Cremes.

Später, als ich ins Ausland zog, um Chiropraktik zu studieren, begann mein Gesundheitszustand wirklich abzubauen, er wurde schlechter und schlechter. Im Alter von 21 Jahren wurde ich chronisch krank und hatte eine klinische Depression!

Fern von Mutters Küche, konsumierte ich Fertiggerichte und aß alles, was meinen Magen mit meinem studentischen Budget füllen konnte. Ich erinnere mich immer noch, wie ich zum ersten Mal in einen Supermarkt ging, die Obst- und Gemüseabteilung ignorierte und direkt zu den Instant-Nudeln, zuckerhaltigen Müslis und Frühstücksriegeln stürmte. Als Folge davon verschlechterte sich meine Haut, aber damals sah ich den Zusammenhang zwischen Ernährung und Gesundheit nicht. Letzten Endes verschlimmerte sich meine Akne so sehr, dass ich einen Arzt aufsuchte, der mir sofort Antibiotika verschrieb.

Anfangs halfen die Antibiotika, doch ich musste sie weiterhin einnehmen, sonst wäre meine Haut wieder verunstaltet gewesen. Einige wenige Jahre ununterbrochener Abhängigkeit von Antibiotika ließen mich dauerhaft vernarbt und von Verdauungsproblemen geplagt zurück. Ich fühlte mich ständig ausgezehrt und müde, als müsste ich den ganzen Tag schlafen. Im Wesentlichen wusste ich, dass irgendetwas mit meinem System nicht in Ordnung war. Meine Konzentrationsfähigkeit und Gedächtnis litten darunter; als ein perfekter "Einser"-Student bekam ich schon bald nur noch Zweien, und zuletzt schließlich nur noch Dreien. Wenn ich im Nachhinein auf diese Zeit zurückschaue, verstehe ich nun, dass meine Probleme durch meine Naivität und eine mangelhaften Kenntnis der Prinzipien der Ernährung verursacht wurden. Die Antibiotika behandelten nur die Symptome der Akne und nicht deren Ursache, die durch eine mangelhafte Ernährung verschuldet wurde.

Dann passierte etwas Entscheidendes. Eines Tages erwachte ich und erlangte eine tiefe Einsicht. Sie stellte einen Wendepunkt in meinem Leben dar, an dem ich beschloss, allen verschreibungspflichtigen Medikamenten zu entsagen und damit begann, alles über natürliche Gesundheit zu lesen was mir in die Finger kam.

Ich las zu diesem Zeitpunkt viel Fachliteratur und fing an zu realisieren, dass praktisch alles, was ich bis dato getan hatte, nur zu einem möglichen Ergebnis führen konnte- der schleichenden Vergiftung meines normalen Stoffwechsels. Im Endeffekt bin ich zu meinem eigenen schlimmsten Feind geworden. Ein argloser Konsum großer Mengen schlechter Fette, Zucker, pharmazeutischer Erzeugnisse und der Stress meines Studiums rächten sich langsam an Geist und Körper und führten mich langsam auf einen Weg der Krankheit und Depression.

Sie können es einen Moment der inneren Reflektion nennen. Ich war an einer bedeutenden Wegscheide angelangt, als ich mein Studium abschloss und mich meiner letztendlichen Berufung verschrieb: Ich musste lernen, wie ich meinen Körper mit stetigem Bemühen und Behutsamkeit wieder neu aufbauen und meine Gesundheit Stück für Stück wiedererlangen könnte. Ich erinnere mich, wie ich mir selbst die Frage stellte, wie ich jemals den Beruf eines Mediziners ausüben könnte, ohne selbst in einer guten physischen Verfassung zu sein?

Von diesem Moment an wurde ich zum Musterbeispiel für meine Patienten. Besonders Skoliose-Patienten kamen in Scharen zu mir, da die moderne Medizin in der effektiven Behandlung dieses Krankheitsbildes versagt hat. Die Fortschritte dieser Patienten waren teilweise so erstaunlich, dass ich von meiner eigenen Vorgehensweise überzeugt war. Instinktiv wusste ich, dass ich an etwas Großem dran war; etwas, an dem das Versprechen von Gesundheit und die Hoffnung tausender Skoliose-Patienten weltweit abhing.

Heute bin ich als ausübender Chiropraktiker und Ernährungsfachmann mehr als jemals zuvor davon überzeugt, dass Skoliose behandelt und vollständig geheilt werden kann. Zu manchen Zeiten schien sie eine der härtesten und am schwersten verständlichen Krankheiten zu sein, doch heutzutage kann sie, mit der Anwendung der von mir ausgearbeiteten Ernährungsprinzipien, vollständig gestoppt und der Krankheitsfortschritt rückgängig gemacht werden. Durch mein Studium der Ernährungswissenschaft habe ich verstanden, dass allein schon die richtige Ernährung eine wundersame Heilwirkung, nicht nur bei Skoliose, sondern einer ganzen Anzahl anderer Krankheiten aufweist.

Im Laufe der Zeit habe ich praktisch jedes geschriebene Wort über traditionelle und alternative Heilkunde gelesen. Manches davon war inspirierend und gut durchdacht, anderes wiederum widersprüchlich und verwirrend. Nichtsdestotrotz, da ich mich einer totalen Umstellung verschrieben habe, fing ich an, kleine aber bedeutende Änderungen bei meiner Ernährung und meiner Lebensweise vorzunehmen.

Als mein eigener Patient begann ich, vegetarische Nahrung und zehn bis 20 synthetische Nahrungsergänzungsmittel zu mir zu nehmen, während ich meine Zufuhr an Zucker, Fett und industriell verarbeiteten Nahrungsmitteln drastisch einschränkte. Ich probierte während dieser Phase eine ganze Reihe Methoden mit unterschiedlichen Ergebnissen aus, darunter so exzentrische Sachen wie spirituelles Heilen oder Darmtherapie. Ich habe mich ein paar Jahre an diese Vorgehensweise gehalten, auf der Suche nach Wahrheiten über die Gesundheit.

Überraschenderweise hielt ich, obwohl ich mich immer noch die meiste Zeit des Tages verbraucht und erschöpft fühlte, daran fest, alle meine Bemühungen weiterhin in meine Gesundheit zu investieren, indem ich all die Dinge tat, die der herkömmliche Wissensstand als schlecht erachtete. Dazu gehörte die Reduktion von Fett und weniger Fleisch beziehungsweise mehr Gemüse zu essen. Dennoch war ich nicht zufrieden mit dem Fortschritt (oder dessen Nichtvorhandensein), den ich machte. Die ganze Sache kam irgendwie nicht richtig ins Rollen.

Nach einer Mahlzeit fühlte ich mich noch immer müde, benebelt und aufgebläht. Meine Verdauungsprobleme plagten mich nunmehr so sehr, dass die Nahrung zu meinem Feind wurde. Das war zu der Zeit, als ich einen Masterstudiengang in Ganzheitlicher Ernährung machte und von der Arbeit und den Schriften von Ernährungs-Pionieren wie Dr. Weston Price, Dr. Joseph Mercola und Bill Wolcott inspiriert und beeinflusst wurde. Ich bewunderte auch andere Autoren, die durch ernährungswissenschaftliche Therapien von unheilbaren Krankheiten geheilt wurden, bei denen die konventionelle Medizin nicht helfen konnte, wie Gillian McKeith, TV-Moderatorin und Autorin von "Du bist, was du isst", Mike Adams von NaturalNew.com und Jordan Rubin, Erfinderin der "Makers Diet."

Durch ihre Lehren lernte ich schrittweise Vollwertkost in meine Ernährung zu integrieren, mich im Sinne meines Metabolic Type® (dt. etwa: metabolischen Typs) zu ernähren, und ich wechselte zum Konsum von einer Vielzahl von traditionell hergestellten Probiotika, wie Yoghurt und Kefir.

Als ich mir immer mehr Wissen über diese Grundsätze aneignete, entdeckte ich, dass ich genetisch darauf programmiert war, Protein auf eine bestimmte Weise zu verarbeiten, und dass ein übertriebener Konsum von synthetischen Nahrungsergänzungsmitteln nicht hilfreich war. Tatsächlich verschlechterten diese meinen Gesundheitszustand nur. In dieser Zeit habe ich aber gelernt, dem Marketing-Hype der Nahrungsmittel- und Nahrungsergänzungsmittelhersteller zu widerstehen, und ich begann stattdessen, auf meinen Körper zu hören.

Ich erkannte die Wichtigkeit, Getreide und Zucker in meiner Ernährung zu reduzieren, und begann mehr Protein und Fett zu essen. Durch all dies und noch viel mehr, verstand ich letzten Endes das wohlbekannte Sprichwort: "Die Nahrung einer Person, kann das Gift einer anderen sein".

Langsam aber sicher, begann sich mit jeder neuen Änderung, die ich bei meinen Ernährungsgewohnheiten vornahm, meine Gesundheit nicht nur in Richtung Normalität zu bewegen, sondern sie verbesserte sich auch mit jeder Mahlzeit, die ich zu mir nahm. Das Essen machte mich nicht mehr müde, schläfrig oder benebelt. Stattdessen fing ich an, mich extrem fit und voller Energie, innerer Ruhe und geistiger Klarheit zu fühlen.

Ermutigt durch diese Erfahrung, beschloss ich letztendlich, mein Lebenswerk dem Erkunden, Erlangen und dem Teilen von Einsichten über Ernährung, Krankheit, Gesundheit und Heilung mit meinen Patienten, zu widmen, die weite Reisen auf sich nahmen, um mich zu besuchen.

In bester Gesundheit,

Dr. Kevin Lau, Doktor der Chiropraktik

Danksagungen

Dieses Buch ist meiner Familie und meinen Patienten gewidmet, deren Liebe, Leidenschaft und Inspiration mir dabei halfen, ein besseres Verständnis der Funktionsweisen von Wirbelsäule und optimaler Gesundheit zu erlangen.

Weitere Danksagungen und Erwähnungen

Nigel O'Brien (Grafikdesigner, Vereinigtes Königreich) – Der unermüdlich am Cover für Vorder- und Rückseite arbeitete, sodass das Buch aus der Menge herausragt.

Gisele Malenfant (Grafikdesigner, Kanada) – Für das Design des gesamten Buchlayouts, die hilfreichen Tipps, die das Buch angenehmer zu lesen machen und die generelle, künstlerische Leitung.

Kathy Bruins (Lektorin, USA) – Für ihre mitreißende Hingabe zur Qualität und ihre unnachgiebige Aufmerksamkeit für Details.

Jacqueline Briggs (Illustratorin, USA) – Für die wundervollen Illustrationen im Buch, und der Hilfe, meine Ideen durch die Kraft der Bilder zu vermitteln.

Darren Stephen Lim and Jason Chee (Personal Trainer, Singapur) – Dafür, dass sie die in diesem Buch enthaltenen Übungen vorgeführt und somit dem Leser/der Leserin leicht verständlich gemacht haben.

Jericho Soh Chee Loon (Fotograf, Singapur) – Für all die professionell aufgenommenen Übungsfotos.

Daniel Janker (Übersetzer, Deutschland) – Für den unermüdlichen Einsatz bei der Übersetzung des Buches für die deutschen Leser. Ich danke Ihnen für Ihre Arbeit und Ihr Engagement, um Menschen mit Skoliose zu helfen.

Regsné Martina Kitti (Lektorin, Ungarn) – Für ihr hervorragendes Auge fürs Detail bei der Korrektur des Manuskripts.

Ich möchte außerdem den vielen engagierten Wissenschaftlern und Klinikärzten danken, deren Wirken meine eigene Arbeit inspiriert und bereichert hat.

Tipps fürs Lesen und die Erstellung Ihres eigenen Skoliose-Korrektur-Programms

In diesem Buch können Sie eine Fülle an Informationen finden! Sie werden begeistert sein, wie viele Antworten Sie bezüglich Ihrer Skoliose bekommen- aber Sie werden wahrscheinlich von den Dingen, die Sie lernen und ausüben müssen, überwältigt sein. Machen Sie sich darüber keine Sorgen. Es wird alles klar werden, wenn Sie die Selbsteinschätzungen und den Schritt-für-Schritt-Leitfaden am Ende des Buches, der in einen Anfänger- und einen Fortgeschrittenenbereich aufgeteilt ist, durchgehen.

Ich empfehle Ihnen, das Buch ganz durchzulesen und die Ideen oder Handlungen, die Sie als wichtig erachten, kurz aufzuschreiben oder zu unterstreichen. Der leere Rand, den Sie auf jeder Seite finden können, gibt Ihnen die Möglichkeit, Ihre eigenen Notizen zu machen. Wenn Sie erst einmal das Buch durchgelesen und mit dem Ernährungs- und Übungsprogramm angefangen haben, können Sie nochmal zurückgehen und mit einer anderen Farbe unterstreichen, da Sie nun eine völlig andere Sichtweise haben werden.

"
Im Munde des Narren ist eine Rute für den Hochmut; den Weisen aber dienen ihre Lippen zur Bewahrung.

— Sprüche 14:3
"

Inhaltsverzeichnis

Teil 1

Was wir heutzutage über Skoliose wissen

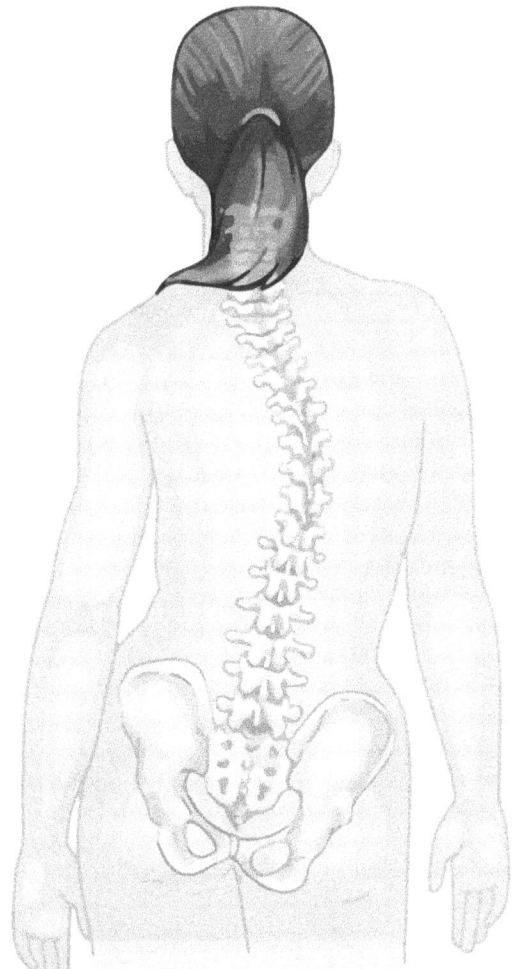

KAPITEL I

Die Zukunft der Skoliosekorrektur

> *Es liegt in ihren Händen, Ihr Leben so zu gestalten, wie Sie es wollen.*

— *John Kehoe*

Seit sie sich erinnern kann, hat Lucy Koh unter chronischen Rückenschmerzen gelitten. Sie dürfte sie seit fast 20 Jahren gehabt haben. Als nun 54-jährige dachte Lucy, ihre Schmerzen wären arbeitsbezogen, vielleicht auch durch eine schlechtes Körperhaltung und eine vorwiegend sitzenden Lebensführung bedingt. Sie machte Termine bei Dutzenden von Akupunktur- und Massageexperten. Sie verhalfen ihr zu einer kurzfristigen Linderung, aber sobald sie mit den Behandlungen aufhörte, kehrten die quälenden Schmerzen zurück.

Im Laufe der Zeit wurde ihr Leiden schleichend schlimmer, und es gab Zeiten, in denen sie ein Kribbeln und plötzliche Taubheit in ihrem linken Arm und den Fingern spürte. Davon beunruhigt, ließ sie sich schließlich von einem orthopädischen Chirurgen beraten.

Nach einigen wenigen schmerzvollen Einheiten mit Körper- und Dehnübungen bei einem Therapeuten, untersuchte sie ein Chirurg, der sie mit der Diagnose entließ, dass ihr Leiden wahrscheinlich durch eine Art fortschreitender Muskeldegeneration bedingt ist, bei der ein Nerv eingeklemmt wird. Darüber hinaus konnte er ihr Leiden nicht bestimmen. Nichtsdestotrotz empfahl er als letztes Mittel einen chirurgischen Eingriff an der Wirbelsäule.

Lucy wusste über die Risiken eines operativen Eingriffs Bescheid und lehnte die Empfehlung des orthopädischen Chirurgen ab. Sie hatte sich mehr oder weniger damit abgefunden mit ihren Schmerzen zu leben, als sie eines Morgens eine öffentliche Bekanntmachung für ein Seminar unter der Leitung eines Chiropraktikers namens Dr. Lau sah. Eher aus Neugier, als aus Überzeugung, machte sie sich auf, um Dr. Lau zu treffen.

Er untersuchte sie und ließ ein Röntgenbild anfertigen. Der Bericht bestätigte Dr. Laus Vermutungen. Lucy hatte Skoliose. Da zum ersten mal jemand wenigstens ihr Leiden richtig diagnostiziert hatte, ließ sie sich, wenn auch anfangs etwas skeptisch, von Dr. Lau behandeln. Am Anfang besuchte sie einmal wöchentlich seine Sitzungen und ließ nach sechs Monaten, auf Anraten von Dr. Lau, ein zweites Röntgenbild von sich anfertigen.

Die Ergebnisse? Sie übertrafen ihre kühnsten Erwartungen. Ihre Skoliose ging im Brustbereich um acht und in der Lendenregion um 12 Grad zurück. Und um dem Ganzen noch die Krone aufzusetzen, wurde bei einer Routineuntersuchung im Krankenhaus festgestellt, dass sie 1 cm größer war!

Dr. Lau führte sie mit seinem Wissen durch ein ausgeklügeltes, speziell auf sie zugeschnittenes Entgiftungs- und Ernährungsprogramm. Ein Jahr später wurden eine Reihe weiterer Tests durchgeführt, bei denen sich nun herausstellte, dass Dr. Laus Behandlung nicht nur Lucys ursprüngliches Leiden, sondern auch ihre Diabetes, Bluthochdruck, Cholesterin, Nieren- und Leberfunktion verbesserte!

Währenddessen verschrieb ihr ihr Hausarzt immer weniger Medikamente, so dass er ihren einstigen Medikamentenbedarf, der mal bei 12 verschiedenen Medikamenten lag, einschränkte. Dr. Lau half ihr dabei, die auf ihrem genetisch festgelegten Stoffwechsel- und Eiweißtyp basierende Ernährung zu erkennen und verordnete ein einfaches Übungsprogramm.

Nahrung als Medizin

Man braucht nicht zu erwähnen, dass Lucy nun äußerst glücklich mit den Ergebnissen ist. Freunde machen ihr Komplimente und sagen, sie sähe aus wie der Inbegriff von Gesundheit. Sie fühlt sich außerdem energetischer und erzählt Dr. Lau immer wieder Lebensabschnitt eingetreten ist.

Schon vor 2500 Jahren machte Hippokrates diese provokative Aussage: "Lasst eure Medikamente im Topf des Alchemisten, wenn ihr den Patienten durch Nahrung heilen könnt." Hippokrates erkannte die Wichtigkeit guter Ernährung für unsere Gesundheit und ging mit diesem Konzept sogar noch einen Schritt weiter, als er die Heilwirkung der Nahrung anpries.

Unglücklicherweise ist dieses Konzept in unserer modernen Kultur in Vergessenheit geraten. Obwohl die Wissenschaftler große Fortschritte bei der Bestimmung der Stoffe in unseren Nahrungsmitteln und der Krankheiten, die aus Mangel an eben jenen entstehen, gemacht haben, wurde die Idee, dass Nahrung auch als Medizin angesehen werden kann, in der modernen Welt immer weniger beachtet.

Denken Sie mal über folgendes nach: Eine Person, die den ganzen Tag nur ungesunde, industriell verarbeitete Nahrung isst, kann einen gravierenden Mangel an Nährstoffen haben, wohingegen jemand, der viel weniger, aber dafür qualitativ hochwertige Nahrung zu sich nimmt, kerngesund sein kann. Wir haben schon oft die Weisheit gehört: "Du bist, was du isst." In dieser Weisheit liegt mehr Wahrheit, als sie denken; der Konsum ungesunder Nahrungsmittel wird zu einem schlechten Gesundheitszustand führen, während nährstoffreiche Nahrung viele Zivilisationskrankheiten verhindern kann. Der Nährstoffbedarf ist von Mensch zu Mensch verschieden und hängt vom Erbgut ab. Im weiteren Verlauf dieses Buches werden Sie lernen, wie Sie sich mit Metabolic Typing® (dt. etwa: Typisierung des Stoffwechsels) ihren Genen entsprechend richtig ernähren.

Die Zufuhr der richtigen Nahrungsmittel kommt dem Konsum vorbeugender Medikamente gleich und kann das Altern sowie dessen Begleiterscheinungen bekämpfen. Wenn man hingegen die falschen Nahrungsmittel zu sich nimmt, wird dies zu einem Aufbau von Giften im Körper führen, die irgendwann die natürlichen Abwehrkräfte überwältigen und Krankheiten verursachen werden.

Denken Sie daran, jeden Tag ein Apfel hält den Doktor fern!

Fakt: Die moderne Gesellschaft verzeichnete in den letzten 70 Jahren einen dramatischen Anstieg tödlicher Krankheiten

- Geisteskrankheit stieg um 400 %
- Krebs stieg um 308 %
- Anämie stieg um 300 %
- Epilepsie stieg um 397 %
- die Bright'sche Krankheit stieg um 65 %
- Herzerkrankungen stiegen um 179 %
- Diabetes stieg um 1800 %
  (trotz, oder gerade wegen Insulin)
- Polio stieg um 680 %

Das Gesundheitswesen: Vergangenheit, Gegenwart und Zukunft

Wussten Sie, dass die Ägypter nichts stärkeres als Kohl zu sich nahmen, um 87 tödliche Krankheiten zu bekämpfen; während Knoblauch für gut genug erachtet wurde, 28 weitere zu heilen! Natürlich verfügten sie damals noch nicht über Aspirin oder Viagra.

Forschungsergebnisse belegen, dass bestimmte Krankheiten, die mit der Ernährungsweise zivilisierter Gesellschaften in Verbindung stehen, bei Verbänden der Aborigines ziemlich unbekannt sind, und dass diese die heutigen Degenerationskrankheiten, die wir Zivilisationskrankheiten nennen, gar nicht erst entwickeln.

Zu diesen Krankheiten gehören: Herzgefäßerkrankungen, Bluthochdruck, Bandscheibenvorfälle, Arthritis, Gallensteine, Diabetes, Übergewicht, Schlaganfälle, Hämorrhoiden, Zwerchfellbruch, Karies, Dickdarmpolypen, Krampfadern, sowie Darm-, Eierstock- und Brustkrebs.

Beispielsweise haben neue, in der New England Journal of Medicine (2000; 343:16-22) veröffentlichte Forschungsergebnisse gezeigt, dass wenige Änderungen in der Ernährung und dem Lebensstil der Patienten einen drastischen Rückgang bei Herzkrankheiten aufweisen können. Eine ähnliche Studie beweist, dass ein paar kleine Änderungen bei den Lebensgewohnheiten dauerhaft den Fortschritt von Prostatakrebs aufhalten kann, speziell wenn er früh bei Männern erkannt wird.[1]

Ist es daher noch überraschend, dass die führende Todesursache in unserer heutigen Gesellschaft nicht Krebs oder Herzerkrankungen sind, sondern schlechte Ernährungsgewohnheiten?

In einer von Dr. Gary Null, Dr. med. Carolyn Dean, Dr. med. Martin Feldman und anderen (2003) durchgeführten Studie, kamen die Autoren zu der gemeinsamen Auffassung, dass Todesursachen, die durch die Medizin verursacht wurden, Grundlage für einen längeren Forschungsbericht sein können. Diesen Experten

Ein Punkt zum Nachdenken

"Eine erfolgreiche Ausübung der Heilkunst muss auf den Gesetzen des Lebens, der Ökonomie der Vitalität basieren. Daher sind die einzigen Grundsätze wahren Heilens physiologische Prinzipien; und genau hier versagt das gesamte medizinische System heutzutage- es versagt absolut. Es hat kein physiologisches oder biologisches Wissen, auf dem man Heilkunst ausüben könnte."

— Dr. med R. T. Trall

zufolge sterben jährlich fast 751.936 Amerikaner an den Folgen eines medizinischen Fehlers. Dies entspricht mehr als sechs mit Passagieren vollbesetzten Jumbo-Jets, die jeden Tag vom Himmel fallen!

Mittlerweile liegt die Zahl der Menschen, die im Krankenhaus unerwünschte Arzneimittelnebenwirkungen haben bei 2,2 Millionen, während Dr. Richard Besser 1995 bekanntgab, dass die Zahl der unnötig verschriebenen Antibiotika bei Virusinfektionen bei ungefähr 20 Millionen liegt!

Im Jahre 2003 hat sich die Zahl der unnötig verabreichten Antibiotika mittlerweile auf mehrere 10 Millionen erhöht. Zusätzlich erhöhte sich in diesem Zeitraum auch die Zahl der unnötigen medizinischen und chirurgischen Eingriffe auf 7,5 Millionen pro Jahr; derweil stieg die Zahl der Menschen, die einen unnötigen Klinikaufenthalt hatten, auf 8,9 Millionen. Daher ist es nicht verwunderlich, dass die Zahl der durch medizinische Fehler verursachten Tode (Fachbegriff: iatrogene Todesfälle) in diesem Zeitrahmen auf 783,936 stieg.[2]

Sehen wir den Tatsachen ins Auge: Wir haben nun schon seit fast drei Jahrzehnten von neuen Diätprogrammen, unerklärlichen Heilungen und Wunderdrogen gehört. Aber das grundlegende Problem all dieser schnellen (Schein-)lösungen war schon immer, dass sie sich an der breiten Masse orientierten. Sie waren nie auf die Bedürfnisse eines bestimmten Patienten zugeschnitten. Folglich versagten sie ausnahmslos in ihrer letztendlichen oder gesamten Wirkung.

Können Sie sich ein Kostüm vorstellen, das, sagen wir, allen 35-jährigen Frauen weltweit passt? Wie kann man dies dann von einer Medizin erwarten, welche auch auf einen speziellen Empfänger zugeschnitten sein muss? Dies ist genau die Grundaussage, die ich im Verlauf dieses Buches hervorheben will.

KAPITEL 2

Was ist Skoliose?

Wir müssen den Schmerz annehmen und ihn als Treibstoff für unsere Reise verbrennen.

— **Kenji Miyazawa**

Als Susan 12 war, bemerkte ihre Mutter eine Geschwulst auf ihrem Rücken. Sofort war sie besorgt, dass es ein Tumor sein könnte. Das Röntgenbild zeigte jedoch, dass die Wirbelsäule ihrer Tochter seitlich herauswuchs und wie ein "S" zu verlaufen schien. Der Arzt diagnostizierte eine Skoliose. Später offenbarten Röntgenbilder, dass Susans Wirbelsäule um 36 Grad seitlich versetzt war. Ihr Arzt sagte, es wäre "idiopathisch", was bedeutet, dass die Ursache unbekannt ist.

Ungefähr 80% der Patienten haben diese Variante. Der Rest wird üblicherweise Geburtsfehlern, Rückenmarksverletzungen und Nerven- oder Muskelerkrankungen wie beispielsweise Muskelschwund zugeschrieben.

Wie wird Skoliose erkannt?

Was haben Elizabeth Taylor, Sarah Michelle Gellar, Isabella Rossellini und Vanessa Williams alle gemeinsam? Abgesehen davon, dass sie offensichtlich beliebte und hinreißende Berühmtheiten sind, leiden diese Frauen alle unter Skoliose. Die Krankheit betrifft zwei bis drei Prozent aller Heranwachsenden und wird üblicherweise im Alter zwischen zehn und 15 Jahren entdeckt, also in einem Alter, in dem ein Jugendlicher sehr auf sein Äußeres bedacht ist. Aus ungeklärten Gründen betrifft sie eher Mädchen als Jungen -

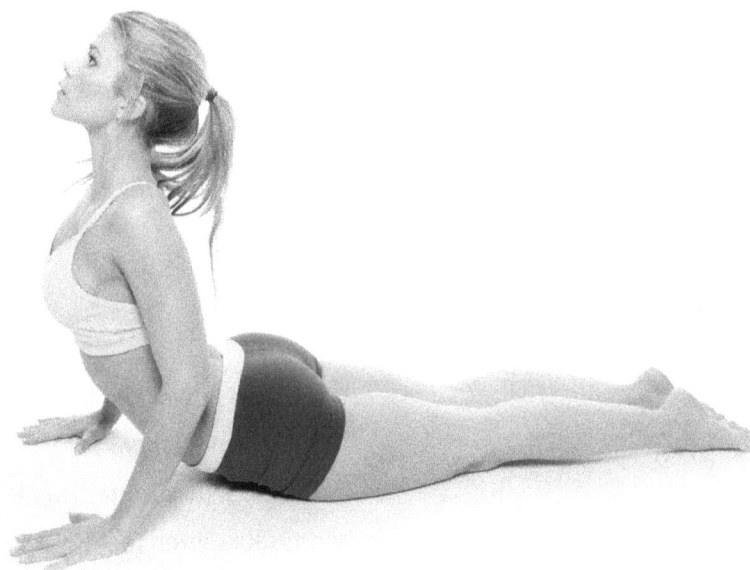

Abbildung 1: Anzeichen einer Skoliose

in einem ungleichen Verhältnis von ungefähr 3,6 zu 1; und sogar 10 zu 1, wenn die Verkrümmung mehr als 30 Grad beträgt. Die Symptome sind typischerweise unter anderem folgende: Ein Schulterblatt liegt höher als das andere, eine Hüfte ist erhöht, eine schiefe Taille, der Kopf liegt nicht direkt über dem Becken, und der gesamte Körper ist nach einer Seite hin geneigt.

2008 wurde im Rahmen einer Studie, die von einem Team aus Wirbelsäulenchirurgen durchgeführt wurde, herausgefunden, dass einer von zehn über 40-jährigen Singapurern an Skoliose im Lendenbereich leidet. Die Studie zeigte, dass über 9 % all derjenigen, die 40 Jahre oder älter sind, dieses Krankheitsbild aufweisen. Schlimmer noch: Die Studie offenbarte außerdem, dass die Krankheit Frauen 1,6 mal häufiger betrifft und doppelt so häufig bei Chinesen und Malaysiern, wie bei Indern vorkam.[3]

Obwohl die genaue Ursache von Skoliose noch unbekannt ist, suchen die Ärzte nach Zusatzfaktoren bei hormonellen Ungleichgewichten, schlechter Ernährung und mechanischen sowie genetischen Defekten, die mit der Erkrankung in Verbindung gebracht werden.

Die Ursache für die Entstehung von Skoliose herausfinden

Obwohl die Ärzte immer noch wegen des medizinischen Rätsels namens Skoliose verwirrt sind, so haben sie wenigstens die eine Gewissheit, welches die ernährungstechnischen Ursachen für die Erkrankungen sind, welche im Zusammenhang mit Skoliose zu stehen scheinen. Einige der Erkrankungen, die bekannterweise gleichzeitig mit Skoliose auftreten, werden unten ausgeführt. Ein Verständnis davon, was diese Erkrankungen verursacht, würde uns vielleicht genauso zu begreifen helfen, was Skoliose verursacht.

1. **Mitralklappenprolaps (MKP)** - Eine Herzerkrankung, die häufig in Verbindung mit Skoliose auftritt. Beide können als isoliertes Merkmal, oder zusammen als übliche Erkrankungen, die bei vielen Bindegewebs-Störungen und anderen genetischen Erkrankungen wie dem Down-Syndrom auftreten, nachgewiesen werden.

   Eine indische Studie fand heraus, dass 55 % der Kinder mit Mitralklappenprolaps auch Skoliose hatten.[4] Viele Studien haben belegt, dass eine Mehrheit von bis zu 85 % der Patienten mit Mitralklappenprolaps einen Magnesiummangel hatte, und das eine Zusatzzufuhr von Magnesium die Symptome von MKP lindern konnte. Magnesiummangel wurde auch schon mit Osteoporose und Osteopenie in Verbindung gebracht, Erkrankungen, die auch mit Skoliose in Zusammenhang stehen. Wegen all dieser Verbindungen wäre es nur logisch, die Möglichkeit in Betracht zu ziehen, dass ein Magnesiumdefizit der zu Grunde liegende Zusatzfaktor bei Skoliose sein könnte.

Magnesiummangel verursacht erwiesenermaßen auch Muskelkontraktionen, und kontrahierte Muskeln spielen bei Skoliose auch eine Rolle, wie von einer ganzen Reihe von Haltungs-Studien über Skoliose bemerkt wurde.

Interessanterweise kommt der Mitralklappenprolaps, genau wie die idiopathische Skoliose, häufiger bei Frauen als bei Männern vor. Beide, der Mitralklappenprolaps und die idiopathische Skoliose scheinen sich am Anfang der Pubertät zu verschlechtern. Vielleicht steht dies im Zusammenhang mit dem, was Dr. Roger J. Williams über Ernährungsmängel, die während der Jugend auftreten, berichtet hat. Dr. Williams hat in seinen Büchern hervorgehoben, dass die gleiche Ernährung, die für ein junges Kind perfekt geeignet ist, schon gar nicht mehr für ein in die Pubertät eintretendes Kind ausreicht, wenn der Ernährungsbedarf überproportional ansteigt, um die sexuelle Entwicklung zu unterstützen.

Es ist außerdem eine gut dokumentierte Tatsache, dass menstruierende Frauen durch den Eisen- und Magnesiumverlust während der Periode ein höheres Risiko haben, eine Anämie zu entwickeln, als Männer. Wie auch immer, dies sind nicht die einzigen Nährstoffe, die während der Menstruation verloren gehen.

2. **Blutungstendenzen** - Viele Studien haben gezeigt, dass Vitamin K-Mangel nicht nur mit länger dauernden Blutungen und Osteoporose in Verbindung steht, sondern auch ein Zusatzfaktor bei der Entwicklung von Skoliose sein könnte.

Die Symptome eines durch Vitamin K-Mangels verursachten, länger andauernden Blutens beinhalten Hämaturie (Blut im Urin), leicht entstehende, kleinflächige Hautblutungen, schwere, länger andauernde Menstruationsblutungen, gastrointestinale Blutungen, Augenblutungen und Nasenbluten.

3. **Hypoöstrogenismus (niedriger Östrogenspiegel)** - Schon lange wurde ein niedriger Östrogenspiegel von einer Vielzahl von Studien mit Skoliose in Verbindung gebracht. Eine Studie mit Balletttänzerinnen deutet darauf hin, dass eine Verzögerung der Pubertät, zusammen mit ausgedehnten Menstruationszyklen kleine, anhaltende Stufen von Hypoöstrogenismus widerspiegeln und die Balletttänzerinnen für Skoliose und Ermüdungsbrüche prädisponieren, für welche die Auftrittshäufigkeit bei 24—40 % liegt.[6] Ein niedriger Östrogenspiegel ist bekanntermaßen eine Ursache für Osteoporose und Osteopenie, Erkrankungen, die viele andere Studien mit Skoliose in Verbindung gebracht haben. Balletttänzerinnen leiden vermutlich eher an Hypoöstrogenismus, da sie dazu neigen, zu viel zu trainieren und ein geringes Körpergewicht zu halten, Umstände, die einen niedrigen Östrogenspiegel hervorrufen können. Neben Balletttänzerinnen leiden auch weibliche Elite-Athleten, die exzessiv trainieren, an verzögerter erster Regelblutung, Frakturen und Skoliose. Bei einem Vergleich mit einer Kontrollgruppe (1,1 %) wurde eine 10-fach höhere Skolioserate bei rhytmischen Sportgymnastinnen (12 %) festgestellt.[7] Eine Verzögrung der Menstruation und überbewegliche Gelenke sind bei rhythmischen Sportgymnastinnen üblich.

Generell verzeichnen weibliche Athleten hohe Raten bei Skoliose.[8] Die wahrscheinliche Ursache hierfür ist, dass Frauen, die wie professionelle Tänzerinnen und weibliche Athleten, exzessiv trainieren, eventuell aufhören zu menstruieren, was wiederum ihren Östrogenspiegel senkt und sie dem Risiko von Osteoporose aussetzt, einer Erkrankung, die eng verbunden mit Skoliose ist.

Dieses erhöhte Risiko von Skoliose und Osteoporose ähnelt dem, was passiert, wenn Frauen in die Menopause eintreten.

Beide Gruppen, weibliche Athleten und postmenopausale Frauen, sind dem Risiko von niedrigem Östrogenspiegel, Knochenbrüchen, Osteopenie, Skoliose und Osteoporose ausgesetzt. Vielleicht liegt es an dem niedrigen Östrogenspiegel, der in beiden Gruppen von Frauen auftritt und schwächere Knochen verursacht, die letztendlich zu Osteoporose, Skoliose und Knochenbrüchen führen.

Abgesehen von exzessivem Training und der Menopause tritt Hypoöstrogenismus neben Skoliose, auch noch verursacht durch eine ganze Reihe von Ernährungsmängeln auf. Diese könnten folgende beinhalten, müssen aber nicht auf diese reduziert sein:

a) **Knochenbrüche** werden mit Osteoporose in Zusammenhang gebracht, die durch eine ganze Bandbreite von Ernährungsmängeln verursacht werden kann. Die hauptsächliche Ursache für sowohl Knochenbrüche, als auch Osteoporose, ist Vitamin K-Mangel. Wie bereits erwähnt, kann Vitamin K-Mangel auch zu Blutungstendenzen führen, eine Störung, die auch schon mit Skoliose in Verbindung gebracht wurde.

b) **Hypermobilität ist ein Merkmal der Rachitis,** das mit einer Vielzahl von Ernährungsmängeln in Zusammenhang gebracht wurde, darunter Mangel an Vitamin D, Kalzium, Magnesium (schauen Sie oben bei Mitralklappenprolaps und Magnesium nach) und Zink.

c) **Hypoöstrogenismus (verzögerte Pubertät & geringes Körpergewicht)** kann durch Zinkmangel verursacht werden. Affen mit Zinkmangel haben eine verzögerte sexuelle Reife, reduzierte Gewichtszunahme und eine schlechte Knochenmineralisierung, viele der Störungen, die auch bei Menschen mit Skoliose beobachtet werden.

Zinkmangel beim Menschen wurde mit verzögerter sexueller Reife und geringem Körpergewicht in Verbindung gebracht. Bei der Untersuchung von Tieren hat sich gezeigt, dass Zinkmangel hier ebenso Skoliose verursachen kann.

4.   **Pectus excavatum (Trichterbrust)** - Es gibt ein statistisch bedeutendes Verhältnis zwischen pectus excavatum und Skoliose. Pectus excavatum kann durch Rachitis verursacht werden, die, wie bereits erwähnt, durch eine Vielzahl von Ernährungsmängeln verursacht werden kann.

Zinkmangel bei Affen verursacht bekannterweise ein rachitisches Syndrom, welches der Rachitis beim Menschen sehr ähnlich ist. Interessanterweise konnte in einer separaten Studie herausgefunden werden, dass Gymnastinnen oft Skoliose und hypermobile Gelenke hatten, welche auch Merkmale von Rachitis sind.

Liegt es in unseren Genen?

Mit der Entdeckung des menschlichen Genoms und der Identifizierung der genetischen Ursachen vieler Krankheiten, die diese Entdeckung nach sich zog, hat die Wissenschaft nun die Erkennung von Risikofaktoren einer Krankheit hinter sich gelassen. Das Hauptaugenmerk liegt nun darauf, was wir tun können, um Einfluss darauf zu nehmen, wie sich unsere Gene ausdrücken.

Unsere Gene sind das, was uns speziell und einzigartig macht; sie helfen uns aber auch herauszufinden, für welche Krankheiten oder Störungen wir anfällig sind. Ursprünglich wurde angenommen, dass wir unseren Genen "ausgeliefert" wären, aber die Wissenschaftler haben uns mittlerweile gezeigt, dass wir mehr Kontrolle über den Ausdruck unserer Gene haben, als wir vorher dachten.

Wir haben viele Möglichkeiten, unsere Gene zu unserem Vorteil zu nutzen, wie etwa die Anwendung einer geeigneten Ernährung. Nährstoffe ernähren unsere Gene und schalten diese sogar vermuteter Maßen an und ab. Ein gutes Beispiel hierfür kann anhand von Krebs als Krankheit gezeigt werden. Es ist bekannt, dass Krebs durch Zellen verursacht wird, die sich bei weitem zu schnell vermehren; genau so bilden sich Tumore, die im Grunde genommen Auswüchse sind, die durch eine massive Zellausbreitung verursacht werden. Nährstoffe könnten verhindern, dass diese Zellen "angeschaltet" werden und so Krebs vorbeugen. Nährstoffe arbeiten auf vielen Ebenen und auf viele Arten in unserem gesamten Körper, und eine nahrhafte Ernährung könnte Ihnen dabei helfen, die Krebsentwicklung zu vermeiden, selbst wenn Sie genetisch anfällig für bestimmte Krebsarten sind!

Eine neue Studie, die von Wissenschaftlern des Instituts für medizinische Genetik am Cedars-Sinai-Krankenhaus durchgeführt wurde, fand heraus, dass Mutationen eines bestimmten Gens zu einer vererbbaren Form der Skoliose führen.

Die Wissenschaftler zeigten, dass die Menschen, die diese Erkrankung erben, welche eine Art von Skelettdeformation ist, unterdurchschnittlich lange Rümpfe, Gliedmaßen, Finger und Zehen haben. Sie sind auch von Skoliose betroffen, hauptsächlich im Bereich der Lendenwirbel.

Es wird angenommen, dass die Mutationen dieses Gens vermehrt Kalzium in den Zellen des sich entwickelnden Skeletts verursachen. Obwohl dies die erste Studie ist, die diesen Mechanismus als Zusatzfaktor für diese Art von Skelettdeformation identifizierte, deuten die Erkenntnisse darauf hin, dass das Kalziumgleichgewicht wichtig für die normale Wirbelsäulenentwicklung ist, und unterstreichen damit die generelle Wichtigkeit der Ernährung in der Linderung bestimmter Arten von Skoliose, selbst bei denjenigen mit einer genetischen Veranlagung.

Genetischer Skoliose-Test?

Der prognostische Test ScoliScore AIS ist ein neuer Gentest, der die DNA von Patienten mit adoleszenter idiopathischer Skoliose (AIS), der häufigsten Form der Skoliose, analysiert. Der Test zeigt die Wahrscheinlichkeit eines Fortschreitens der Wirbelsäulenverkrümmung an. Mit anderen Worten: Er hilft Ärzten und Patienten zu erkennen, wie wahrscheinlich es ist, dass sich die Wirbelsäule weiter verkrümmt, und ob der Patient wahrscheinlich eine Operation oder andere Eingriffe benötigen wird.

Ungefähr bei 85-90 % der anfangs mit AIS diagnostizierten Patienten wird es niemals zu einem derartigen Fortschreiten ihrer Wirbelsäulenverkrümmung (10-25° Cobb-Winkel) kommen, so dass eine chirurgische Behandlung notwendig wäre. Die Testergebnisse können dafür herangezogen werden, mit einer 99-prozentigen Chance zu bestimmen, ab wann es unwahrscheinlich ist, dass eine leichte Wirbelsäulenverkrümmung eines operativen Eingriffs bedarf. Dieses Wissen kann dem Patienten zahlreiche Arztbesuche sowie die Auswirkung zahlreicher radiologischer Bildaufnahmen ersparen, die im Laufe vieler Jahre angeordnet würden, um ein mögliches Fortschreiten der Krümmung zu erfassen.

Wodurch Skoliose nicht verursacht wird

Ich arbeite nun schon seit vielen Jahren mit Skoliosepatienten. Ich werde meistens danach gefragt, ob eine falsche Schlafposition, eine schlechte Haltung, Verletzungen oder das Heben schwerer Gegenstände Skoliose verursachen. Die Antwort auf diese Fragen ist ein deutliches "Nein". Obwohl diese Aktivitäten Schmerzen oder Unwohlsein verursachen können, verursachen sie weder direkt, noch indirekt, Skoliose.

Dies wurde von anderen Experten wie den Orthopäden Dr. Arthur Steindler, von der Universität Iowa, und Dr. Robert H. Lovett bestätigt, die eine schlechte Haltung lediglich als eine "unechte Skoliose", oder eine ansonsten normale Wirbelsäule als vorübergehend gekrümmt erachten. Sie glaubten nicht daran, dass eine schlechte Haltung, falsches Sitzen oder Schlafen eine adoleszente idiopathische Skoliose verursachen könnte.

Skoliose tritt zumeist während des jugendlichen Wachstumsschubs auf, und obwohl es viele Theorien über die Ursache von Skoliose gibt, sind die meisten Fälle idiopathisch, d.h. keine offensichtliche Ursache kann identifiziert werden. Es ist wahrscheinlich, dass mehr als ein Faktor die Entwicklung von Skoliose begünstigt.

Schlussfolgerung: Was verursacht denn nun Skoliose?

Viele Skoliose-Forscher neigen generell dazu, viel Zeit damit zu verbringen, nach einem einzigen Grund für Skoliose zu suchen. Ein üblicher Gedankengang bei vielen, die Entwicklung und das Fortschreiten der Skoliose betreffenden Theorien ist, dass eine Form der Abweichung, entweder im strukturellen, neurologischen, biochemischen oder genetischen Aufbau, zu einer fehlerhaften Ausrichtung des Körpers im Raum führt. Meiner Theorie nach sind es viele Faktoren, die zu einer Entwicklung von Skoliose führen, wie z.B. defekte Gene, anormale, auf die Wirbelsäule wirkende, biomechanische Kräfte, eine schlechte Ernährung, die zu Mangelerscheinungen führt, ein physisches, asymmetrisches Problem im Gehirn und/oder ein Ungleichgewicht im Hormonsystem, das zu einem Östrogen- oder Melatoninmangel führt.

Indem wir unsere Körperchemie mit den Nahrungsmitteln, die wir genetisch bedingt zu uns nehmen sollen, ausbalancieren, und sorgfältig ein im Buch beschriebenes Übungsprogramm auswählen, können wir die Symptome des Ungleichgewichts verhindern und bekämpfen, sowie unseren Körper auf seine korrekte Orientierung und Ausrichtung hin erziehen.

Skoliose ist auch erblich bedingt, mit einem Wiederauftreten unter Verwandten zwischen 25 und 35%.[9] Wenn unmittelbare

Familienmitglieder wie Eltern oder Großeltern Skoliose haben, dann scheint die Wahrscheinlichkeit Skoliose zu entwickeln, drei bis vier mal so hoch zu sein. Wenn beide Elternteile betroffen waren, war die Anzahl der Kinder mit einer signifikanten Verkrümmung 40 % höher, als bei denjenigen ohne vorbelastete Eltern.[10] Da vererbbare Faktoren ein Kind für Skoliose prädisponieren können, wenn jemand in der Familie Skoliose hat, müssen Sie besonders wachsam sein und nach ähnlichen Anzeichen bei anderen Kindern Ausschau halten. Außerdem müssen Sie damit beginnen, die Ernährungsgewohnheiten Ihrer Familie radikal zu ändern und regelmäßige Bewegungsübungen einzuführen, wie sie im Buch beschrieben sind.

Wann wird eine Verkrümmung als Skoliose eingestuft?

Ärzte machen sich generell um leichte Wirbelsäulenverkrümmungen keine Sorgen, d.h. bei allem, was unter zehn Grad liegt. Diese Krümmungen begradigen sich oft von allein, und nur in drei von 1.000 Fällen wird später eine Behandlung notwendig.[11] Wie auch immer, wenn die Krümmung schlimmer wird, verdreht sich das Rückgrat in der Mitte und zieht den Brustkorb langsam aus seiner normalen Position. Obwohl die meisten Wirbelsäulenkrümmungen S-förmig sind, können manche sogar einem langgestreckten "C" ähneln.

Oft sind die ersten Hinweise auf eine sich entwickelnde Skoliose ungleiche Saumlängen bei Röcken oder Unterschiede in der Länge der Hosenbeine. Weitere frühe Warnhinweise, die dem ungeübten Auge oft nur als schlechte Körperhaltung erscheinen, beinhalten eine Hüfte oder Schulter, die höher als ihr Gegenstück liegt, hervorstehende Schulterblätter oder eine geneigte Kopfhaltung.

Es ist erwiesen, dass sich Krümmungen von mehr als 30° sehr wahrscheinlich verschlechtern werden, da sie einen Punkt erreicht haben, an dem die Schwerkraft einen Vorteil hat.[12] Sobald die Krümmung 60 Grad erreicht, kann der deformierte Brustkorb die Ausdehnung der Lungen einschränken, was Atemprobleme verursacht.

Der Rumpfbeugetest nach Adams

Der Eignungstest, der am häufigsten in Schulen, Kinderarztpraxen und von Hausärzten angewendet wird, ist der Rumpfbeugetest nach Adams.

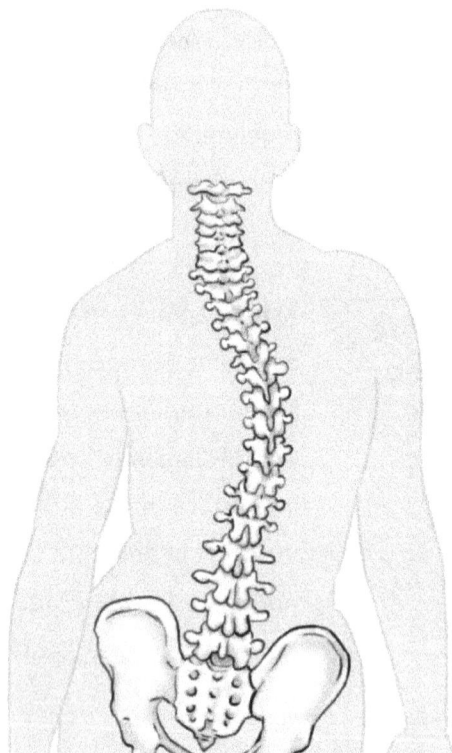

Abbildung 2: c-förmige Skoliose

Das Kind beugt sich mit herunterhängenden Armen nach vorne, die Füße dicht beieinander und die Knie durchgestreckt. Die Krümmung einer strukturellen Skoliose ist bei der Rumpfbeuge offensichtlicher. Bei einem Kind mit Skoliose könnte der Untersucher einen ungleichmäßigen Brustkorb beobachten, bei dem eine Seite höher ist als die andere, oder andere Deformationen. Wie auch immer, der Test nach Adams ist nicht zuverlässig bei der Erkennung von Abweichungen im unteren Rückenbereich, einer üblichen Stelle bei Skoliose. Da der Test bei 15 % aller Skoliosefällen versagt, empfehlen ihn die Experten nicht als alleinige Methode bei der Diagnose von Skoliose.

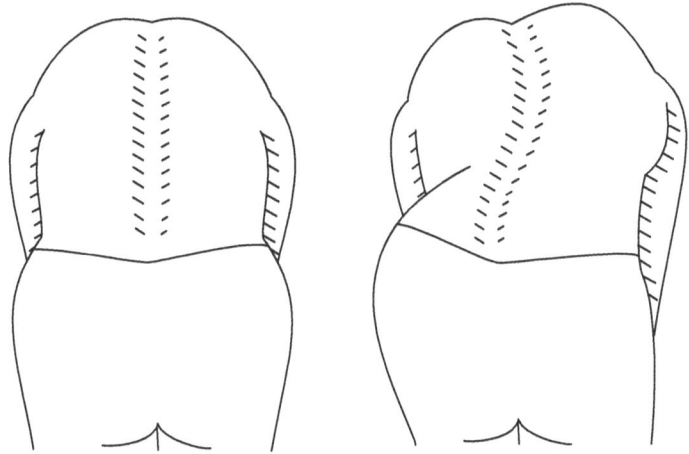

Abbildung 3: Adams-Test – normale Wirbelsäule (links), skoliotische Wirbelsäule (rechts)

Skoliose-Test für zu Hause

Skoliose kann bequem zu Hause von der Familie oder Freunden festgestellt und überprüft werden. Sie brauchen Stift und Papier, um Ihre Antworten aufzuzeichnen. Wenn Sie besorgt sind, dass Ihr Kind Skoliose haben könnte, dann führen Sie einfach folgende Schritte aus:

1) Benutzen Sie klebende Papier-Punkte, und platzieren Sie auf jeder knöchernen Erhebung entlang des Rückgrats einen Punkt. Dies kann am einfachsten bewerkstelligt werden, indem Sie die Punkte auf die Knochen des Rückgrats anbringen, die Sie sehen können. Wenn Sie erst einmal Punkte auf die Ihnen ersichtlichen Knochen platziert haben, dann können Sie mit den Fingern das Rückgrat entlangfahren, um die Knochen zu ertasten, die vorhanden, aber nicht sichtbar sind. Es sollten sechs Punkte hinten am Hals angebracht sein (diese könnten einfacher zu befestigen sein, wenn Sie ihr Kind bitten, seinen Kopf nach vorn zu beugen), 12 Punkte bis hinunter zur Rückenmitte und 5 Punkte im unteren Rückenbereich. Insgesamt sollten

Sie nun 23 Punkte aufgeklebt haben, machen Sie sich keine Sorgen, wenn sie nicht alle finden können.

2) Wenn Ihr Kind nun von Ihnen abgewandt, gerade und entspannt steht, überprüfen Sie die Punktreihe, um zu sehen, ob sie eine gerade Linie bildet. Beachten Sie das folgende von hinten:

		JA	
Eine Schulter ist höher als die andere.	NEIN	links	rechts
Die Rippen liegen auf einer Seite höher als auf der anderen.	NEIN	links	rechts
Ein Schulterblatt tritt mehr heraus als das andere.	NEIN	links	rechts
Eine Hüfte liegt höher als die andere.	NEIN	links	rechts
Der untere Rückenbereich tritt auf einer Seite mehr heraus als auf der anderen.	NEIN	links	rechts

3) Bitten Sie Ihr Kind, die Handflächen zusammenzulegen und sich über die Hüften nach vorn zu beugen (Adams-Test). Achten Sie nun wiederum auf das Folgende:

		JA	
Die Rippen liegen auf einer Seite höher als auf der anderen.	NEIN	links	rechts
Ein Schulterblatt tritt mehr heraus als das andere.	NEIN	links	rechts
Eine Hüfte liegt höher als die andere.	NEIN	links	rechts
Der untere Rückenbereich tritt auf einer Seite mehr heraus als auf der anderen.	NEIN	links	rechts

Ergebnisse:

Während Sie diese Schritte durchgehen, vermerken Sie in Abbildung 4, auf welcher Seite eine Abnormität ist, d.h. rechte Schulter erscheint von hinten betrachtet höher, oder die Rippen der rechten Seite scheinen von hinten betrachtet höher zu liegen. Wenn die Linie der Punkte, die Sie auf dem Rücken ihres Kindes angebracht haben, gekrümmt oder ungleichmäßig aussieht, dann halten Sie in Abbildung 4 fest, an welcher Stelle sich die Wirbelsäule zu krümmen scheint. Ist es der obere oder untere Rücken? Gibt es eine oder zwei Krümmungen? Halten Sie auch die Richtung der Krümmung fest (rechts oder links). Verwenden Sie das Schaubild auf der nächsten Seite, um Ihre Skoliose zu lokalisieren:

Wenn Sie bei den meisten Beobachtungen mit ja geantwortet haben, dann sollte ein Gesundheitsexperte darauf aufmerksam gemacht werden. Ein Gesundheitsexperte, wie etwa ein Kinderarzt oder Chiropraktiker, wird Sie oder Ihr Kind untersuchen und feststellen, ob es sich um Skoliose handelt oder nicht.

Es ist eine gute Idee diese Überprüfung regelmäßig während der jugendlichen Wachstumsschübe Ihres Kindes, im Alter zwischen zehn bis 16 Jahren durchzuführen, da in dieser Phase Skoliose am häufigsten erkannt wird. Mädchen können der Sittsamkeit halber einen zweiteiligen Badeanzug tragen, während Jungen mit Shorts vorlieb nehmen können. Skoliose bei Kindern kann sehr einfach zu Hause von den Eltern festgestellt werden. Sie werden einen Stift und Papier benötigen, oder falls Sie den in diesem Buch beschriebenen Methoden folgen, würde ich vorschlagen, Sie machen alle zwei bis drei Monate ein Foto, um Ihren Fortschritt zu dokumentieren.

Wie Skoliose gemessen wird: Der Cobb-Winkel

Die genauste Methode, um die Schwere einer Rückgratverkrümmung zu bestimmen, ist die Vermessung von Röntgenbildern. Skoliose wird anhand der folgenden Kriterien bewertet: dem Winkel der Skoliose, der Seite nach der die Verkrümmung abweicht, den oberen und unteren Wirbeln, die einen Teil der Krümmung bilden, und dem Scheitelwirbel, d.h. dem Wirbel der am weitesten von der idealen Mittelinie der Wirbelsäule entfernt ist. Die Beurteilung einer jeden durch Röntgenaufnahme festgestellten Wirbelsäulenverkrümmung

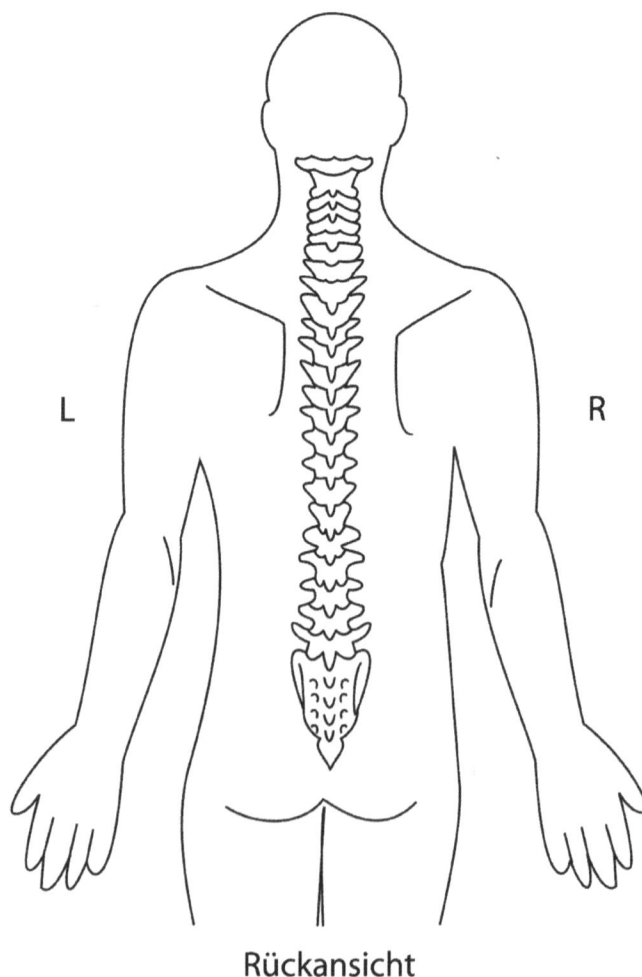

L   R

Rückansicht

Abbildung 4: Skoliose-Test für zu Hause – Zeichnen Sie Ihre Beobachtungen in das Schaubild ein.

wird üblicherweise mit der Cobb-Methode vorgenommen. Sie beinhaltet zuerst die Erkennung der Verkrümmung, und anschließend werden die Wirbel am oberen und unteren Ende der Verkrümmung lokalisiert, die am stärksten vom Horizont abgewichen sind. Wenn diese zwei Wirbel identifiziert wurden, wird jeweils eine horizontale Linie, von ihren Kanten ausgehend, eingezeichnet. Der Winkel zwischen diesen zwei Linien wird gemessen und mit einem numerischen Wert versehen, der in Grad angegeben wird. Diese Vermessung wird Cobb-Winkel genannt.

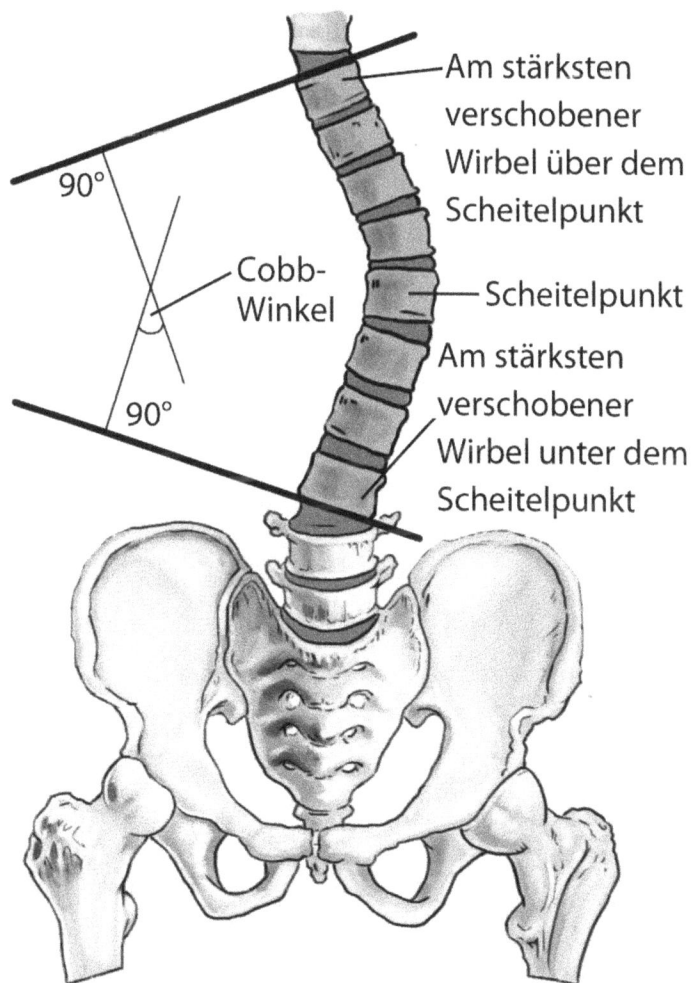

Abbildung 5: Cobb-Winkel

Obwohl der Cobb-Winkel der Standard beim Vermessen von Wirbelsäulenverkrümmungen ist, hat er einige Nachteile. Beispielsweise kann mit dieser Methode nicht herausgefunden werden, ob sich das Rückgrat nicht nochmal selbst um diese Krümmung herum gedreht (verdreht) hat, weswegen die Schwere der Verkrümmung unterschätzt werden könnte, wenn nur allein diese Methode zur Vermessung herangezogen wird. Wie auch immer, der Cobb-Winkel ist ein exzellenter Ausgangspunkt um anzufangen, da Röntgenaufnahmen der gesamten Wirbelsäule einfach und preiswert zu erhalten sind.

Fallstudie: Skoliosekorrektur in jedem Alter

Die 62-jährige Frau Chan lebte die meiste Zeit ihres Lebens symptomfrei mit Skoliose. Dann, als sie eines Tages vor ungefähr 20 Jahren die Hausarbeit machte, beugte sie sich nach vorne und spürte einen stechenden Schmerz in ihrer Wirbelsäule. Damals suchte sie noch keinen Spezialisten auf, der sich der Verletzung hätte annehmen können. Es gab Zeiten, in denen sich ein derart starker Schmerz von ihrer Wirbelsäule her ausbreitete, dass sie für einige Tage vollständig bewegungsunfähig war, aber sobald sich dieser Zustand wieder besserte, vergaß sie wieder alles. Nachdem sie von einem Freund überredet worden war, suchte sie später einen Physiotherapeuten auf, welcher ihr nur half, ihren Schmerz kurzzeitig loszuwerden. 2003 unterzog sie sich einer Hüftersatz-Operation. Dies verhalf ihr zu einer gewissen Linderung, aber das Rückenproblem bestand weiterhin. Im Oktober 2005 kam sie mich besuchen. Innerhalb weniger Monate Therapie und Ernährungsumstellung verbesserte sich ihre Skoliose und letztendlich auch der Schmerz, den sie verursachte.

"Nach all der Zeit hab ich doch noch jemanden gefunden, der mir   bei meinen Rückenproblemen helfen kann."

— *Frau Chan (62 Jahre alt)*

KAPITEL 3

Aktuelle Behandlungsmöglichkeiten bei Skoliose

> *Wenn Sie Ihre Möglichkeiten nur auf das begrenzen, was denkbar oder vernünftig erscheint, lösen Sie sich von dem, was Sie wirklich wollen, und es bleiben nur Kompromisse übrig.*
>
> **— Robert Fritz**

Die Wahl einer der konventionellen Skoliose-Behandlungsmöglichkeiten richtet sich nach dem Alter einer Person, ihrem Geschlecht, ihrem allgemeinen Gesundheitszustand und ihrem Wachstumspotential, sowie nach Ausprägung und Lage der Krümmung. 4,5 % der allgemeinen Bevölkerung sind von Skoliose betroffen, und Skoliose verringert die Lebenserwartung im Durchschnitt um 14 Jahre. Daher würde ein aktives Vorbeugen von Skoliose durch meine in diesem Buch beschriebene Diät und durch mein Trainingsprogramm unserer Gesellschaft 168 Millionen Jahre Gesundheit und Produktivität schenken. Eine nähere Betrachtung der aktuellen Behandlungsmöglichkeiten macht kristallklar, wieso mein Programm von Skoliose-Patienten bevorzugt werden sollte. Wenn es um Skoliose geht, sind Mediziner dafür berüchtigt, dass sie die Methode „Abwarten und Tee trinken" empfehlen. Bei einer leichten Krümmung verordnen Mediziner üblicherweise nur Kontrolluntersuchungen mit Röntgen alle drei oder sechs Monate oder auch nur einmal im Jahr, um eine Verschlimmerung erkennen zu können. Nicht einmal mittelschwere Krümmungen von 25 bis 40 Grad rechtfertigen in ihren Augen eine Behandlung (außer Korsetts), für eine schwere Krümmung von 40 bis 50 Grad empfehlen sie dann als letzten Ausweg die Wirbelsäulenchirurgie. Dann ist es aber zu spät. Die "Abwarten und Tee trinken"-Methode zieht Probleme geradezu an, weil man hierbei nichts unternimmt und keine rationalen Gedankengänge verfolgt, was aber die Schuld ist für einen Mangel an chirurgischen Behandlungsmethoden. Die Chirurgie wird immer eine wichtige Behandlungsmöglichkeit für Personen mit einer schweren Krümmung sein, doch auch in den frühen Phasen kann vieles unternommen werden, um einer Verschlimmerung vorzubeugen.

Ärzte haben über die Jahre hart damit gekämpft zu verstehen, was diese anormale Krümmung der Wirbelsäule verursacht. Sie könnte das Ergebnis einer Unfähigkeit des Skelettes sein, sich während eines Wachstumsschubs selbst zu stützen (Wirbel, Bandscheiben, Bänder, Rippen, Becken und untere Extremitäten); sie könnte aber auch mit einigen neuromuskulären Dysfunktionen, dem Bindegewebe oder genetischen Einflüssen zusammenhängen. Fakt ist, dass kein einzelner Kausalfaktor für Skoliose erkannt wurde.

Korsett oder kein Korsett?

Es gibt verschiedene Arten von häufig verwendeten Skoliose-Korsetten:[14]

Thorako-lumbo-sakral-Orthesen (TLSO)

Die häufigste Form eines TLSO-Korsetts wird als "Boston-Korsett", auch "Unterarm-Korsett" genannt, bezeichnet. Dieses Korsett wird dem Körper des Kindes angepasst und maßgefertigt aus Plastik gegossen. Es funktioniert, indem an drei Punkten Druck auf die Verkrümmung ausgeübt wird, um ihr Fortschreiten zu verhindern. Sie kann unter der Kleidung getragen werden und ist üblicherweise nicht erkennbar. Das TLSO-Korsett wird üblicherweise 23 Stunden am Tag getragen. Diese Art von Korsett wird normalerweise für

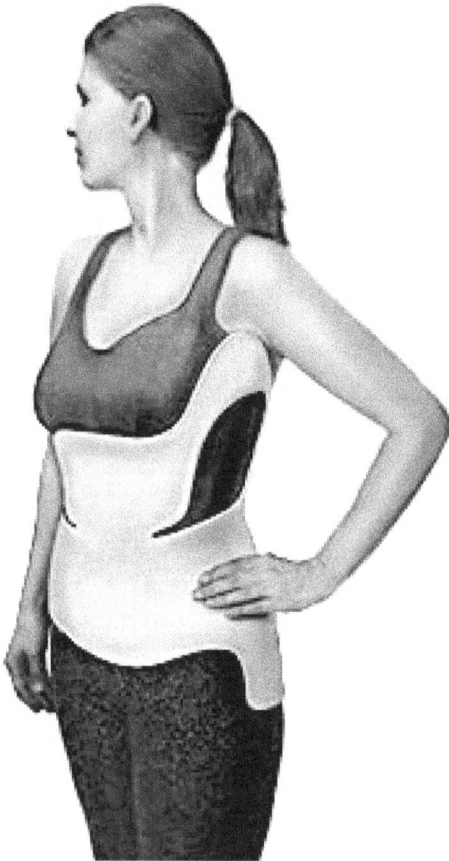

den lumbalen oder thorako-lumbalen Teil der Wirbelsäule verschrieben.

Cerviko-thorako-lumbo-sakral-Orthese (bekannt als Milwaukee-Korsett)

Das „Milwaukee-Korsett" ähnelt dem oben erwähnten TLSO, verfügt aber über einen Hals-Ring, der von vertikalen Streben, welche am Korsett befestigt sind, gehalten wird. Es wird üblicherweise auch 23 Stunden am Tag getragen. Diese Art von Korsett wird oft bei Verkrümmungen im thorakalen Bereich der Wirbelsäule verschrieben.

Charleston-Korsett

Diese Art von Korsett wir auch "Night-Time-Brace" genannt, da es nur während des Schlafs getragen wird. Ein Charleston Rückenkorsett wird an den Patienten angepasst, während er zur Seite gebeugt ist, wodurch mehr Druck angewendet, und das Kind der Verkrümmung entgegen gerichtet wird. Dieser Druck steigert die korrektive Wirkung des Korsetts. Diese Art von Korsett wird nur nachts getragen, während das Kind schläft. Die Verkrümmung muss im Bereich zwischen 20 und 40 Grad liegen, und ihr Scheitelpunkt muss unter den Schulterblättern liegen, damit das Charleston-Korsett wirksam ist.

SpineCor Korsett

„SpineCor" ist ein neues, flexibles Korsett-System, das gewöhnlich Patienten mit einem Cobb-Winkel zwischen 15° und 50° verschrieben wird. Die Patienten müssen es mindestens 20 Stunden pro Tag tragen, bis sie das Erwachsenenalter erreicht haben- mit radiologischen Untersuchungen vor und nach Anpassung des Korsetts, sowie alle vier bis sechs Monate danach.

Diese Methode der Korsettierung berücksichtigt das Wachstum des Patienten, da die Komponenten des Korsetts alle anderthalb bis zwei Jahre gewechselt werden. Eine unter an jugendlicher, idiopathischer Skoliose leidenden Patienten durchgeführte Studie bezeichnete die Ergebnisse im Zusammenhang mit der Anwendung des SpineCor-Korsetts als äußerst erfolgreich.[15] Aber ein Bericht der Cochrane Library befand, dass diese Studie auf einer qualitativ schlechten Beweisführung fuße, und keine subjektiven Unterschiede bei den täglichen Schwierigkeiten, die mit dem Tragen des SpineCor-Korsetts einhergehen, herausstelle. Es ist wichtig, dass solche Studien unter Berücksichtigung der Richtlinien der Scoliosis Research Society (SRS; dt. etwa Gesellschaft zur Erforschung der Skoliose) und der Society on Scoliosis Orthopedic and Rehabilitation Treatment (SOSORT; dt. etwa Gesellschaft für die orthopädische und rehabilitative Behandlung von Skoliose) erfolgen, damit die Studienergebnisse überzeugend sind.[16]

ScolioAlign 3D-Korsett

Das Chêneau-ScolioAlign 3D-Korsett ist die neuste Erfindung im Bereich der Stützkorsetts und basiert auf den Erkenntnissen, dass für positive Ergebnisse bei der Behandlung von Skoliose, dies auf drei Dimensionen erfolgen muss.

Es zielt auf alle möglichen Kurvenformen ab und ist meiner Meinung nach, bei weitem das beste Korsett dieser Art für Kinder und Erwachsene.

Es ist ein Überkorrektur-Korsett, welches darauf abzielt die Kurve (bei heranwachsenden Jugendlichen) zu reduzieren anstatt diese nur stabil zu halten, wie es die meisten vorbeugenden Korsetts tun. Außerdem ist dieses Korsett einfacher und angenehmer zu tragen, als andere.

Das Chêneau-ScolioAlign 3D-Korsette wird durch die CAD/CAM Technologie hergestellt, wodurch es noch besser passt. Vor der Herstellung des Korsetts wird der Körper des Patienten mit einem optischen 3D-Scanner gescannt und die Daten werden gespeichert. Danach wird dann ein Korsette-Model ausgewählt. Dazu werden entweder a) die Screen-Daten des Patienten ausgewertet, um dann aus diesen Informationen ein individuelles Korsette für den Patienten her zu stellen oder b) man wählt ein Korsette-Model aus dem Archiv, welches dann an die an die Größe, die der Patient brauch angepasst wird.

Das ScolioAlign 3D-Korsett wurde von von Dr. Kevin Lau entwickelt, welcher bereits seit langer Zeit in der Korsette-Entwicklung arbeitet. Seit Ziel war es, ein Korsette zu entwickeln, welches nicht nur in Bezug auf das Gewicht sondern auch bei der effektiven Behandlung von AIS (adolescent idiopathic scoliosis) punktet. Außerdem arbeitete er intensiv daran, diese Korsettes so zu entwickeln, dass es

auch für starke bis mäßige Kurven, welche normalerweise nicht mit Korsettes behandelt werden, zum Bsp. Kurven über 30 Grad, eingesetzt werden können. Die meisten Ärzte ziehen, bei einem noch im Wachstum befindlichen Kind, eine Operation als einzige Möglichkeit in Betracht. Ich persönlich finde keine der beiden Behandlungsoptionen, Korsette oder Operation, besser oder schlechter, da die Behandlung mit einem Hartkorsette über einen längeren Zeitraum nicht nur negative physische Folgen hat, sondern auch psychologische Folgen, wie mentale Belastung und Bedrücktheit äußert.

Wie auch immer, jedes Mal wenn ich mehr über das ScolioAlign 3D-Korsette, lernte und es testete, überzeugte es mich, es den meisten meiner Patienten zu empfehlen.

Aber auch wenn das Ziel des ScolioAlign 3D-Korsetts, wie auch andere Korsetts, ist, maximale Korrektur zu erzielen, empfehle ich die Skolioseübungen, welche in diesem Buch beschrieben sind. Mit dieser Kombination beim Tragen des Korsetts wird der negative Druck durch das Korsette (bekannt oder unbekannt) reduziert. Dieser Druck enthält Druck auf die tiefliegenden Muskeln, Knochen und das Atmen. Daher sollte das Tragen des Korsetts nur in Verbindung mit Übungen und anderen Methoden, welche später in diesem Buch beschrieben werden, durchgeführt werden.

Ist es schwierig für einen Patienten ein Korsette zu tragen, dann sind die Aussichten auf Erfolg geringer. Dies ist eines der kritischen Faktoren beim Behandeln mit Korsette von Jugendlichen. Das ScolioAlign 3D-Korsette steigert den Komfort und somit die Erfolgsaussichten.

Wirksamkeit eines Skoliose-Korsetts

Schon im Jahre 1993 stellte ein Bericht der US Preventive Services Task Force (dt. etwa amerikanische Arbeitsgruppe zu vorbeugenden Maßnahmen) fest, dass es „über die kurzfristigen Korrekturen der Verkrümmungen hinaus nur unzureichende Beweise dafür gibt, dass Korsette das natürliche Fortschreiten der Krankheit einschränken."[17] Andererseits bemerkte eine Studie über Korsette im Jahre 1984 eine „kleine, aber unbedeutende" Verbesserung bei denjenigen, die korsettiert wurden, „was die Vermutung nahelegt, dass Korsette die gesamte Wahrscheinlichkeit eines Fortschreitens der Verkrümmungen reduziert." Wie auch immer, die Autoren der Studie räumten weiterhin ein, „dass fast 75% der Kurven aus der Kontrollgruppe nicht fortschreitend waren, wodurch die Möglichkeit besteht, dass ein ähnlicher Anteil der korsettierten Krümmungen nicht hätte korsettiert werden müssen."[18]

Einige Zeit später, im Jahre 1995, fand eine dritte, von der Scoliosis Research Society durchgeführte Studie heraus, dass Korsette wirksam seien.[19] Trotzdem muss hervorgehoben werden, dass die Studie von der Scoliosis Research Society, einer industriellen Vereinigung von Orthopäden, finanziert wurde, die definitiv ein finanzielles Interesse daran gehabt haben könnten, Korsette weiterhin als eine grundlegende Behandlungsform bei Skoliose zu verschreiben. Ich persönlich denke, dass es immer klug ist bei Studien wie dieser mit einer gesunden Portion Skepsis darauf zu achten, an welcher Stelle diejenigen, welche die Studie finanzieren, von den Ergebnissen der Studie profitieren könnten.

Eine im Jahre 2007 von den Doktoren Dolan und Weinstein in "Spine" veröffentlichte Studie kam zu der Schlussfolgerung, dass „weder die alleinige Beobachtung noch die Skoliosebehandlung mit dem Korsett, einen eindeutigen Vorteil für sich verbuchen konnte."[20] Desweiteren könne man keine Herangehensweise der anderen vorziehen, um einen operativen Eingriff zu vermeiden. Im Hinblick auf die Beobachtung gaben sie der Empfehlung für ein Korsett nur die Note "vier", da es nur „beunruhigend inkonsistente oder unschlüssige Studien in jedem Bereich" gäbe. Die einleuchtendste Methode, um die Wirksamkeit der Korsett-Behandlung zu messen, würde einen Vergleich beinhalten, der die Ergebnisse bei Patienten, welche Korsette benutzen, den erwarteten, genetischen Auswirkungen bei unbehandelten Patienten gegenüberstellt. Bei Axial Bio-Tech führten Ogilvie et al. eine ähnliche Studie durch, und berichteten 2009 in der Fachzeitschrift Skoliose, dass ein Wirbelsäulen-Korsett überhaupt keine positiven Auswirkungen auf die Skoliose habe.[21]

Die Untersuchenden schlossen daraus, dass die Forschung bislang dabei versagt habe, einen definitiven Beweis für die Wirksamkeit von Wirbelsäulen-Korsetten zu erbringen. Wie Dr. Stefano Negrini vom wissenschaftlichen Wirbelsäulen-Institut in Mailand, Italien, und Kollegen von der Cochrane Library (2010) berichten, sind sowohl die Beweise für Korsette selbst, als auch die Beweise für deren langfristigen Nutzen schwach. Die verfügbare Literatur stellt übereinstimmend einen "qualitativ schlechten Beweis" für die Benutzung von Korsetten fest.[16] Zweifel und Unsicherheiten im Hinblick auf die Wirksamkeit bzw. die Notwendigkeit von Korsetten können erst einmal besser geklärt werden, wenn die Ergebnisse der fünfjährigen Multi-Millionen-Dollar-Studie, die vom National Institute of Arthritis and Musculoskeletal and Skin Diseases (dt. etwa Nationales Institut für Arthritis, Erkrankungen der Haut und des Bewegungsapparates) durchgeführt und, unabhängig analysiert werden. Die Ausgabe der Fachzeitschrift "The Spine Journal" vom September 2001 berichtete in einem Artikel mit dem Titel 'Die Wirksamkeit von Korsetten bei männlichen Patienten mit idiopathischer Skoliose', dass "ein Fortschreiten von 6 Grad bei 74% Prozent der Jungen auftrat, und 46% den Schwellenbereich für einen operativen Eingriff erreichten. Die Korsettierung männlicher Patienten mit idiopathischer Skoliose ist ineffektiv."[22] In einem anderen Artikel des 'Children's Research Center' (dt. etwa Kinder-Forschungszentrum) in Dublin, Irland, wurde festgestellt, dass "seit 1991 keine Korsettierung mehr für Kinder mit jugendlicher, idiopathischer Skoliose in diesem Zentrum empfohlen wurde. Man könne nicht behaupten, dass diese einem Patienten oder der Gemeinschaft einen nennenswerten Vorteil einbrächte."[23]

Andererseits berichtete die Fachzeitschrift "Musculoskeletal Disorders" (dt. etwa Störungen des Bewegungsapparates) am 14. September 2004 über eine von den Doktoren der Chiropraktik Mark Morningstar, Dennis Woggon, and Gary Lawrence durchgeführte Studie mit dem Titel "Skoliosebehandlung mit der Anwendung einer manipulativen und rehabilitativen Therapie", in der sich 22 Skoliosepatienten mit Cobb-Winkeln zwischen 15 und 52 Grad einem Rehabilitations-Plan unterzogen, der aus speziellen Anpassungen der Wirbelsäule, Bewegungstherapie und vibrierende Stimulation bestand. Bei den 19 Patienten, die die Studie abgeschlossen hatten, lag der durchschnittliche Rückgang des Cobb-Winkels nach sechs Wochen bei 62% (der Rückgang reichte von 8 bis 33 Grad, ohne einen einzigen Fall von Steigerung).[24] Dies rechtfertigt eine weitere Ausweitung und

Erprobung solch innovativer und nicht-invasiver Prozeduren, welche die Ursachen der Skoliose bekämpfen und nicht nur ihre augenscheinlichen Symptome.

Trotz all dieser Studien, ist die gängige, nicht operative Behandlung bei moderaten Verkrümmungen (24 bis 40 Grad) immer noch das Körper-Korsett. Seine unästhetische Erscheinung ist immer noch ein Abschreckungspunkt und der Hauptgrund für seine Ablehnung, speziell bei Mädchen. Die konventionelle Therapie mit dem Korsett bringt einige bedeutende Nachteile mit sich. Da das Korsett die Wirbelsäule stabilisiert, indem es an kritischen Punkten Druck auf die Brust ausübt, muss sie den Rumpf umschließen und kann dementsprechend unförmig und unbequem sein. Ein Korsett kann außerdem die Körperbewegung einschränken, was nach und nach zu einer Schwächung und zum Schwund der Brust- und Rückenmuskulatur führen kann. Dadurch verliert die Wirbelsäule des Kindes einen Teil seiner früheren Flexibilität und ist somit, immer wenn das Korsett ausgezogen wird, verletzungsanfälliger. Wenn die Muskeln im Bereich der Wirbelsäule schwächer werden, kann dies die Skoliose weiter verschlimmern. Schlimmer noch, in manchen Fällen kann der konstante Druck des Korsett zu einer dauerhaften Verformung des Brustkorbs oder des unter den Druckpunkten liegendem Gewebes führen.

In einer neueren Studie über die psychologischen Auswirkungen der Korsettierung bei einem heranwachsenden Kind kam heraus, dass "60% die Korsettierung als eine Behinderung ihres Lebens empfanden, und 14% der Meinung waren, sie hätte eine seelische Narbe hinterlassen."[25] Sicherlich wollen Sie keine dieser Auswirkungen bei Ihren Kindern sehen.

Könnte die Chirurgie eine Option bieten?

Ganz klar, wenn die Korsettierung wirklich so effektiv wäre, wie sie dargestellt wird, dann wäre die Notwendigkeit von operativen Eingriffen wesentlich seltener gegeben. Unglücklicherweise ist dies nicht der Fall. Von den 30.000 bis 70.000 operativen Eingriffen, die jedes Jahr an der Wirbelsäule vorgenommen werden, entfallen ungefähr ein Drittel auf schwere Skoliose.[26] Obwohl ich glaube, dass operative Eingriffe immer eine Behandlungsmöglichkeit bei einer schweren Skoliose, welche nicht auf andere Behandlungsmethoden anspricht, sein können, bin ich fest davon überzeugt, dass Sie mit Hilfe der in diesem Buch angeführten Methoden Ihren Gesundheitszustand verbessern können, egal wie schwer die Verkrümmung ist. Um Ihnen dabei zu helfen, eine gut informierte Auswahl der Behandlungsmethoden zu machen, folgen nun die verschiedenen Arten der Skoliose-Chirurgie, die unten weiter ausgeführt werden.[27, 28]

1. Der Harrington-Eingriff

Diese Prozedur war bis vor zehn Jahren noch das gängigste Verfahren bei der Skoliose-Chirurgie. Sie beinhaltet die Verwendung einer Stahlstange, die sich vom unteren Ende bis zum oberen Ende der Verkrümmung erstreckt, und den Zusammenschluss der Wirbel unterstützen soll. Es werden Dübel in die Knochen eingelassen, die als Anker für die daran befestigte(n) Stange(n) dienen. Hervorzuheben ist, dass nach der Operation ein Ganzkörpergips und drei bis sechs Wochen Bettruhe notwendig sind. Unerklärlicherweise denken die Chirurgen niemals daran, die Stahlstange herauszunehmen, obwohl sie nach ein bis zwei Jahren nicht mehr benötigt wird, es sei denn, es kommt zu einer Infektion oder anderen Komplikationen.

Die schwerwiegendsten Nachteile des Harrington-Eingriffs sind:

1. Extrem hart, speziell für Jugendliche.

2. Zehn bis 25-prozentiger, allmählicher Rückgang bei der Korrektur der Krümmung (die bestenfalls 50% beträgt);

Darüber hinaus ist der Eingriff bei der Korrektur der Wirbelsäulenverdrehung ineffektiv, und verringert daher nicht das Hervorstehen der Rippen.

3. Flat-Back Syndrom bei bis zu 40% der Patienten, die sich diesem Eingriff unterziehen, da er die normale, konvexe Krümmung des unteren Rückens (Lordose) aufhebt. Ein längeres Anhalten des Flat-Back Syndroms könnte eine Person außer Gefecht setzen, da es eine Person daran hindert, aufrecht zu stehen.

4. Die Möglichkeit des Crankshaft-Phänomens bei Kindern unter elf Jahren, die sich der Operation unterziehen. Die zugrunde liegende Ursache hierfür ist die Ossifikation des Skeletts, die in diesem Lebensalter noch nicht abgeschlossen ist, wodurch die Vorderseite der zusammengeschlossen Wirbelsäle nach der Operation herauswächst. Die Wirbelsäule verkrümmt sich, da sie wegen der Zugkraft nicht gerade wachsen kann.

2. Der Cotrel-Dubousset-Eingriff

Ein wenig besser als der Harrington-Eingriff, da er sowohl die Krümmung als auch die Verdrehung der Wirbelsäule lindert, und das Flat-Back Syndrom als Komplikation ausgeschlossen ist. Der Eingriff beinhaltet über Kreuz verbundene, parallele Stangen, um den zusammengeschlossenen Wirbeln mehr Stabilität zu verleihen. Die Genesungszeit liegt um die drei Wochen. Die größten Nachteile sind die Komplexität der Operation und die Anzahl der involvierten Haken und Querverbindungen (Humke et al., 1995).[26]

3. Das Texas Scottish-Rite Hospital-Instrumentarium (TSRH)

Diese ist in der Ausführung dem Cotrel-Dubousset sehr ähnlich, mit dem einzigen Unterschied, dass die Oberfläche der Haken und Stangen glatter beschaffen ist, wodurch eine nachträgliche Entfernung oder Anpassung bei postoperativen Komplikationen einfacher ist. Auch die Nachteile ähneln denen des Cotrel-Dubousset-Eingriffs.

Ein weiteres Instrumentarium, das schon zum Einsatz gekommen ist, ist das Luque-Instrumentarium,[29] welches eine normale Lordose beibehalten kann, und ursprünglich darauf ausgerichtet war, die postoperative Anwendung eines Korsetts zu umgehen. Aber die Kehrseite war hier, dass die durch die Operation erzielte Korrektur der Krümmung durch die fehlende Anwendung eines Korsetts komplett umgekehrt wurde, und in zunehmenden Vorfällen von Rückenmarksverletzungen resultierte. Unter anderem wird auch häufig das Wisconsin Segmental Sine-Instrumentarium (WSSI)[30] verwendet, das aber die Probleme der auf Stangen basierenden Luque- und Harrington-Eingriffe geerbt zu haben scheint, und somit sehr problematisch ist.

Chirurgen haben klassischerweise den dorsalen Zugang[31] (Zugriff auf die Operationsstelle über einen Einschnitt im Rücken des Patienten) benutzt, wohingegen die vordere Zugangstechnik[32] (Zugriff auf die Operationsstelle durch ein Öffnen des Brustraums) immer mehr Anhänger unter den Chirurgen heutzutage gewinnt. Die schwerwiegendste Komplikation, die bei der dorsalen Zugangstechnik entsteht, ist das erhöhte Risiko eines Auftretens des Crankshaft-Phänomens, bei dem die Krümmung mit der Zeit wächst, auch auf Kosten des Thorakolumbalbereiches. Bei der vorderen Zugangstechnik sind Kyphose (wachsende, konvexe Krümmung), eine erhöhte Anfälligkeit für Lungen- und Brustinfektionen und Pseudarthrose (falsche Verbindung an der Verbindungsstelle) die schwerwiegendsten, auftretenden Komplikationen.

All dies und viel mehr kann einfach durch gezieltes Arbeiten an der Gesundheit einer Person vermieden werden, indem man einfach die Ernährungsweise umstellt und einen Trainingsplan befolgt, wie es in diesem Buch beschrieben wird. Ich habe mit Hunderten von Skoliosepatienten zusammengearbeitet, und bin zu der Schlussfolgerung gekommen, dass voreilige Operationen oder unbequeme Korsette nicht die Heilmittel sind. Meistens, und das ist alles was notwendig ist, muss der Patient einfach nur eine aktive Rolle in der Verbesserung seiner Gesundheit einnehmen.

Ein Gedankenanstoß

"...Die Anzahl der chirurgischen Eingriffe in jedem gegebenen Gebiet hat mehr mit der Anzahl der im Gebiet ansässigen Chirurgen, als mit der Bevölkerungsgröße zu tun. Eine Studie zeigte, dass in einem Gebiet mit 4,5 Chirurgen auf 10.000 Menschen 940 Operationen pro 10.000 stattfanden, wohingegen ein Gebiet mit 2,5 Chirurgen auf 10.000 Menschen auf 590 Operationen pro Jahr kam."

— *Michael Murray, aus einer Schrift aus der Enzyklopädie der Naturmedizin, in der er über ein 1989 erschienenes Papier mit dem Titel "Unnötige chirurgische Eingriffe" von L.L. Leape berichtet*

Die Risiken von operativen Eingriffen an der Wirbelsäule abwägen

Der Anteil an Komplikationen bei allen Fusions-Eingriffen wurde in einer zwischen 1993 und 2002 durchgeführten Studie bei Kindern auf 15%, und Erwachsenen auf 25% geschätzt.[33] Die schwerwiegendsten Komplikationen waren unter anderem:

Blutverlust

Wie bei jedem chirurgischen Eingriff gibt es einen signifikanten Blutverlust, der eine Bluttransfusion notwendig macht, weshalb der Patient dazu bewogen wird, eine Eigenblutspende im Vorfeld der Operation zu machen, was ihn, ohnehin schon leidend, weiterem Stress aussetzt. Neuere endoskopische Verfahren und die

Verwendung von rekombinantem, menschlichem Erythropoetin (rhEPO), um die wachsende Hämatopoese zu beschleunigen, werden untersucht, um dem Blutverlust entgegenzuwirken.

Infektionsanfälligkeit

Wie bei jedem anderen chirurgischen Eingriff, gehört auch die erhöhte Wahrscheinlichkeit einer Infektion zur Skoliose-Chirurgie dazu. Infektionen der Harnwege und der Bauchspeicheldrüse kommen am häufigsten vor, und es wird postoperativ für gewöhnlich die Verabreichung von Antibiotika empfohlen.

Neuronale Komplikationen

Neuronale Schäden treten bei ~1% der Patienten, die sich einer Operation unterziehen, auf, wobei Erwachsene hierbei einem erheblich größerem Risiko ausgesetzt sind als jüngere Patienten. Muskelschwäche und/oder Lähmung sind die üblichen Folgen eines Nervenschadens.

Pseudarthrose

Tritt auf, wenn die Fusion nicht heilt, und sich eine falsche Verbindung an der Operationsstelle entwickelt. Dies ist ein sehr schmerzhafter Zustand. Die vordere Zugangstechnik hat ein größeres Risiko, diese Komplikation hervorzurufen, nämlich bei bis zu 20% aller Eingriffe.

Schmerzen im unteren Rücken und Abbau der Bandscheiben: Die Belastung des unteren Rückens, als Folge der Fusionen im lumbalen Bereich, kann letzten Endes im Abbau der Bandscheiben enden. Darüber hinaus können eingeschränkte Muskelstärke, geringere Balance und eine schlechte Beweglichkeit der Gliedmaßen unerträgliche Rückenschmerzen verursachen.

Lungenfunktion

Jüngere Erwachsene und Kinder haben ein erhöhtes Risiko, bis zu zwei Monate nach der Operation noch Lungenprobleme zu entwickeln. Bei Patienten, bei denen die Skoliose die Begleiterscheinung eines neuromuskulären Problems ist, ist das Risiko sogar noch höher.

Abgesehen von den obengenannten Problemen, stehen noch Gallensteine, Pankreatitis, Darmverschluss und Verletzungen durch das Instrumentarium (die durch lose gewordene, zerbrochene oder rostende Haken, oder eine Fraktur eines zusammengeschlossenen Wirbels entstehen) im Zusammenhang mit der Skoliose-Chirurgie.

Um einige schwerwiegende Bedenken aus dem Weg zu räumen, wurden verschiedene Formen der minimal-invasiven Chirurgie (die Technik der mitwachsenden Stangen, das Vertebral-Body-Stapling und die vordere, spinale Anbindung) entwickelt. Auch wenn diese Techniken kurzfristig ermutigende Resultate gezeigt haben, braucht es noch eine längerfristige Beobachtung der Auswirkungen und Verbesserungen, damit diese als bestätigt erachtet werden können.

Die unbequeme Wahrheit über die Skoliose-Chirurgie

Die ungefähren, durchschnittlichen Kosten der Skoliose-Chirurgie in den Vereinigten Staaten liegen bei knapp 120.000 US-Dollar pro Operation, und es gibt schätzungsweise 20.000 solcher Eingriffe pro Jahr.[34] Schockierenderweise trugen 8.000 Patienten, die sich einem durch Skoliose bedingtem Eingriff unterzogen, Behinderungen davon, und bei denjenigen, die keine Behinderung davontrugen, war derselbe präoperative Zustand innerhalb von 22 Jahren nach dem Eingriff wieder eingetreten.[35] Zusätzlich gibt es Nachfolgeeingriffe, um sich um gelöste Haken, gebrochene Stangen oder Rostbildung zu kümmern![36] Schlimmer noch, 25% der Patienten, die sich einem operativen Eingriff unterzogen, haben eingeschränkte motorische Fähigkeiten nach der Operation.[37] In manchen Vierteln wird darauf hingedeutet, dass die chirurgischen Eingriffe, die eigentlich Abhilfe verschaffen sollten, schlimmer als die Skoliose selbst sind. Sind dies nicht genug Gründe, um die Chirurgie als Behandlungsmöglichkeit abzulehnen, es sei denn natürlich, sie wäre der letzte Ausweg und angemessen? Haben wir nicht eine soziale Verantwortung, unseren Lebensstil so anzupassen, dass die Notwendigkeit von riskanten, operativen Eingriffen auf ein Mindestmaß beschränkt wird? Um genau zu sein, werden Sie meine Techniken den ersten Schritt zu einer Wiederherstellung machen lassen, ohne sich dabei den Gefahren der Skoliose-Chirurgie auszusetzen. Quasi nebenher wird sich Ihre gesamte Lebensqualität verbessern, da Sie Ihre Erkrankung und ihre Ursachen verstehen, und somit das Ende Ihrer Skoliose einläuten.

Einige Beispiele aus dem echten Leben und Fallstudien, die hier erläutert werden, werden meine vorhin genannten Überzeugungen bekräftigen.

1. Dr. med. Stuart Weinstein von der University of Iowa berichtete 2003 im Journal of the American Medical Association (JAMA; deutsch etwa Journal des medizinischen Verbandes Amerikas), dass „viele Menschen mit Wirbelsäulenverkrümmung ein normales Leben führen können. Viele Jugendliche, bei denen eine Wirbelsäulenverkrümmung festgestellt wurde, können Korsette, operative Eingriffe oder andere Behandlungsmethoden weglassen, ohne gravierende körperliche Beeinträchtigungen zu entwickeln, verlautbart eine 50-jährige Studie."[38] **Müssen wir wirklich die Korsettierung oder operative Eingriffe bei jungen Patienten anwenden?**

2. Dr. J. Steinbeck verkündete im Jahre 2002, dass „vierzig Prozent aller operativ behandelter Patienten mit idiopathischer Skoliose 16,7 Jahre nach der Operation rechtlich als schwerbehinderte Personen galten."[39] **Verbessert die Chirurgie wirklich nachhaltig Ihr Leben?**

3. Dr. Sponseller berichtete im Jahre 1987, dass „die Häufigkeit des Schmerzes nicht verringert wurde… sich die Lungenfunktion nicht veränderte… 40% leichtere Komplikationen hatten, 20% schwerwiegendere Komplikationen hatten, und… es einen Toten gab [von 45 Patienten]. Angesichts des hohen Anteils der Komplikationen, sollten die begrenzten Vorteile der Spondylodese bewertet, und dem Patienten klar vermittelt werden.“[40] **Warum haben wir dennoch auf den operativen Eingriff als Mittel erster Wahl bestanden?**

4. Dr. H. Moriya berichtete im Jahre 2005, dass „bei vielen der Stangenverbindungen (66,2%) nach einem längeren Zeitraum Korrosion festgestellt wurde.“[41] **Warum werden keine effektiven und ungefährlicheren Alternativen angeboten?**

5. Reuters Gesundheit (New York) verkündete am 29. Januar 2008: „Die Untersuchung von Skoliose und die darauffolgende Korsettierung scheinen keine Mittel zu sein, um einen operativen Eingriff abzuwenden, verlautbarten niederländische Forscher in der Januarausgabe von Pediatrics for Parents (dt. etwa Pädiatrie für Eltern). „Wir denken, dass die Abschaffung der gezielten Untersuchung nach Skoliose gerechtfertigt scheint,“ teilte die Untersuchungsleiterin Eveline M. Bunge Reuters Gesundheit mit. Dies wäre den „fehlenden Beweisen dafür geschuldet, dass die gezielten Untersuchungen und/oder die Frühbehandlung durch die Korsettierung vorteilhaft sind.“[42]

6. Dr. M. Hawes berichtete im Journal of Pediatric Rehabilitation (dt. etwa Journal für die pädiatrische Wiederherstellung), dass „kindliche Skoliose mit Anzeichen und Symptomen auftritt, darunter eingeschränkte Lungenfunktion, stärkere Schmerzen und eine verminderte Lebensqualität, was sich im Erwachsenenalter sogar noch verschlechtert, selbst wenn die Verkrümmung konstant bleibt. 1941 teilte die

American Orthopedic Association (dt. etwa Amerikanische Orthopädische Vereinigung) mit, dass bei 70% der Patienten, die sich einem chirurgischen Eingriff unterzogen haben, das Ergebnis entweder mittelmäßig oder schlecht war.... Die erfolgreiche Chirurgie behebt noch immer nicht die Wirbelsäulenverkrümmung und verursacht irreversible Komplikationen, deren langfristige Auswirkungen kaum verstanden werden. Bei den meisten Patienten kommt es zu einer kleinen oder gar keinen Verbesserung der Lungenfunktion.... Die Deformierung der Rippen wird nur durch eine Resektion der entsprechenden Rippen beseitigt, was sogar dramatisch die Atmungsfunktion bei gesunden Jugendlichen beeinträchtigen kann. Die Ergebnisse bei der Lungenfunktion und Deformierungen sind noch schlechter bei unter zehn Jahre alten Patienten, die sich einer chirurgischen Behandlung unterzogen haben, trotz vorheriger Maßnahmen. Die Entwicklung von nicht-invasiven Methoden, um das Fortschreiten einer leichten, umkehrbaren Wirbelsäulenverkrümmung in eine komplizierte, irreversible Deformierung des Rückgrats zu verhindern, ist längst überfällig."[43] **Brauchen wir wirklich operative Eingriffe?**

Warum die Methoden in diesem Buch besser sind

Vererbte Veranlagung: James W. Ogilvie's Forschungsgruppe entdeckte genetische Marker, zwei bedeutende und 12 untergeordnete Genloci, die im Zusammenhang mit der Entwicklung von Skoliose stehen. 95% der Patienten, die eine Krümmung von mehr als 40 Grad hatten, wiesen eine Korrelation mit den identifizierten genetischen Markern auf.[44] Daher ist es nun möglich, eine ererbte Veranlagung für Skoliose vorherzusagen, und darauf basierend einen individuellen Managementplan aufzustellen, der meine umfassende heiltherapeutische Strategie beinhaltet, und den zusätzlich Vorteil aufweist, nichtinvasiv zu sein. Der Hauptgrund, warum keine dieser Prozeduren funktionieren, liegt darin, dass sie den Zustand heilen wollen und nicht die Ursache. Obwohl wir nicht die Macht haben, unsere Gene zu verändern, so können wir dennoch die Art, in der sie mit unserer Umwelt interagieren, verändern, und somit diese genetischen Mängel, und wie sie sich letztlich in Form einer Krankheit manifestieren, unterdrücken. Hier wird der von mir vorgeschlagene Plan, die metabolischen, neurologischen und biochemischen, homöostatischen Faktoren auszubalancieren, indem man eine angepasste Ernährungsweise, Sport und einen geeigneten Lebensstil anwendet, am effektivsten die Ursachen von Skoliose ausmerzen.

Claires persönliche Geschichte

Wie die meisten jungen Mädchen, hatte Claire keine Ahnung von ihrer Skoliose, bis diese im Rahmen einer Schuluntersuchung bei ihr diagnostiziert wurde. Damals betrug sie nur 15 Grad, und ihr wurde gesagt, sie solle in sechs Monaten nochmal für eine weitere Untersuchung wiederkommen. Als sechs Monate vorüber waren, forderte ihr Arzt eine Röntgenaufnahme an, die zeigte, dass ihre Skoliose fortgeschritten war. Claire litt an einer primären Verkrümmung des unteren Rückens von fast 40 Grad, und einer kleineren, ausgleichenden thorakalen Krümmung (mittlerer bis oberer Rücken) von ungefähr 34 Grad.

Sie spürte bis dahin noch keine Schmerzen, aber sie hatte einen erkennbaren Auswuchs auf ihrem Rücken und ungerade Schultern, worüber sich ihre Eltern sorgten. Auf Anraten ihres orthopädischen Arztes wurde ihr sofort ein starres Korsett angepasst, und ihr wurde mitgeteilt, dass sie, sobald sich die Krümmung weiter verschlechtere, einen operativen Eingriff benötige.

Sie sollte das Korsett täglich 23 Stunden tragen, in der Hoffnung, dass es die fortschreitende Verschlechterung ihrer Wirbelsäule aufhalten würde. Aber wegen des heiß-feuchten Klimas von Singapur war das Korsett äußerst unangenehm, und nach ungefähr einem Monat, hielt Claire die durch das Korsett verursachten Reizungen und Schmerzen nicht mehr aus, und hörte auf es zu tragen.

Claire und ihre Familie fingen an, nach alternativen Behandlungsmöglichkeiten zu suchen, aus Angst, dass eine hochriskante Operation das einzige wäre, was die konventionelle Medizin ihr anbieten könnte. In dieser Zeit lernten sie Dr. Lau kennen, und nach einer sechsmonatigen Behandlung, war ihre Skoliose um 28 Grad zurückgegangen! Das Ungleichgewicht ihrer Schultern und der Auswuchs auf ihrem Rücken haben sich auch merklich verbessert.

Sie besuchte noch einmal den orthopädischen Spezialisten für eine Nachfolgeuntersuchung, und dieser war erstaunt über ihre Besserung. Sofort schrieb er den Erfolg dem Korsett zu, das sie eigentlich nach kurzer Zeit abgelegt hatte!

Dadurch, dass sie es abgelehnt hatte, nur eine Antwort bei der Behandlung ihrer Skoliose zu akzeptieren, konnte Claire die Korsettierung und einen operativen Eingriff vermeiden.

„Das Korsett war überhaupt nicht wirksam. Ich war überhaupt nicht in der Lage, es wie empfohlen zu benutzen, da es extrem unbequem und unangenehm war; von daher hörte ich nach einiger Zeit auf, es zu tragen. Andererseits war ein chirurgischer Eingriff auch nicht besser. Ich hatte Angst vor den Komplikationen, den Schmerzen und der zurückbleibenden Narbe. Durch Dr. Laus Programm konnte ich beides vermeiden!!"

— *Claire C. (16 Jahre)*

KAPITEL 4

Abkehr vom symptombasierten Gesundheitswesen

Unglücklicherweise ist alles, was uns Experten über Ernährung erzählen, an die gesamte Bevölkerung gerichtet, und wir sind nicht alle gleich.

— The Scientist magazine

Sagen Sie mir: Wie oft haben Sie einen Arzt aufgesucht, der nicht behauptet hat, er hätte ein Gegenmittel (ein Medikament) für jede Erkrankung?

Die übliche Antwort ist: Wenn Sie daran Leiden, dann probieren Sie dies. Schlussendlich ist die Liste der Ihnen verschriebenen Medikamente länger als diejenige, der weltweit bekannten Krankheiten!

Ich habe gelernt, dass dies nur ein Trick ist. Allopathische Präparate oder Medikamente heilen nicht; sie verbergen nur die Symptome. Nur allein der Körper vermag die Krankheit zu heilen, aber nur, wenn Sie es ihm erlauben. Medikamente bekämpfen eher die Symptome einer Krankheit, und Sie beginnen sich dadurch besser zu fühlen, denn im Endeffekt waren es die Symptome, unter denen Sie litten. Medikamente bekämpfen üblicherweise nicht die Ursache des Problems. Das ist der Grund, weswegen Sie keine permanente Heilung versprechen. Sie garantieren nur lebenslange Kunden für die Apotheker und die Pharmaindustrie.

Um ein Beispiel anzuführen, stellen Sie sich vor, Sie fahren Auto und bemerken ein rotes Blinklicht auf Ihrer Instrumententafel.

Dies ist das Symptom. Dieses Licht teilt Ihnen mit, dass das Auto überhitzt, in diesem Fall wegen eines Lecks im Kühlsystem. Dies ist die Ursache.

Sie bringen Ihr Auto zu einem Mechaniker (dem Arzt), der das Kabel, welches das Licht einschaltet, durchschneidet, und Ihnen sagt, dass das Problem gelöst wäre. Bis jetzt sind Sie zufrieden. Er empfiehlt Ihnen, jeden Tag Wasser in das Kühlsystem zu schütten, bei Bedarf Öl aufzufüllen und all diese Dinge bei irgendeiner Apotheke einzukaufen. Dies behandelt das Symptom, und lässt Sie für alle Zeit die Medikamente, in diesem Fall Wasser und Öl, konsumieren. Sie zwingen Sie dazu, diese von ihnen zu kaufen. Sie können nie wieder Ihr Auto ohne diese Medikamente fahren, und eines Tages wird ihr zuverlässiges Auto einfach den Geist aufgeben.

Das Problem an dieser Herangehensweise ist, dass Sie niemals das Leck beheben werden können.

Unsere industrielle Gesellschaft hat uns ein neues Bild des menschlichen Körpers diktiert. Patienten glauben mittlerweile, dass Ihre Körper reparierbare Maschinen seien, die von anderen Maschinen diagnostiziert, vermessen, überwacht und am Leben gehalten werden können. Dieses neue Körperbild spiegelt sich sogar in unseren Wörterbüchern wieder: „Nervenzusammenbruch", „Dampf ablassen", „die Batterien wieder aufladen" oder „sich neu zu programmieren." Als Folge davon, bezeichnen manche Patienten ihre Ärzte eher als Mechaniker, Klempner, Elektriker oder Zimmermänner, denn als Heilende.

Ärzte neigen außerdem dazu, Patienten basierend auf einem Modell von Gesundheit oder Krankheit zu diagnostizieren und zu behandeln, welches eventuell nicht dem kulturellen Verständnis bestimmter Patienten entspricht. Viele Menschen, die mit der rein biologischen Sichtweise von Erkrankungen unzufrieden sind, wenden sich nun alternativen, ganzheitlichen Behandlungsmöglichkeiten zu.

Als Chiropraktiker und Ernährungsfachmann, der sich auf Skoliosepatienten spezialisiert hat, habe ich immer an die angeborene Fähigkeit des Körpers geglaubt, sich selbst zu heilen und regenerieren zu können. Ein Arzt würde die symptomatische Linderung in Form von operativen Eingriffen und Korsettierung versprechen; ich würde das grundlegende Ungleichgewicht im Körper mit gesunder Ernährung, geeigneten Übungen und Physiotherapie behandeln, um die Verformung zu korrigieren.

Mein Rat an meine Patienten lautet häufig: Fallen Sie nicht auf irgendwelche Modeerscheinungen oder Marketing-Hypes herein. Achten Sie auf die einzigartigen Bedürfnisse ihres Körpers, und geben Sie ihm nur, was er braucht. Ihr Körper hat die angeborene Weisheit, um alle komplexen Funktionen zu regulieren und um ein gesundes Gleichgewicht wiederherzustellen. Dieses Buch wird Ihnen zeigen, wie Sie den Rat dieses Experten beherzigen können.

Eine Größe passt nicht allen

Haben Sie als Kind jemals an einem Tauziehen teilgenommen, bei dem die eine Seite an einem Ende des Taus zieht, und die andere Seite am anderen Ende, um zu sehen, wer am meisten Tau für sich beanspruchen konnte? Das Tau riss fast auseinander bei all diesem Gezerre.

Meiner Meinung nach, werden wir bei dieser großen Ernährungsdebatte von etwas ähnlichem Zeuge: einem ernährungswissenschaftlichem Tauziehen. Eine Zeit lang war es die gängige Meinung, dass eine Ernährung mit hohem Protein- und geringem Kohlenhydratanteil am besten für die Gesundheit und Gewichtsabnahme wäre. Später war ein hoher Kohlenhydratanteil in Mode, aber Ernährungspläne mit viel Protein waren out. Beide Ernährungsideologien haben ihre Befürworter und Anhänger, die mit einer bestimmten Diät Erfolge verzeichneten, trotzdem war die Anzahl der Fehlversuche gleich. Die Dinge verändern sich so schnell, dass heutzutage jeder verwirrt ist – soll ich diese Diät oder die andere anfangen?

Ich habe beispielsweise Patienten gekannt, die mindestens sechs verschiedene Mode-Diäten ausprobiert haben, bevor sie vollkommen erschöpft und mutlos in meine Klinik kamen, da die Diäten Chaos in ihren Systemen anrichteten und sogar Ergebnisse hervorbrachten, die kontraproduktiv waren!

Lassen Sie es nicht so weit kommen. Meiner Meinung nach hat sich herausgestellt, dass diese Experten falsch liegen; sogar tödlich falsch für manche und ernsthaft falsch für Millionen andere. Anstatt ihr Versprechen, nämlich die neueste "richtige Diät für alle Menschen", zu halten, haben sie unwissend sowohl für eine Zunahme bei der Verwirrung darüber, was eigentlich gesund ist, als auch für eine Zunahme bei Übergewicht in einem Ausmaß, das die moderne Menschheit noch nie gesehen hat, gesorgt, ganz zu schweigen von dem "Bonus"-Nebeneffekt, einer ständig wachsenden Zahl von Diabetikern.

In den Anfangstagen meiner Tätigkeit waren Ernährungsemp-fehlungen immer eine Glückssache. Ich würde einen "gesunden" Ernährungsplan erstellen, der bei einem Teil der Patienten funktioniert, bei vielen anderen aber einfach versagt hätte. Tatsächlich verschlimmerte er sogar noch in manchen Fällen ihren Gesundheitszustand!

Ich war sehr frustriert über die fehlende Konsistenz bei den Resultaten, die ich bekommen hatte, aber trotzdem, oder gerade deswegen, fühlte ich mich dennoch motiviert dazu, meine Nachforschungen über Ernährung weiter auszuweiten. Es war zu jener Zeit, als ich ein Buch von William Wolcott las. **Sein Konzept des Metabolic Typing® (dt. etwa Metabolische Typisierung) revolutionierte meine Denkweise grundlegend, und plötzlich fügten sich alle fehlenden Stücke des Puzzles zusammen. Ich** erkannte, dass wenn wir uns alle voneinander unterscheiden, dann müssten auch die Nähstoffbedürfnisse bei der Nahrung, die wir konsumieren, unterschiedlich sein.

Denken Sie einfach mal darüber nach: Von außen sehen wir alle unterschiedlich aus, und wir funktionieren innen auch unterschiedlich, also warum sollten wir alle denselben Ernährungsplan haben? Dieser Irrglaube nennt sich Ernährungswissenschaft!

Diätische Revolution

Ich stieß einst auf eine sehr brillante, zum Nachdenken anregende Arbeit des berühmten Anthropologen Henry Harpending von der University of Utah.

In dieser Arbeit, die als Artikel in der Fachzeitschrift *Science Daily*[45] veröffentlicht wurde, schrieb der Autor, „wir sind nicht mehr dieselben Menschen wie vor 1000 oder 2000 Jahren", und als Ursache führt er einen starken genetischen Einfluss an. Er erwähnt, dass Forscher einen genetischen Beweis für die Beschleunigung der Evolution gefunden haben- und, dass die Evolution weder angehalten hat, noch mit einer konstanten Rate weiterläuft, wie vorher angenommen wurde, wodurch die Vermutung naheliegt, dass sich Menschen auf verschiedenen Kontinenten immer mehr unterscheiden.

Tatsächlich, Harpendings Studie zeigt, dass Menschen sich in einem Zeitfenster von Jahrhunderten bis Jahrtausenden relativ schnell verändern, und dass diese Veränderungen bei verschiedenen kontinentalen Gruppen unterschiedlich verlaufen. Interessanterweise bestätigt diese Studie eine ähnliche Schlussfolgerung, zu der der in Harvard ausgebildete Zahnarzt Dr. Weston A. Price ein paar Jahre vorher gekommen ist (*Sie werden mehr darüber im nächsten Kapitel lesen*).

Harpending meint, dass ein rasches Bevölkerungswachstum mit tiefgreifenden Veränderungen in Kultur und Umwelt einherging, und somit neue Möglichkeiten der Anpassung schuf. „Die vergangenen 10.000 Jahre erlebten eine rasche skelettale und dentale Entwicklung hinsichtlich der menschlichen Bevölkerung, sowie das Auftreten vieler neuer genetischer Reaktionen auf Ernährung und Krankheiten", schreibt er.

Das Problem ist, dass wir als Rasse nicht mit den evolutionären Veränderungen und den daraus resultierenden Veränderungen unserer Ernährungsmuster Schritt gehalten haben. Harpendings Forschung kommt zu dem Schluss, dass die Migration früher Menschen in die eurasischen Gebiete zu einem Selektionsdruck führte, der eine geringere Hautpigmentierung (damit mehr Sonnenlicht für die Vitamin-D-Produktion absorbiert werden konnte), Anpassung an die Kälte und bestimmte ernährungstechnische Veränderungen begünstigte.

Da die menschliche Bevölkerung von einigen Millionen gegen Ende der Eiszeit auf über sechs Milliarden in der heutigen Zeit wuchs, sind vermehrt neue, bevorzugte Gene aufgetreten, und die Evolution hat sich sowohl global, als auch bei kontinentalen Bevölkerungsgruppen beschleunigt, meint Harpending.

In China und einem Großteil von Afrika beispielsweise, können nur wenige Menschen bis ins Erwachsenenalter hinein Milch verdauen. In Schweden und Dänemark hingegen bleibt das Gen, das das Milch-verarbeitende Enzym Laktase erzeugt, aktiv, sodass praktisch jeder frische Milch trinken kann, was wiederum erklärt, warum Milch in Europa wesentlich üblicher ist, als in Asien und Afrika.

"Wenn man Jäger und Sammler nimmt, und ihnen plötzlich eine Ernährung aus Getreide, Reis und Weizen vorsetzen würde, würden sie häufig Diabetes bekommen. Wir passen uns immer noch daran an. Wir beobachten einige neue, sich in der

Bevölkerung ausbreitende Gene, die uns dabei helfen, eine sehr kohlenhydrathaltige Ernährung optimal verarbeiten zu können", sagt Dr. Harpending.

Fallstudie: Schmerzen im unteren Rücken, hohe Cholesterinwerte und Verdauungsprobleme

Bevor sie mich aufsuchte, litt Alisa L. (56, Lehrerin) an starken Schmerzen im unteren Rücken, einem hohen Cholesterinspiegel und massiven Verdauungsstörungen. Sie hat verschiedene Ärzte, Spezialisten und Massagetherapeuten aufgesucht, nur um festzustellen, dass ihre Probleme wieder auftraten, sobald sie eine Behandlung beendete. Alisa L. war eine typische "Jägerin und Sammlerin", die in einer modernen Gesellschaft mit massenhaft Zucker und Getreide lebt. Nachdem ich sie über die Nahrungsmittel aufklärte, die ihren Körper im Gleichgewicht halten würden, und von denjenigen abriet, die zu einem schlechten Gesundheitszustand führen, verbesserten sich ihre Rückenschmerzen, ihr hoher Cholesterinspiegel und ihre Verdauungsprobleme.

Hier ein Auszug aus dem Brief, den sie mir nach ihrer Behandlung schrieb:

"...vielen Dank an Dr. Lau, der ein mitfühlendes Wesen und ein offenes Ohr hat. Er ist eine Inspiration für alle anderen Patienten. Seine ganzheitliche Herangehensweise an die Gesundheit war genau das, was ich brauchte. Ich eignete mir den richtigen Lebensstil, sowie die richtige Ernährungsweise und geistige Einstellung an, und kämpfte um meine Gesundheit. Meine Rückenschmerzen und Verdauungsprobleme verschwanden, und meine Cholesterinwerte sind wieder normal. Endlich habe ich Kontrolle über meine Gesundheit, bin schmerz- und medikamentenfrei. Darüber hinaus sagen sogar einige, dass ich jünger aussehe."

— *Alisa L. (56 Jahre)*

Die Zukunft der Ernährungswissenschaft

Sagen Sie mir: Können Sie Ihr Auto mit Diesel tanken, wenn es für Benzin ausgelegt ist?

Wird es dann jemals einwandfrei fahren?

Ich würde behaupten, dass dasselbe für den Körper gilt. Die Nahrung, mit der Sie Ihren Körper versorgen, kann ihn entweder effizient funktionieren lassen (wie Ihr Auto), und somit dazu beitragen, Ihre genetischen Erfordernisse zu erfüllen, oder Sie werden all die negativen Effekte, welche Ihre genetischen Schwachstellen eigentlich hervorheben, erfahren, wie sich abgeschlagen, ineffizient und unwohl zu fühlen, wenn Sie den falschen Treibstoff tanken.

Wie auch immer, das Konzept, verschiedene Ernährungsweisen für verschiedene Menschen zu empfehlen, ist nichts Neues. Die alten Griechen und Römer prägten das Sprichwort „das Mahl eines Mannes ist des anderen Mannes Gift".

Im fernen Osten lehrte die chinesische Heilkunde uns ebenfalls, dass wir alle mit unterschiedlichen Anlagen geboren sind, und deswegen unterschiedliche Arten von Nahrung, basierend auf unseren einzigartigen Charakteristiken und Ungleichgewichten, benötigen. Die 5.000 Jahre alte ayurvedische Heilkunde Indiens unterscheidet zwischen drei Hauptarten von Körpertypen und Krankheiten (dorshas): pitta, vatta and kapha — jeder einzelne mit seinen eigenen ernährungstechnischen Bedürfnissen und Problemgebieten.

Der Autor des Buches, William Wolcott, und andere moderne Ernährungswissenschaftler kamen zu demselben Ergebnis, dass es drei metabolische "Typen" gibt: Protein, Kohlenhydrat und Mischformen davon. Was wir für eine optimale Gesundheit brauchen, hat sehr viel mit unserer genetischen Kodierung und unserem kulturellen Hintergrund zu tun.

Menschen, die Protein-Typen sind, müssen sich auf hochdichte Proteine mit hohem Puringehalt, die in dunklem Fleisch wie Hähnchenschenkeln, Lamm, Rindfleisch und Lachs, darunter auch die Organe, konzentrieren. Sie müssen ihre Zufuhr an Lebensmitteln mit hochglykämischen Kohlenhydraten, wie Zucker, verarbeitetem Getreide und Kartoffeln, einschränken. Stattdessen müssen sie ihr Hauptaugenmerk auf Vollkorn und gering glykämisches Gemüse, wie Spargel, frische grüne Bohnen, Blumenkohl, Spinat, Sellerie und Pilze, richten. Sie sollten die Menge an Früchten, die sie konsumieren, einschränken, da Protein-Typen dazu neigen, Probleme mit dem Blutzucker zu entwickeln; Kokosnüsse, Avocados, schwarze und grüne Oliven, grüne Äpfel und Birnen sind ihre besten Optionen. Sie müssen außerdem häufiger kleine Mahlzeiten zu sich nehmen und Alkohol in jeder Form vermeiden.

Am anderen Ende des Spektrums, muss sich der Kohlenhydrat-Typ auf Nahrungsquellen mit wenig Proteinen (wenig Purin) und niedrigem Fettanteil, wie Geflügel, Fisch und Gemüse, konzentrieren. Diese Individuen kommen auch gut mit Stärke zurecht. Obwohl ihre Körper besser mit hoch stärkehaltiger Nahrung, wie Hülsenfrüchten und Getreide, umgehen können, sollten sie diese dennoch in Maßen zu sich nehmen. Alle Früchte sind hier gut, aber Beeren und Zitrusfrüchte ganz besonders.

Im Quellenabschnitt für die Leser finden Sie eine Einkaufsliste, die Sie an die Nahrungsanforderungen, die Ihrem Metabolic Type® entsprechen, anpassen können. Der einfachste Weg, das Verhältnis der Nahrungsmittel, die Sie benötigen, abzuschätzen, ist, sich einen Teller vorzustellen und diesen dann entsprechend der Prozentanteile der einzelnen Nahrungsarten, wie sie in Abb. 6 gezeigt werden, zu füllen.

Welcher Metabolic Type® sind Sie?

Auf der grundlegendsten Stufe ordnet Sie Metabolic Typing® in eine von drei Kategorien ein:

1. **Protein-Typen**
2. **Mischformen**
3. **Kohlenhydrat-Typen**

Diese grundlegenden Typen sprechen Bände darüber, wie Ihr Körper im Inneren funktioniert, und auf welcher Art er Nahrung verarbeitet und Nährstoffe aufnimmt. Es gibt anatomische

Kohlenhydrate

Proteine

Fette

Mischform

30%

20%

50%

15%

25%

60%

40%

30%

30%

Kohlenhydrat-Typ

Protein-Typ

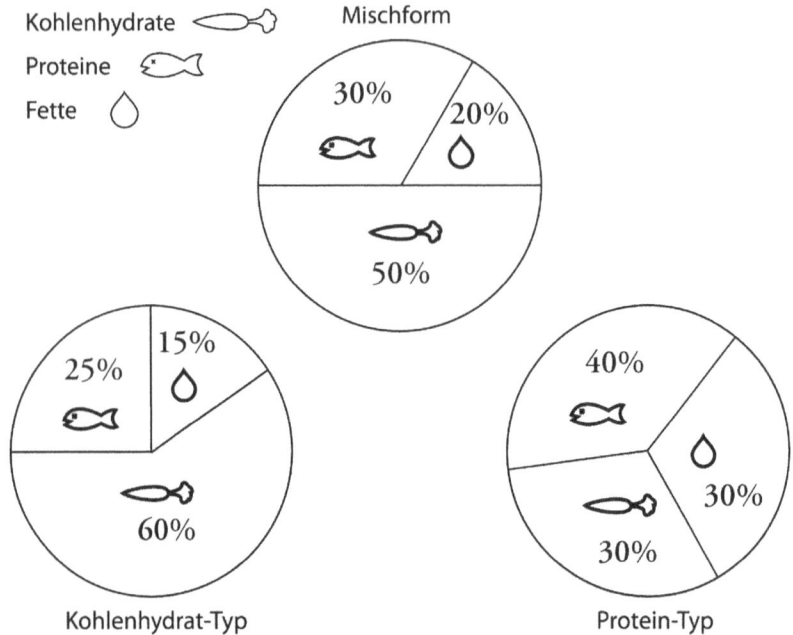

Abbildung 6: Nahrungsverhältnisse

Unterschiede und Beweise dafür, dass sich die grundlegende Form und Gestalt unserer Mägen auch drastisch von einander voneinander .

Tatsache ist, dass verschiedene Menschen, obwohl wir alle die ganze Bandbreite an Nährstoffen benötigen, unterschiedliche Dosierungen dieser Nährstoffe brauchen. Es sind diese verschiedenen, genetisch verankerten Voraussetzungen, die erklären, warum ein bestimmter Nährstoff Wohlbefinden bei einer Person verursacht, während eine andere nichts davon bemerkt, und eine dritte Person über Unwohlsein klagen kann.

Daher ist der größte Mythos, den Metabolic Typing® zerstört, dass es universelle, ernährungstechnische Lösungen für alle Menschen gibt. Diese, auf einen Massenmarkt ausgelegte Herangehensweise, verursacht mehr Übel, als dass sie Gutes bewirkt. Indem Sie eine universelle Formel für alle empfiehlt, versäumt sie es genau zu berücksichtigen, wie viel Proteine, Kohlenhydrate und Fette die verschiedenen Menschen zu sich nehmen sollen, und in welchen genauen Verhältnissen Sogar wenn es ihnen möglich ist, einen anfänglichen Fortschritt zu erzielen, so rührt dies daher, dass sie ein ernährungstechnisches Roulette-Spiel spielen: Manchmal knacken sie den Jackpot, aber meistens versagen sie.

Wenn das Leben tatsächlich so einfach wäre, wie es diese selbsternannten Gurus der modernen Diäten darstellen, gäbe es doch eigentlich nicht so viele Krankheiten auf der Welt, oder doch?

Das Fazit ist, dass die diätischen Nährstoffe auf die individuellen Bedürfnisse angepasst sein müssen, da das, was für die eine Person funktioniert, das Gift für eine andere sein könnte. Meine Hoffnung ist, dass dies wirklich der Anfang einer personalisierten Medizin für die Massen sein kann. Es ist einfach verrückt, wie uns unser Gesundheitswesen so behandelt hat, als wären wir alle ein und dieselbe Person. Wir sind alle vollständig einzigartig. Wir reagieren alle unterschiedlich auf Ernährung und Medikamente, und ein kleiner Teil davon, bis zu 20 Prozent, kann auf unsere genetischen Unterschiede zurückgeführt werden.

Wie auch immer, nicht jeder Unterschied kann an Genetik festgemacht werden. Manche dieser Unterschiede können auch von Umweltfaktoren verursacht werden. Menschen, die beispielsweise tropische Regionen bewohnen, haben ein starkes, vererbtes Bedürfnis nach einer kohlenhydratreichen Nahrung wie Gemüse, Früchte, Getreide und Hülsenfrüchten. Das ist die Art von "Biotreibstoff", die ihr Körper benötigt, um die Maschine am Laufen und in einem guten Zustand zu halten. Tatsächlich sind sie genetisch so programmiert, genau diese Art von Nahrung zu verarbeiten.

Im krassen Gegensatz dazu, kann die Ernährung von Eskimos locker aus bis zu 90 % Fett und Proteinen von Robben und Walen bestehen, da dies genau das ist, was ihr Körper aufgrund der unwirtlichen Kälte ihres Lebensraums braucht. Interessanterweise bleiben sie zu einem sehr großen Teil von Herzerkrankungen verschont, trotz einer fettreichen Ernährung mit viel Cholesterin.

Daher kann die Ernährung, die in einem Teil der Welt als gesund erachtet wird, für die Bewohner eines anderen Teiles der Welt giftig sein.

Zu einer ähnlichen Schlussfolgerung kommt auch Dr. Lendon Smith, der in seinem Buch *Happiness Is a Healthy Life* (dt. etwa "Glück ist ein gesundes Leben") schreibt, dass der Trick beim Essen ist, „ihren ethnischen Hintergrund herauszufinden und zu versuchen, ihn nachzuahmen". Wie auch immer, seitdem das Reisen von einem Kontinent nach einem anderen so einfach geworden ist, wie sich online ein Flugticket zu bestellen, könnten wir Eltern mit verschiedenen ethnischen Hintergründen haben und unsere Ernährungsgewohnheiten nicht einfach auf die Grundlage unserer Herkunft stellen.

Hier erweist sich Metabolic Typing® als nützlich. Es hilft Ihnen dabei, Ihr perfektes Gleichgewicht an Makronährstoffen in Ihrer Ernährung zu finden — Proteine, Kohlenhydrate und Fette, die Ihr Körper benötigt, basierend auf den Reaktionen Ihres Körpers im Hinblick auf Nahrungsmittel.

In der Vergangenheit fehlte uns das klinische Wissen, das es uns ermöglicht hätte, zu verstehen, warum wir diese und jene Krankheiten haben. Aber heutzutage, dank der Arbeit von Dr. Price, Dr. Williams und anderen Forschern, können wir die richtigen ernährungstechnischen Bedürfnisse jeder Person einzelfallbezogen ermitteln. Es ist eine vollkommen andere Sache, dass ein gegebenes, metabolisches Ungleichgewicht sich in einer ganzen Reihe von Arten, wie in der Form von Krankheiten und degenerativen Prozessen, manifestieren kann.

Im Jahre 1956 schrieb Dr. Roger Williams ein revolutionäres Buch namens *Biochemical Individuality* (dt. etwa Biochemische

Individualität), in dem er postulierte, dass unser Körper vom Scheitel bis zur Sohle von Individualität durchzogen ist, dass Menschen sogar auf der mikroskopisch-zellulären Ebene extrem gut zu unterscheiden sind, und dass diese vererbten Unterschiede sich auf unsere grundlegende Struktur und metabolischen Prozesse auswirken. Deswegen könnten Ungleichgewichte oder unpassende Nährstoffe der Hauptgrund aller Krankheiten sein. Diese Erkenntnisse waren so erstaunlich, dass Dr. Williams schnell einer der ersten Befürworter von Metabolic Typing® wurde.

Das Metabolic Type®-Modell, das wir in diesem Buch besprechen werden, ist umso genauer, je mehr Sie bei Ihrem Körper auf Hinweise achten, welche Nahrungsmittel ihm natürlich dabei helfen könnten, sein Gleichgewicht wieder herzustellen und die Störungen zu korrigieren. Meiner Erfahrung nach, erzielen Menschen, die das Metabolic Typing®-Modell treu befolgen, in kurzer Zeit großartige Verbesserungen bei Körper und Geist, manchmal sogar schon nach einem Monat. Kann es überhaupt noch besser werden?

Unglücklicherweise basiert das, was unsere Gesellschaft als Gesundheitswesen propagiert, auf der Behandlung von Symptomen, und geht nicht die zugrunde liegenden Ursachen dieser Symptome an. Deswegen hat die konventionelle Medizin nur eine begrenzte Fähigkeit, die meisten chronischen Krankheiten zu bekämpfen, obgleich sie bei akuten Fällen erfolgreich sein kann. Wenn wir beginnen würden, die individuellen, biochemischen Ungleichgewichte, an denen wir heutzutage leiden, mit Hilfe des in diesem Buch von mir empfohlenen Modells aufzulösen, würden Sie die einzigartige Möglichkeit haben, Ihre gesamte Körperchemie auszugleichen und ein gesundes Wachstum Ihres Körpers und Rückgrats zu garantieren.

Die Bekämpfung von Krankheitsprozessen bei der Ursache der Entstehung bevor sie chronisch werden, wie etwa bei Skoliose, kann:

- ein gesundes Körperwachstum garantieren
- gegen verschiedene opportunistische Krankheiten vorbeugen
- Ihr Immunsystem wieder aufbauen, sodass Sie weniger mit Infekten zu kämpfen haben
- Ihnen lange andauernde gesundheitliche Vorteile bringen

Kurz um, wenn Sie anfangen, sich entsprechend Ihres Metabolic Type® zu ernähren, dann wird Ihr Körper allmählich auf eine totale Ausgeglichenheit zusteuern; ein Gleichgewicht der Seele, des Geistes und des Körpers. Wenn Sie dies befolgen, wird Ihr Körper effizienter Energie aus Nahrungsmitteln produzieren, die Sie zu sich nehmen, um sich selbst zu heilen und gesünder zu werden.

Wenn Sie metabolisch ausgeglichen sind, dann werden Sie von Natur aus mehr Energie zu Verfügung haben, als Sie je für möglich hielten. Sie werden intrazelluläre Bedingungen geschaffen haben, um diese Vorzüge in ihrer höchsten Form zu erleben:

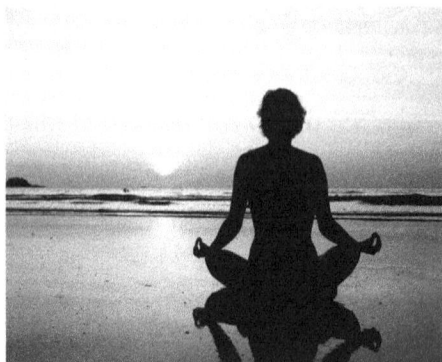

- friedvolle Energie
- entspannte Wachsamkeit
- emotionale Ausgeglichenheit
- positive, stabile Gemütslage
- große, mentale Klarheit

Wenn Sie Nahrungsmittel zu sich nehmen, für die Ihr Körper nicht geschaffen ist, dann wird er streiken. Dieser Streik wird sich in Form von Krankheitssymptomen bemerkbar machen, sodass Sie sich aufgebläht, müde und hungrig fühlen, oder sogar noch Heißhunger nach einer vollen Mahlzeit verspüren!

Kommt Ihnen dies bekannt vor? Hier komme ich auf meinen vorangegangenen Punkt zurück: Wenn sich unser genetischer Aufbau, unsere Persönlichkeiten und unsere Gesichtskonturen schon so von einander unterscheiden, warum sollten unsere Ernährungsbedürfnisse dann gleich sein? Mein Ziel ist es, Ihnen dabei zu helfen, ein Gefühl dafür zu entwickeln, welche Ernährungsweise Ihr Körper benötigt, um Ihr genetisches Potential auszuschöpfen und die genetischen Schwachstellen zu unterdrücken, die Erkrankungen begünstigen.

Gleichzeitig sei gesagt, dass es, obwohl es eine genetische Veranlagung für chronische Erkrankungen wie Skoliose, Diabetes, Übergewicht — und aller Wahrscheinlichkeit nach weitere Krankheiten — geben könnte, es in fast allen Fällen einfach nur eine Veranlagung ist, und kein Todesurteil. Daher bedeutet es nicht, dass wenn Ihre Mutter, Ihr Vater oder Ihre Schwester Skoliose hatten, Sie auch darunter leiden werden. Dies alles deutet nur darauf hin, dass Sie eine größere genetische Veranlagung dafür haben, weswegen Sie größere Veränderungen an Ihrer Ernährung und an Ihrem Lebensstil vornehmen müssen, als jemand, der mit einer anderen genetischen Ausstattung geboren wurde. In jedem Fall ist die Vorkenntnis über diese genetischen Einschränkungen eine gute Sache. Sie hilft Ihnen, sich gegen potenzielle Leiden, die Sie in Ihrem späteren Leben ereilen könnten, zu wappnen. Sie gibt ihnen mehr Kontrolle darüber, Ihren richtigen Lebensstil zu finden.

Was ist mit der Blutgruppen-Diät?

Die von Dr. Peter D'Adamo vorgeschlagene Blutgruppen-Diät, die durch sein Buch *Eat Right for Your Type* (dt. etwa Iss deinem Typ entsprechend; Putman, 1997) bekannt wurde, war in der Tat ein Vorgänger der Metabolic Type®-Diät, die sich später entwickelte. Die Blutgruppen-Diät basiert, wie der Name schon verrät, auf der Voraussetzung, dass unsere ernährungstechnischen Bedürfnisse von unseren Blutgruppen bestimmt wird, sprich 0, A, B oder AB.

Wie auch immer, dies war eine Vereinfachung eines komplexeren Zusammenhangs. Durch ethnische Migration und einer größeren Diversität in unserer Gesellschaft kann sich niemand mehr seines genetischen Erbes sicher sein. Wenn ein Chinese und eine Person europäischen Ursprungs jeweils die Blutgruppe "0" haben, sollten sie dann dieselben Nahrungsmittel zu sich nehmen? Was macht eine Person, die eurasischer Herkunft ist? Würde diese vermischte Vererbung nicht nur noch weiter Verwirrung stiften? Was ist mit einer Person, die durch verschiedene Lebensphasen schreitet, wie Pubertät, Schwangerschaft oder Menopause? Wären Ihre Ernährungsbedürfnisse während unterschiedlicher Phasen nicht anders?

Hier kann Metabolic Typing® sehr nützlich sein. Ein Hauptanliegen dieses Modells ist es, zu bestimmen, welche Nahrungsmittel in welchen Mengen am besten für Ihren speziellen Typ geeignet sind. Es konzentriert sich darauf, die Ernährung einer Person, basierend auf ihrer individuellen Bedürfnisse und Reaktionen auf Nahrungsmittel, zusammenzustellen, unabhängig von ihrer Blutgruppe oder sonstiger radikaler Verallgemeinerungen.

Die Metabolic Typing-Herausforderung

Wenn Sie nicht daran glauben, dass es so etwas wie metabolische Individualität geben könnte, und dass jeder gesund und in Topform sein kann, wenn er auch nur irgendeine Form von Diät befolgt, dann ist hier die Metabolic Typing®-Herausforderung.

Befolgen Sie die Anweisungen genau. Dann lassen Sie sie Ihren Ehepartner, Ihre Kinder und Ihre Freunde auch ausführen. Vergleichen Sie die Resultate. Sie werden erstaunt sein, wie unterschiedlich man voneinander sein kann, sogar in der eigenen Familie. *Erkennen Sie nun, dass sich diese Unterschiede auch darauf beziehen, welche Nahrungsmittel gut für uns sind, und welche nicht.* Wenn es wirklich eine Diät geben würde, die für jeden geeignet wäre, warum überschwemmen dann Hunderte von ihnen jede Jahr den Markt? Warum macht eine Diät eine Person dünner, und die andere dicker? Die einzige Lösung ist, herauszufinden, was richtig für IHREN Körper ist, nicht für den Ihres Ehepartners oder den Ihres Freundes, sondern was richtig für SIE ist!

- kreuzen Sie die Antworten an, die am ehesten auf Sie zutreffen
- wählen Sie nur eine Antwort pro Frage
- wenn keine Antwort auf Sie zutrifft, lassen Sie die Frage unbeantwortet/unangekreuzt

WICHTIG: Die vorgegebene Auswahl kann Sie nicht exakt beschreiben. Daher ist es SEHR WICHTIG, die Antwort auszuwählen, die am besten Ihren Tendenzen entspricht. Die gegebene Antwort muss keine perfekte Beschreibung, sondern nur eine Annäherung an Ihre Neigung in dieser Richtung sein. Wenn Sie definitiv genau in die Mitte fallen, dann überspringen Sie die Frage und widmen sich der nächsten.

Metabolic Typing-Herausforderung

✓	ANTWORT #1	ERNÄHRUNGSFRAGEBOGEN	✓	ANTWORT #2
	tendiert eher zu schwach, fehlend oder vermindert	APPETIT (GENERELL)		tendiert in Richtung stark, heißhungrig oder gefräßig
	mag Süßes, braucht immer etwas Süßes bei einer Mahlzeit, um zufriedengestellt zu sein	NACHTISCH		macht sich nichts aus süßem Nachtisch, aber liebt eher etwas fettiges oder salziges (wie Käse, Chips oder Popcorn), als Snack nach einer Mahlzeit
	verschlechtert für gewöhnlich den Schlaf, besonders schweres Essen	ESSEN VOR DEM ZUBETTGEHEN		verbessert üblicherweise den Schlaf
	„Isst, um zu leben"- beschäftigt sich nicht mit Nahrung und Essen	ESSGEWOHNHEITEN		„Lebt, um zu essen"- muss oft essen, um sich gut zu fühlen oder in Topform zu sein
	macht nichts	MEHR ALS 4 STUNDEN OHNE ESSEN		macht mich gereizt, nervös, schwach, ausgehungert oder schwindelig
	gibt mir Energie, stellt mich zufrieden	NUR ORANGENSAFT		kann mich benommen, hungrig, nervös, zitternd oder schwindelig machen
	kann Mahlzeiten ohne negative Effekte auslassen	MAHLZEITEN AUSLASSEN		muss regelmäßig (ODER OFT) essen, es bekommt mir nicht gut, wenn ich eine Mahlzeit auslasse
	will selten oder nie Snacks und/ oder ziehe etwas Süßes vor, wenn doch	SNACKS		will oft zwischen Mahlzeiten essen und/oder ziehe etwas salziges oder fettes vor
		SUMMEN ERNÄHRUNGSABSCHNITT		
✓	ANTWORT #1	KÖRPERFRAGEBOGEN	✓	ANTWORT #2
	größer, schlanker	KÖRPERBAU		kleiner, stämmiger
	Aufstoßen, Rülpsen, Blähungen, Völlegefühl nach Mahlzeiten, langsame Verdauung, vorsichtig bei der Nahrungsauswahl	VERDAUUNG Was ist Ihre Tendenz?		verdaut die meisten Nahrungsmittel einfach, schnelle Verdauung, keine wirklichen Verdauungsbeschwerden
	bleich, hell	OHRENFARBE		gerötet, pink, rosig
	größer als die Iris in einem durchschnittlich beleuchteten Raum	AUGEN-PUPILLENGRÖßE [das Schwarze, der mittlere Teil des Auges. Iris = der farbige Teil des Auges]		kleiner als die Iris in einem durchschnittlich beleuchteten Raum
	kalt, kühl	HÄNDE-TEMPERATUR		warm
	unangenehm, braucht Sonnenbrille	STARKES, HELLES LICHT		macht nichts
	tendiert in Richtung matt, unklar	HAUT-GESICHTSFARBE		tendiert in Richtung hell, klar
	milde Reaktion, verschwindet schnell	HAUT-INSEKTENSTICHE/-BISSE		starke Reaktion, klingt schnell wieder ab
		SUMME KÖRPERABSCHNITT		

✓	ANTWORT #1	PSYCHOLOGIEFRAGEBOGEN	✓	ANTWORT #2
	Übererfüller (Persönlichkeitstyp A)	LEISTUNG		Untererfüller (Persönlichkeitstyp B)
	sehr aktiv, finde es schwer, langsamer zu machen, neige zu Hyperaktivität	AKTIVITÄTSLEVEL		nicht wirklich aktiv, bin lieber sitzend, für mich ist es leicht, inaktiv zu sein
	leicht zu reizen, Wutausbrüche	WUT		schwer zu reizen, sehr ausgeglichen
	geht früh schlafen, steht früh auf	AUFSTEH-/ZUBETTGEHZEIT (natürlich, ohne Wecker)		geht spät schlafen, steht spät auf
	liebt/bevorzugt warmes oder heißes Wetter	BEVORZUGTES KLIMA		kommt besser mit kaltem Wetter klar, fühlt sich dann gestärkt, kommt nicht mit warmen/heißen Wetter klar
	neigt dazu	WETTBEWERBSFÄHIG		neigt nicht dazu
	schlecht	AUSDAUER		gut
	kann seine Gedanken leicht in Worte fassen	VERMITTELN EIGENER GEDANKEN		tut sich schwer damit, eigene Gedanken in Worte zu fassen
	liebt ihn	SPORT		kümmert sich nicht darum
	neigt dazu	UNGEDULD		selten, ist eher geduldig
	ist sehr gut organisiert	ORGANISATION		neigt dazu, unorganisiert zu sein, nimmt die Dinge, wie sie kommen
	perfektionist	PERFEKTION		kümmert sich nicht darum
	schwer glücklich zu machen	PERSÖNLICHE EINSTELLUNG		unkompliziert
	kühl, distanziert, zurückgezogen	PERSÖNLICHKEIT		warmherzig, zugänglich, kontaktfreudig
	sehr produktiv, erledigt Dinge schnell	PRODUKTIVITÄT		tut sich schwer, Aufgaben zu erfüllen, langsam
	Einzelgänger, auf sich bedacht, fühlt sich unbehaglich unter Menschen, sozial gehemmt	SOZIALVERHALTEN		extrovertiert, liebt Gesellschaft, feierlich, offenkundiger Ausdruck der guten Gemütslage, liebenswürdig, unkompliziert
	neigt dazu, antisozial zu sein, verlässt schnell soziale Verpflichtungen, oder zieht es vor, überhaupt nicht hinzugehen	SOZIALITÄT		sehr sozial, geselliger Mensch, hasst es, allein zu sein, liebt Freundschaften und soziale Interaktionen
	reizbar, wütend, aufgedreht	TEMPERAMENT		locker, ruhig, gefasst
	wütend, verspannt, nervös, reizbar, ängstlich, neurotisch	TENDENZEN		bedrückt, entspannt, lethargisch, apathisch, unkompliziert
	schnell	DENKPROZESS		langsam
	Workaholic, nimmt sich oft Arbeit mit nach Hause	ARBEIT		familienorientiert
		SUMME PSYCHOLOGIEABSCHNITT		
		SUMME KÖRPERABSCHNITT		
		SUMME ERNÄHRUNGSABSCHNITT		
		GESAMTSUMME		

Abschließende Worte

Lassen Sie Ihre Freunde und Familienmitglieder die MT-Herausforderung durchführen, und vergleichen Sie die Ergebnisse. Wenn Sie auch davon überzeugt sind, dass Sie auf der biochemischen Ebene genauso einzigartig sind, wie bei Ihren Fingerabdrücken, dann sollten Sie als nächsten Schritt Ihren Metabolic Type® analysieren, indem Sie den im Buch skizzierten Fragebogen **„Die Metabolic Typing-Diät: Passen Sie Ihre Ernährung an Ihre eigene, einzigartige Körperchemie an"** von Bill Wolcott benutzen, oder einen zertifizierten Metabolic Typing®-Berater finden, der die Möglichkeit hat, einen genaueren, computergestützten Test durchzuführen.

Metabolic Typing®-Berater gibt es nun schon in 40 Ländern.

Sie können zertifizierte Metabolic Typing®-Berater auf der HealthExcel-Webseite finden, welche im Quellenabschnitt dieses Buches (Seite 353) angeführt ist, um mehr über ihre Qualifikationen und Dienstleistungen zu erfahren.

Ich benutze nun seit vielen Jahren Metabolic Typing® für meine Patienten. Sie müssen den Berater nicht persönlich treffen. Die Metabolic Typing®-Bewertung und Beratung kann über E-Mail und Telefon durchgeführt werden.

Der Zweck, sich richtig im Sinne seines Metabolic Type® zu ernähren, liegt darin, seine Körperchemie auszubalancieren und die metabolische Effizienz zu erhöhen, indem man genau auf die metabolische Individualität eingeht. Meiner Meinung nach, ist das Vorhandensein einer jeden degenerativen Erkrankung (85% - 90% der in der Bevölkerung auftretenden Erkrankungen, darunter Skoliose) allein auf das Versäumnis zurückzuführen, dies zu befolgen. Somit haben, egal wie man es legt, alle degenerativen Erkrankungen ihren Ursprung in einer mangelhaften Ernährung.

Das Konzept der Mangelernährung erscheint durch Metabolic Typing® in einem vollkommen anderen Licht. Wir wissen, dass jemand die beste Naturkost und die feinsten

Nahrungsergänzungsmittel, die man für Geld kaufen kann, zu sich nehmen kann, aber trotzdem eine degenerative Erkrankung entwickeln bzw. nicht mehr rückgängig machen kann. Ein ums andere Mal haben wir schon erlebt, dass dies an dem Versäumnis liegen kann, seine eigenen, genetisch verankerten Bedürfnisse eines ernährungstechnischen und biochemischen Gleichgewichts zu erfüllen.

KAPITEL 5

Vorzeitliche Körper, moderne Ernährungsweise

> *Zum Leben in all seiner Gesamtheit gehört es, Mutter Natur zu gehorchen.*

— **Weston A. Price, D.D.S.**

Die Lebensmittel, die wir in unserer heutigen Zeit konsumieren, haben oft nicht einmal die geringste Ähnlichkeit mit der Nahrung, die unsere Vorfahren zu sich nahmen. Die heutigen Nahrungsmittel, darunter Fastfood und industriell verarbeitete Lebensmittel, gehören nicht zu der Art von Ernährung, auf deren Konsum und Verdauung unsere Körper programmiert sind. Als Folge davon antworten unsere Körper mit Entzündungsreaktionen auf die unnatürlichen Lebensmittel, was letzten Endes zu den Zivilisationskrankheiten führt, denen wir uns heutzutage stellen müssen.

Das Heilmittel gegen diese Erkrankungen liegt in einer schrittweisen Annährung an die Ernährungsweisen, auf die unsere Körper genetisch abgestimmt sind. Dies scheint auf dem ersten Blick nur schwer erreichbar zu sein, ist aber in Wirklichkeit sehr einfach umzusetzen.

Für die Umsetzung dieser gesunden Ernährungsweise ist es äußerst hilfreich, die gewöhnlichen Ernährungsmuster der Vergangenheit, und wie diese unsere Gene im Laufe vieler Jahrhunderte beeinflussten, zu untersuchen.

In den frühen 1930er Jahren begann ein Zahnarzt aus Cleveland namens Weston A. Price (1870-1948), eine Reihe von einzigartigen Untersuchungen durchzuführen, um die Ursachen von Krankheit und Abbau herauszufinden. Manche bezeichnen ihn gar als den "Albert Einstein der Ernährung". Zehn Jahre lang bereiste er abgeschiedene Teile der Welt, um die Gesundheit von Bevölkerungsgruppen zu untersuchen, die noch nie mit der westlichen Zivilisation in Berührung gekommen waren. Unter anderem entdeckte er, dass Zahnkaries und deformierte, schiefe Zähne das Ergebnis von Mangelernährung sind, die durch unsere heutige, auf Fast-Food basierende Ernährungsweise verursacht wird, und nicht durch irgendwelche Viren, Bakterien oder angeborene genetische Defekte.

Dr. Prices Suche nach Antworten während der 1930er Jahre führte ihn auf eine sechsjährige Expedition durch fünf Kontinente, um primitive Gesellschaften in ihrem natürlichen Lebensraum zu studieren. Zu den Gruppen, welche Price erforschte, gehörten abgeschiedene Dörfer in der Schweiz, gälische Gemeinschaften auf den Äußeren Hebriden, eingeborene Völker in Nord- und Südamerika, melanesische und polynesische Südsee-Insulaner, afrikanische Stämme, australische Aborigines und die Maori aus Neuseeland. Dies geschah auch zu einem idealen Zeitpunkt, da es immer noch abgeschiedene Stämme gab, die noch nicht durch unsere Zivilisation beeinflusst waren.

Als er die Nahrung, die diese urzeitlichen Stämme zu sich nahmen, analysierte, stellte er auch tatsächlich fest, dass diese Menschen im Vergleich zu unserer heutigen Ernährung, die im großen Ausmaß durch die westliche "Fast Food"-Kultur beeinflusst ist, Vollkorn und natürliche Nahrungsmittel (keine industriell verarbeiteten) aßen, die mehr als das Vierfache an wasserlöslichen Vitaminen, Mineralien und mindestens das Zehnfache an fettlöslichen Vitaminen im Gegensatz zu dem bereitstellen, was über eine moderne Ernährung aufgenommen werden kann. Dr. Price erkannte außerdem, dass die fettlöslichen Vitamine A und D elementar für die Gesundheit sind, da sie als Katalysatoren bei der Absorption von Mineralstoffen und der Verwertung von Proteinen dienen. Letztlich gelang es Dr. Price, einen fettlöslichen Nährstoff in ihrer Ernährung zu isolieren, den er Aktivator X nannte.

Es wurde herausgefunden, dass Aktivator X in Fischleber, Schalentieren, Innereien und Butter von Kühen, die schnell wachsendes, grünes Gras im Frühjahr und Herbst zu sich nahmen, vorhanden ist. Alle eingeborenen Bevölkerungsgruppen verfügten in ihrer Ernährung über eine Quelle von Aktivator X, das mittlerweile als Vitamin K bekannt ist.

Er fotografierte diese Menschen und erkannte, dass deren hervorragende Physis, gute Fortpflanzungsfähigkeit, emotionale Stabilität und Unanfälligkeit für verschiedene degenerative Erkrankungen (Herzerkrankungen, Diabetes und Krebsarten, um nur ein paar zu nennen) im krassen Gegensatz zu dem stehen, was Dr. Price als die "Diät des weißen Mannes" bezeichnet, in der gesunde Lebensmittel weiterhin durch diejenigen des heutigen Kommerzes verdrängt werden, die zu viel Raffinadezucker, Weißmehl, pasteurisierte Milch, Nahrungsmittel mit geringem Fettgehalt, pflanzliche Öle und Fertiggerichte mit künstlichen Farbstoffen, Geschmacksverstärkern, Konservierungsstoffen und anderen Zusätzen beinhalten.

Die Studien von Dr. Price machten auch auf das Phänomen des "Borgens" aufmerksam, bei dem sich der Körper unter Mineralstoffmangel die benötigten Stoffe aus dem Skelett holt, wodurch dieses über eine bestimmte Zeitspanne schrumpft. Von manchen Leuten wurde berichtet, dass sie bis zu 25 cm an Körpergröße einbüßten. Dieses "Borgen" trat nur bei denjenigen auf, die den heutigen Lebensmitteln ausgesetzt waren, und nicht bei den Aborigines, die er studierte. Somit ist es nicht verwunderlich, dass Menschen bei der heutigen Ernährungsweise dazu neigen, schwächere Knochen zu haben und für Erkrankungen wie Osteoporose und Skoliose anfällig sind.

Desweiteren fand er heraus, dass das "Borgen" häufiger bei Frauen, insbesondere bei jungen Mädchen während der Pubertät und Wachstumsschüben, auftritt. Da die Mädchen in unserer modernen Gesellschaft ständig einem Schlankheitswahn ausgesetzt sind, verweigern sie ihrem Körper häufig die Nährstoffe, die er für ein gesundes Wachstum benötigt. Die wachsenden Knochen werden sich die Mineralstoffe bei den "fertigen" Knochen, speziell bei der Wirbelsäule, borgen. Dies führt zu schwächeren Knochen und einer Verkrümmung des Rückgrats, was wiederum erklärt, warum mehr Mädchen als Jungen von Skoliose betroffen sind.

Als Folge dieser Wachstumsstörung kann häufig eine Längung des Körpers auftreten — das heißt, diejenigen, die die heutige Ernährungsweise angenommen haben und zu wenig Nährstoffe zu sich nehmen, sind sprichwörtlich nur noch Haut und Knochen gegenüber denjenigen, die eine althergebrachte Ernährungsweise gewohnt sind, da ihr Skelett im Zuge des " Borgens" schmaler ist.   Und noch einmal, dies führt die Skoliose auf die Ernährung zurück, da dieser Körpertyp häufig bei den Menschen vertreten ist, die unter dieser Erkrankung leiden.

Die Entdeckungen und Schlussfolgerungen von Dr. Price werden in seinem Standardwerk, Nutrition and Physical Degeneration (dt. etwa Ernährung und körperlicher Abbau), präsentiert.

Das Buch enthält bemerkenswerte Fotos von gutaussehenden, gesunden Ureinwohnern und illustriert in einer unvergesslichen Art und Weise den körperlichen Verfall, der auftritt, wenn menschliche Bevölkerungsgruppen ihre althergebrachte Ernährungsweisen für moderne, industriell verarbeitete Lebensmittel aufgeben. Betrachten Sie diese zwei Bilderreihen als einen Beweis für diese These. Es ist nicht schwer zu erraten, welches Kind einem Naturvolk angehört, und welches der modernen, "zivilisierten" Welt:

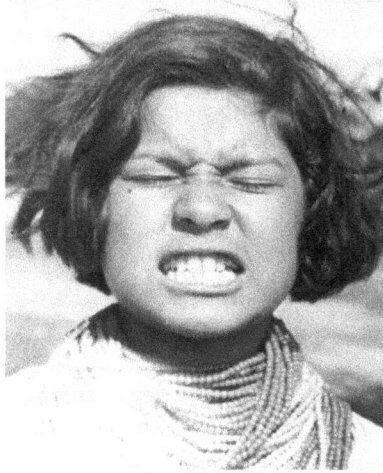

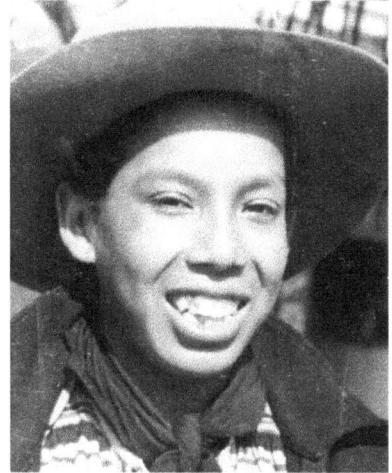

Abbildung 7a: Samoanisches Mädchen, das mit nährstoffreichen, einheimischen Nahrungsmitteln aufgezogen wurde

Abbildung 8a: Samoanisches Mädchen, das mit einer modernen Ernährung aufgezogen wurde

Prices erstaunliche Fotografien— es gibt ungefähr 18.000 von ihnen— belegen seine Erkenntnisse, dass Gesellschaften mit einer urzeitlichen Ernährungsweise wohlgeformte und starke Strukturen wie Zähne und Gesichtsmerkmale entwickeln, während Menschen mit einer modernen Ernährungsweise Entwicklungsstörungen wie zunehmend deformierte Zahnbögen, schiefe Zähne und Karies hatten.

Das samoanische Mädchen in Abbildung 7a wurde Eltern geboren, die nährstoffreiche, einheimische Nahrungsmittel zu sich nahmen. Das samoanische Mädchen in Abbildung 8a wurde Eltern geboren, die sich für eine modernere Ernährung von ihrer traditionellen Ernährungsweise abwandten. Sie hat durch die Folgen des "Borgens" einen Engstand im Zahnbogen und eine veränderte Gesichtsstruktur, und sie wird anfälliger für Karies und chronische Krankheiten sein.

Mit den Worten von Dr. Price: "Wir haben bei den abgeschiedenen Naturvölkern weder einen Fall (von Arthritis) gesehen, noch von einem gehört. Wie auch immer, zu dem Zeitpunkt, als es zu einem Kontakt mit den Nahrungsmitteln der modernen Welt kam, traten

Krankheitsfälle auf, darunter zehn bettlägerige Krüppel in einer Umgebung von 20 indischen Behausungen. Weitere Leiden kamen hinzu, speziell Tuberkulose, die viele Opfer unter den Kindern, die im Zentrum geboren wurden, einforderte."[46]

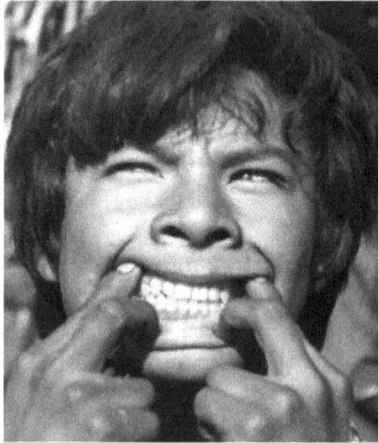

Abbildung 7b: Junge, der mit einer traditionellen, einheimischen Ernährung großgezogen wurde

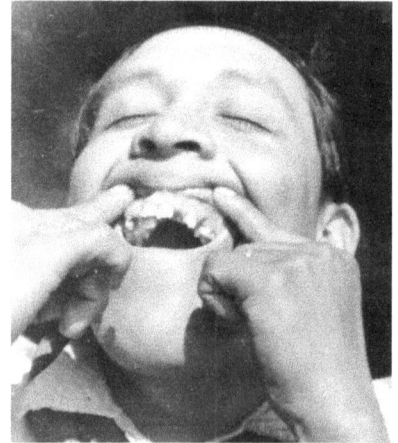

Abbildung 8b: Junge, der mit moderner, industriell verarbeiteter Nahrung großgezogen wurde

Im Allgemeinen hat Dr. Price herausgefunden, dass gesunde, abgeschiedene Menschen, deren Ernährungsweise geeignete Nährstoffe aus tierischen Proteinen und Fett beinhaltete, sich nicht nur einer hervorragenden Gesundheit erfreuten, sondern auch eine fröhliche und positive Lebenseinstellung hatten. Er merkte an, dass die meisten Insassen von Gefängnissen und Anstalten Fehlbildungen des Gesichts haben, was auf vorgeburtliche Mängel bei der Ernährung hinweist.

Die Pionierarbeit von Dr. Price zeigt ohne jeden Zweifel die Gefahren einer modernen Ernährungsweise auf. Die Naturvölker, die er studierte, litten nicht in unserem Maße an Übergewicht, Herzerkrankungen, Arthritis oder Skoliose. Vor allem ihrer urzeitlichen Ernährungsweise ist es zu verdanken, dass diese Menschen einen Gesundheitsstandard haben, der unserer modernen Zivilisation praktisch abhanden gekommen ist.

Die Tabelle auf der nächsten Seite stellt die Unterschiede zischen traditioneller und moderner Ernährungsweise dar, die Dr. Price in seiner Forschungsarbeit festgestellt hat:

Traditionelle kontra moderne Ernährungsweise	
Traditionelle Ernährungsweisen maximierten Nährstoffe	Moderne Diäten minimieren Nährstoffe
Nahrungsmittel aus fruchtbaren Böden	Nahrungsmittel aus ausgelaugten Böden
Innereien werden dem Muskelfleisch vorgezogen	Muskelfleisch wird bevorzugt, wenig Innereien
Natürliche, tierische Fette	Industriell verarbeitete Pflanzenöle
Tiere auf der Weide	Tiere sind eingesperrt
Milchprodukte sind roh oder fermentiert	Milchprodukte sind pasteurisiert oder übertrieben pasteurisiert
Körner und Hülsenfrüchte sind durchtränkt und/oder fermentiert	Körner sind raffiniert und/oder verdrängt
Nahrungsmittel aus Soja werden lange fermentiert und in kleinen Mengen konsumiert	Nahrungsmittel aus Soja werden industriell verarbeitet und in großen Mengen konsumiert
Knochenbrühe	Glutamatunverträglichkeit, künstliche Aromen
Unraffinierte Süßstoffe	Raffinierte Süßstoffe
Milchsäuregegärtes Gemüse	Industriell verarbeitetes, pasteurisiertes und eingelegtes Gemüse
Milchsäuregegärte Getränke	Moderne Erfrischungsgetränke
Unraffiniertes Salz	Raffiniertes Salz
Natürliche, in Nahrungsmitteln vorkommende Vitamine	Einzeln verabreichte oder den Nahrungsmitteln hinzugefügte, synthetische Vitamine
Traditionelles Kochen	Mikrowelle, Bestrahlung
Ursprüngliche Samen, offene Bestäubung	Genetisch veränderte Hybrid-Samen

Tabelle 2: Von der Weston A. Price Foundation zur Verfügung gestellt.

Industriell verarbeitete Lebensmittel: Reich an Kalorien, arm an Nährstoffen

Es ist nicht verwunderlich, dass, Studien über die amerikanischen Essgewohnheiten entsprechend, viele Amerikaner in den vergangenen paar Jahrzehnten die gesunde und nahrhafte Hausmannskost für kalorienreiche, aber nährstoffarme Nahrungsmittel, darunter Limonaden und ungesunde Snacks, aufgegeben haben.

Was einst als gelegentliches Genussmittel galt, wurde zu einem regulären Bestandteil bei den Mahlzeiten vieler Amerikaner. Forscher stellten ein signifikantes Wachstum bei aus Pommes Frites, Pizza, frittierten Hähnchen und Hamburgern bestehenden Mahlzeiten fest.

In den vergangenen zwei Jahrzehnten vollzog sich dahingehend ein Wandel in der Ernährungsweise, als dass immer weniger Mahlzeiten zuhause zu sich genommen wurden, aber dafür immer mehr Fertiggerichte und Fast-Food, wie sie in den sich stetig vermehrenden Schnellrestaurants angeboten werden, konsumiert werden.

Von Dr. Alanna Moshegh durchgeführte Forschungsarbeiten des amerikanischen Landwirtschaftsministeriums beschäftigten sich mit den Veränderungen bei der Popularität von Lieblingsspeisen (und nicht so beliebten Speisen). Sie stellte Folgendes fest:

- ein großes Wachstum beim Konsum ungesunder Nahrungsmittel, wie Hamburgern, Pizza und Schokolade
- Der tägliche Konsum von zuckerhaltiger Limonade bei Kindern stieg in den 20 Jahren nach 1970 von 31 auf 46%.
- eine Verdrängung von gesunden Lebensmitteln, wie fettarmer Milch, Früchten und Gemüse, durch nährstoffarme Nahrung

Die letzten drei Jahrzehnte brachten Veränderungen in unserem Lebensstil mit sich, nämlich eine gesteigerte Verfügbarkeit von Fast-Food-Restaurants und ein Überangebot an industriell verarbeiteten Fertiggerichten in Supermärkten, was wiederum dazu führte, dass sich ungesunde Ernährungsweisen seuchenartig ausbreiteten. Denken Sie einfach mal über die folgenden Informationen über industriell verarbeitete Nahrungsmittel nach, die viel dazu beitragen können, Ihnen den scheinbar unersättlichen Appetit nach diesen Lebensmitteln und seinen möglichen Folgen zu erklären:

Industriell verarbeitete Nahrungsmittel machen süchtig

Industriell verarbeitete Nahrungsmittel sind Nahrungsmittel, deren natürliche Form verändert wurde, oder deren Komponenten hochkonzentriert sind. Diese Nahrungsmittel zu verändern oder zu modifizieren, ändert auch die Art, wie sie in unserem Körper verdaut und genutzt werden. Dopamin ist ein Neurotransmitter in Ihrem Gehirn, der bei hochkonzentrierten oder industriell verarbeiteten Nahrungsmitteln ausgeschüttet wird, was einem ein angenehmes Gefühl verschafft. Dadurch, dass diese Lebensmittel Ihnen ein Wohlgefühl und die Illusion besser zu schmecken vermitteln, kommt es zu einem Verlangen und einer Sucht nach ihnen.

Industriell verarbeitete Nahrungsmittel verursachen mit einer höheren Wahrscheinlichkeit Übergewicht

Bestimmte Zusätze in industriell verarbeiteten Nahrungsmitteln wurden mit Gewichtszunahme und Übergewicht in Verbindung gebracht (z.B. Maissirup mit hohem Fruchtzuckergehalt, Zucker).

Industriell verarbeitete Nahrungsmittel können Ungleichgewichte im Verdauungssystem hervorrufen

Nützliche Bakterien können nicht gedeihen, wenn sie stetig mit schwer zu verdauenden Nahrungsmitteln bombardiert werden, was wiederum zu Verdauungsproblemen, Heißhunger und Krankheiten führen kann.

Industriell verarbeitete Nahrungsmittel wurden mit Depression, Gedächtnisverlust und Stimmungsschwankungen in Verbindung gebracht

Die in industriell verarbeiteten Nahrungsmitteln enthaltenen Fette und Öle sind ihres Nährwerts beraubt, und besitzen keine essentiellen Fettsäuren, die es ihrem Gehirn und ihrem Herzen ermöglichen, optimal zu funktionieren.

Industriell verarbeitete Nahrungsmittel haben oft irreführende Etiketten

Die Inhaltsstoffe auf den Etiketten industriell verarbeiteter Nahrungsmittel sind oft versteckt oder in irreführenden Bezeichnungen gefasst. Ein Beispiel hierfür wäre ein Etikett auf dem das Produkt als "zuckerfrei" beschrieben wird, aber dennoch Süßstoffe wie Agave enthalten sind, das dem Maissirup mit hohem Fruchtzuckergehalt sehr ähnlich ist. Sogar versierte Kunden können von diesen Etiketten in falscher Sicherheit gewogen werden.

Industriell verarbeitete Nahrungsmittel sind mit Krebs in Verbindung gebracht worden

Industriell verarbeitetes Fleisch, wie es in Hot Dogs und Wurstwaren vorkommt, wird mit Bauchspeicheldrüsen-, Darm- und Magenkrebs in Verbindung gebracht.

Industriell verarbeitete Nahrungsmittel werden mit Unfruchtbarkeit in Verbindung gebracht

Eine Ernährung, der es an Vitaminen und Mineralien mangelt, kann womöglich teilweise für viele Fälle von Unfruchtbarkeit verantwortlich sein. Die Unfruchtbarkeit in den USA ist am Zunehmen. Viele industriell verarbeitete Nahrungsmittel werden ihrer ursprünglich enthaltenen Nährstoffe beraubt.

Industriell verarbeitete Nahrungsmittel werden extra für eine lange Lagerung produziert

Dies bedeutet, dass den industriell verarbeiteten Nahrungsmittel Chemikalien und Zusätze hinzugefügt werden, damit diese nicht in den Supermarktregalen verderben. Diese Chemikalien und Konservierungsstoffe können Ihrer Gesundheit schaden.

Die wichtigsten ernährungsbedingten Überlegungen für heranwachsende Kinder

Teenager sind für ihre schlechten Essgewohnheiten berüchtigt, obwohl dies ein Zeitpunkt in ihrem Leben ist, an dem sie eine ausreichende Zufuhr an Nährstoffen, wie z.B. Eisen, Vitamin und Kalzium, für ihr Wachstum am nötigsten haben. Die Pubertät, die mit Wachstumsschüben einhergeht, setzt diesen Bevölkerungsteil speziell in unserer modernen Zivilisation, in der gesunde, nährstoffreiche Nahrung durch Fertiggerichte und Fast-Food ersetzt wurde, einem Nährstoffmangel aus. Die typischen Mahlzeiten heutiger Jugendlicher unterscheiden sich drastisch von den Nahrungsmitteln, welche die von Dr. Price und anderen Forschern untersuchten Jugendlichen zu sich nahmen.

Eisen

Eisenmangelanämie ist bei Jugendlichen aus verschiedenen Gründen üblich. Bei Jungen kommt es zu einem raschen Zuwachs an Magermasse für jedes Kilogramm, das sie an Gewicht zulegen. Wenn sie ausgewachsen sind, wird ihre Magermasse ungefähr doppelt so hoch sein wie die der Mädchen. Für Mädchen bedeutet die Gewichtszunahme und der Beginn der Monatsblutung, dass der Eisenbedarf viel höher ist als noch vor der Pubertät.

Durch die gesteigerte Muskelmasse und Blutgesamtmenge während des Wachstumsschubes wird mehr Eisen benötigt, um Hämoglobin zu produzieren, welches die Sauerstoffaufnahme des Bluts und den Anteil des Proteins Myoglobin in den Muskeln erhöht.

Deswegen sollten Jugendliche auf einen Eisenmangel hin untersucht werden. Nahrungsmittel, die einen hohen Eisengehalt haben, sollten deswegen empfohlen werden, darunter Fleisch, dunkelgrünes Gemüse, Bohnen und Fisch. Das Eisen, das über tierische Nahrungsquellen (Hämeisen) bezogen wird, wird viel besser absorbiert, aber die Zufuhr von Vitamin C und tierischen Proteinen (z.B. Fleisch und Fisch) kann die Absorption des Eisens von nichttierischen Nahrungsquellen, wie dunkelgrünem Gemüse, unterstützen. Teenager mit einem vegetarischen Lebensstil haben ein höheres Risiko einen Eisenmangel zu entwickeln, was mit dem erhöhten Risiko einer fortschreitenden Skoliose einhergeht.

Kalzium

Lassen Sie sich Folgendes durch den Kopf gehen:

- Der größte Zuwachs an Skelettgewicht geschieht während des jugendlichen Wachstumsschubs.
- Das Skelett verfügt über 99% der körpereigenen Kalziumspeicher.
- Ungefähr 45% der Skelettmasse Erwachsener wird in der Jugend gebildet (obwohl das Wachstum auch weiterhin weit bis in das dritte Lebensjahrzehnt hinein stattfindet).
- Der Körper kann kein Kalzium produzieren, so dass das Skelettwachstum einzig und allein von der Kalziumzufuhr abhängig ist.

Wenn Jugendliche rasch wachsen, dann nehmen sie im Durchschnitt nur 200-300 mg Kalzium pro Tag zu sich. Da Kalzium nur teilweise absorbiert werden kann (ungefähr 30%), ist es wichtig, dass die Ernährung eines Teenagers genug Kalzium enthält, um starke Knochen aufzubauen und Osteoporose in späteren Jahren vorzubeugen. Die empfohlene Kalziumzufuhr kann durch einen entsprechenden Konsum von Milchprodukten wie Milch, Käse und Joghurt erreicht werden.

Vitamin D und Phosphor spielen auch eine bedeutende Rolle beim Aufbau gesunder Knochen und werden ausführlicher in Kapitel 11 behandelt. Genauso stimulieren Sportübungen mit Belastung den Aufbau und Erhalt von Knochenmasse. Regelmäßiges Training von 30 bis 60 Minuten, an mehreren Tagen in der Woche, sollte hier empfohlen werden. Das Fördern von gesunden Ess- und Übungsgewohnheiten in frühen Jahren hilft dabei, diese gesundheitsfördernden Angewohnheiten auf Lebenszeit zu verankern, um ein gesundes Leben genießen zu können.

Essgewohnheiten: Warum sind regelmäßige Ernährungsmuster und Snacks so wichtig?

Die Grundlagen für die späteren Angewohnheiten werden in Kindheit und Jugend gelegt. Deshalb ist es so wichtig, während dieser Phase gesunde Essgewohnheiten zu lehren und zu fördern.

Teenager eignen sich oft schlechte Essgewohnheiten an und lassen häufig Mahlzeiten, speziell das Frühstück, aus. Studien haben ergeben, dass Kinder, die ein ausgewogenes, nährstoffreiches Frühstück zu sich nehmen, bessere schulische Leistungen erzielen und sich besser konzentrieren können, als ihre Schulkameraden, die kein Frühstück zu sich nehmen. Teenager, insbesondere Mädchen, sind außerdem dafür anfällig, aufgrund des Gruppenzwangs in einem ungesunden Ausmaß abzunehmen.

Während der Kindheit werden Snacks oft periodisch den Tag über angeboten, da Kinder große Mahlzeiten nicht im vollen Umfang zu sich nehmen können und zwischen den Mahlzeiten Hunger bekommen. Dasselbe kann man von schnell wachsenden Teenagern behaupten. Teenager sollten dazu ermutigt werden, sowohl in der Schule als auch zu Hause gesunde Snacks auszuwählen.

Der Energiebedarf eines heranwach- senden Kindes

Normalerweise sind Menschen ziemlich geschickt darin, ihren Energiebedarf durch die Steuerung des Appetits, die unbewusst geschieht, und die Zufuhr, die der bewussten Kontrolle unterliegt, zu decken. Die meisten Teenager können dieses Gleichgewicht einhalten und ihren Nährstoffbedarf decken. Trotzdem sind sie für eine ganze Reihe von äußeren Einflüssen anfällig, die einen negativen Einfluss auf ihren Appetit und ihre Ernährungsmuster haben.

Teenager sind sehr stressempfindlich, und obwohl Erwachsene diesen Stress nicht so ernst nehmen, ist er dennoch sehr real für den Teenager, der ihn erfährt. Insbesondere sind sie sehr empfindlich bei Angelegenheiten des körperlichen Erscheinungsbildes. Teenager, die ein schlechtes Bild von ihrem Körper haben, könnten als Antwort auf emotionalen Stress weniger (Diät machen oder hungern, was zu nervöser Magersucht oder anderen Essstörungen führen kann) oder zu viel essen, was wiederum zu Übergewicht führen kann. Übergewicht ist ein stetig wachsendes Problem und kann oft noch bis ins Erwachsenenalter hinein beibehalten werden.

Das Erkennen eines schädlichen Ernährungsmusters ist wichtig, und Teenager die entweder untergewichtig oder übergewichtig sind, sollten entsprechende Hilfe von ihren Eltern, ihrem Arzt oder anderen Experten auf diesem Gebiet erhalten. Das Problem zu ignorieren dürfte es nur schlimmer machen und könnte zu noch größeren Gesundheitsbeschwerden im Erwachsenenalter führen.

Landesweite Umfragen machen weiterhin deutlich, dass ein Mangel an Angaben der empfohlenen Tagesmenge bei unserer Ernährung und ein gesteigerter Konsum von zuckerhaltigen Lebensmitteln die führenden Ursachen für Degenerationskrankheiten sind. Die Forschung stellte fest, dass diese Zivilisationskrankheiten bei den Aborigines fast nicht vorhanden sind. Unter diesen Krankheiten befinden sich Erkrankungen der Herzkranzgefäße, Bluthochdruck, Bandscheibenvorfälle, Osteoarthritis, Blinddarmentzündungen,

Gallensteine, Diabetes, Übergewicht, Schlaganfälle, Hämorrhoiden, Karies, alle Krebsarten und sogar Skoliose.

Tatsächlich schickte Dr. Price sogar zivilisierte Eskimos und Indios, die an Tuberkulose erkrankten, einer tödlichen und von der modernen Medizin nicht behandelbaren Erkrankung, zurück zu ihren unzivilisierten Bedingungen und Ernährungsweisen und fand heraus, dass sich die Mehrheit von ihnen erholte!

Als Dr. Price die einheimischen Ernährungsweisen untersuchte, stellte er einige Gemeinsamkeiten bei den Nahrungsmitteln fest, die diese bei bester Gesundheit hielten.

Darunter:

- Die Nahrungsmittel waren natürlich, nicht verarbeitet und organisch (und sie enthielten kein Zucker, ausgenommen der kleinen Mengen, die in Honig oder Ahornsirup vorkommen).
- Die Menschen aßen Nahrungsmittel, die in ihrer heimischen Umgebung wuchsen. Mit anderen Worten, sie aßen saisonale Nahrungsmittel aus der Region.
- Viele der Kulturen aßen unpasteurisierte Milchprodukte, und alle von ihnen nahmen fermentierte Nahrungsmittel wie Natto, Kimchi oder Kefir zu sich.
- Die Menschen nahmen einen Großteil ihrer Nahrung roh zu sich.
- Alle Kulturen aßen tierische Produkte, darunter tierisches Fett und oft auch Vollfettbutter sowie Innereien.
- Die Ernährung der Eingeborenen verfügte außerdem über mehr Omega-3-Fettsäuren sowie über weit weniger Omega-6-Fettsäuren. Eine Ernährung, die zu wenig Omega-3- aber zu viel Omega-6-Fettsäuren aus Pflanzenölen (die in so großem Maße konsumiert werden) beinhaltet, ist eine vorprogrammierte Katastrophe.

Belastung durch Pflanzenvernichtungsmittel, Pestizide und Medikamente

Darüber hinaus wurde bei Studien von Tieren festgestellt, dass Skoliose auf eine Belastung durch Medikamente, Pestizide und Pflanzenvernichtungsmittel zurückgeführt werden kann. Dadurch liegt die Vermutung nahe, dass solche eine Belastung auch die führende Ursache bei der Skoliose von Menschen sein könnte; eine Vermutung, die sehr wohl noch durch wissenschaftliche Forschung bestätigt werden muss.

Bis jetzt führten Tierstudien über Skoliose, Medikamente, Pflanzenvernichtungsmittel und Pestizide zu der Schlussfolgerung, dass:

- Das Pestizid Chlordecon erwiesenermaßen Skoliose bei Fischen verursacht.
- Eine Belastung mit Pestiziden Rückgratverkrümmungen bei Kaulquappen verursachen kann.
- Das Pflanzenvernichtungsmittel Diquatdibromid Skoliose und andere Fehlbildungen bei Entenembryonen verursachen kann.
- Hohe Dosierungen von Ibutilide, einem Medikament gegen Herzrhythmusstörungen, bei Rattenpopulationen Skoliose verursachen kann.

Aber wie vermeidet man all diese Gefahren?

Es ist eine persönliche Entscheidung, Naturkost den industriell verarbeiteten Nahrungsmitteln vorzuziehen, und wenn Sie durch den Supermarkt schlendern, werden Sie feststellen, dass viele von Ihnen neuerdings Naturkostabteilungen haben. Viele Beweise sprechen heute dafür, dass die alltägliche Belastung durch Chemikalien ein Gesundheitsrisiko darstellt. Dies gilt besonders für Kinder, deren Organe und Rückgrat sich ja noch entwickeln und ein ganzes Leben funktionieren müssen. Wegen ihrer kleineren Körper, ihres schnelleren Stoffwechsels und ihrer weniger ausgewogenen Ernährung, sind Säuglinge und Kinder anfälliger für Erkrankungen und Fehlbildungen. Dadurch, dass sie die toxische Belastung verringert, können Naturkostprodukte uns dabei helfen, gesunde und starke Kinder groß zu ziehen.

ScolioLife™

Was ist falsch an politisch korrekter Ernährung?

Für Fachfremde, "politisch korrekte" Ernährung basiert nicht auf soliden, wissenschaftlichen Beweisen. Ganz im Gegenteil, sie gibt die folgenden haarsträubenden Ratschläge:

Mythos: "Vermeiden Sie gesättigte Fette."

Gesättigte Fette erfüllen viele wichtige Funktionen in unserem Körper. Sie sorgen für die Unversehrtheit der Zellwände, fördern die Nutzung von essentiellen Fettsäuren im Körper, stärken das Immunsystem, schützen die Leber und steuern ihren Anteil für starke Knochen bei. Lunge und Nieren können ohne gesättigte Fette nicht funktionieren. Gesättigte Fette verursachen auch keine Herzerkrankungen. Im Gegenteil, gesättigte Fette sind der bevorzugte Nahrungsbestandteil für das Herz. Weil Ihr Körper gesättigte Fette benötigt, stellt er sie aus Kohlenhydraten und überschüssigem Eiweiß selber her, wenn sie nicht ausreichend in der Ernährung vorhanden sind.

Mythos: "Schränken Sie das Cholesterin ein."

Das Cholesterin in unserer Ernährung unterstützt die Stärke der Darmwand und hilft Säuglingen und Kindern dabei, ein gesundes Gehirn und Nervensystem zu entwickeln. Nahrungsmittel, die Cholesterin enthalten, stellen auch viele andere wichtige Nährstoffe zur Verfügung. Einzig und allein oxidiertes Cholesterin, das in hartgekochten Eiern und Milch- sowie Eipulver gefunden werden kann, trägt zu Herzerkrankungen bei.

Mythos: "Vermeiden Sie rotes Fleisch."

Rotes Fleisch ist eine reichhaltige Quelle an Nährstoffen, die Herz und Nervensystem schützen; darunter vertreten sind die Vitamine B12 und B6, Zink, Phosphor, Carnitin und Ubichinon-10.

Mythos: "Reduzieren Sie die Eier."

Eier sind das perfekte Nahrungsmittel der Natur und enthalten hervorragendes Eiweiß, eine Bandbreite an Vitaminen und wichtige Fettsäuren, die zur Gesundheit von Gehirn und

Nervensystem beitragen. Die Amerikaner hätten weniger Herzerkrankungen, wenn sie mehr Eier essen würden. Ersatzstoffe für Eier verursachen einen schnellen Tod bei Versuchstieren.

Mythos: "Essen Sie mageres Fleisch und trinken Sie fettarme Milch."

Magerem Fleisch und fettarmer Milch mangelt es an fettlöslichen Vitaminen, die benötigt werden, um die in Milch und Fleisch enthaltenen Proteine und Mineralien aufzunehmen. Der Verzehr von fettarmen Nahrungsmitteln kann zu einer Erschöpfung der Vitamin A- und Vitamin D-Reserven führen.

Mythos: "Essen Sie 6-11 Portionen Getreide pro Tag."

Die meisten Getreideprodukte werden aus Weißmehl hergestellt, der über keine Nährstoffe verfügt. Die Zusätze im Weißmehl können Vitaminmangel verursachen. Vollkornprodukte hingegen können Mineralmangel und Darmprobleme auslösen, wenn sie nicht richtig zubereitet werden.

Mythos: "Halten Sie sich mit dem Salz zurück."

Salz ist entscheidend bei der Verdauung und bei der Aufnahme. Außerdem wird Salz für die Entwicklung und das Funktionieren des Nervensystems benötigt.

Mythos: "Begrenzen Sie die Fettzufuhr auf 30 Prozent der Kalorien."

Ein dreißigprozentiger Fettanteil bei der Gesamtkalorienzufuhr ist für die meisten Menschen viel zu wenig und führt zu einem niedrigen Blutzucker und zur Erschöpfung. Die althergebrachten Ernährungsweisen verfügen über einen Fettanteil von 30 bis 80 Prozent der Gesamtkalorienzufuhr, der hauptsächlich tierischen Ursprungs ist.

Das Fazit ist, dass nicht alle Fette schlecht sind, und manche sogar essentiell für die Gesundheit sind. Abhängig von Ihrem Metabolic Type® können Sie herausfinden, wie viel Fett exakt für

Sie gut ist, und in welchem Verhältnis Sie es mit Proteinen und Kohlenhydraten ausbalancieren müssen.

Die Ernährung ihrer Vorfahren annehmen

Wenn wir die Ernährungsweisen der Menschen vergangener Jahrhunderte anschauen, dann ist sofort ersichtlich, dass sich die Nahrungsmittel, die wir heutzutage konsumieren, sehr von dem unterscheiden, was unsere Vorfahren aßen. Unsere Ernährungsweise hat sich in einem solchen Ausmaß verändert, dass unser Körper die Nahrungsmittel, die wir essen, kaum erkennen kann, was wiederum ein Hauptgrund dafür ist, dass wir heutzutage für so viele Degenerationskrankheiten anfällig sind.

Nehmen Sie Diabetes als Beispiel, die Seuche unserer Zeit. Altertümliche Ernährungsweisen erhielt sehr wenig Zucker und raffinierte Stärke, während unsere moderne Ernährung geradezu überschwemmt davon ist. Unsere Körper antworten anormal auf diese fremden Chemikalien, indem sie Entzündungen, Übergewicht und Diabetes (was für die meisten Menschen in Wirklichkeit nur ein Nebeneffekt des Übergewichts ist) verursachen.

Viele der heutigen chronischen Erkrankungen können auf einen Konsum von Nahrungsmitteln zurückgeführt werden, der unseren Genen fremd sind. Daher sollten wir sinnvollerweise versuchen, unsere Ernährungsweise soweit zu verändern, so dass sie klar jene Ernährungsweise wiederspiegelt, für die wir genetisch programmiert wurden, und die uns den größten Nutzen bringt. Dieser Ansatzpunkt des Metabolic Typing® wurde schon ziemlich zu Anfang des Buches behandelt und ist ein wichtiger Schritt, um das Fortschreiten der Skoliose aufzuhalten.

Persönliche Erfahrungsberichte: Ein Sportler, der mit Skoliose lebt

„Ich hatte schon seit ich denken kann Schmerzen im unteren Rückenbereich. Es war ein Schmerz, der nach körperlichen Tätigkeiten, wie Hausarbeiten, Sport, usw., auftrat. Und bei seltenen Gelegenheiten trat er sogar auf, ohne dass ich vorher etwas getan hatte. Ungefähr im Oktober 2007 bemerkte ich, dass nicht nur mein unterer Rückenbereich nach körperlicher Betätigung schmerzte, sondern auch mein mittlerer Rückenbereich. Später, im Januar 2008, hatte sich der Schmerz, der sich nach körperlicher Betätigung einstellte, weiter verschlimmert. Es wurde wirklich schmerzvoll. Danach ging es meinem Rücken immer schlechter. Ich blieb weiterhin aktiv, aber dies war nur schwer zu bewerkstelligen. Mein mittlerer Rückenbereich machte mir immer zu schaffen, wenn ich mich zum Lernen, zum Fernsehen oder sogar zum Mittagessen hinsetzte. Schließlich gelangte ich an den Punkt, an dem ich Schmerzmittel nahm, um nachts überhaupt noch schlafen zu können. Mein Rücken tat die ganze Zeit weh. Mitte Februar erkannte ich, dass die Schmerzen nicht von alleine weggehen würden, dass ich etwas schwerwiegenderes haben musste, weshalb ich mich aufraffte und einen Termin bei Dr. Lau vereinbarte. Er ließ Röntgenaufnahmen von mir anfertigen. Beim nächsten Termin zeigte mir Dr. Lau die Röntgenaufnahmen, und es war offensichtlich, dass mein Rückgrat schief war. Ich bin ein junger, fitter, gesunder, aktiver Mensch, und ich ziehe mir sehr selten Verletzungen zu, sodass ich mich daher eigentlich immer für unbesiegbar gehalten habe. Als ich jedoch gesehen habe, in welchem Zustand mein Rückgrat war, da hat mich die Realität eingeholt. Ich habe eigentlich immer sehr auf meinen Körper geachtet, weshalb ich sehr enttäuscht von mir war, dies mit meinem Körper geschehen zu lassen. Ich wünschte, ich hätte schon früher etwas gegen die Schmerzen unternommen, weil es dadurch vielleicht nicht so schlimm gekommen wäre.

Während meiner dreimonatigen Kurse, die den Schmerz lindern sollten, führte Dr. Lau eine Befragung mit mir durch, um zu sehen, welcher MetabolicType® ich bin. Ich bin der Typus, der schnell Eiweiß oxidiert. Er machte mich mit einer neuen Ernährungsweise vertraut, die aus wesentlich mehr Eiweiß und Fett bestand, als ich normalerweise zu mir nahm. Diese Maßnahme erschien mir sehr fragwürdig, da ich das Fett in dem Ernährungsplan fürchtete. Aber ich gab dem Ganzen eine Chance. In den ersten zwei bis drei Wochen fühlte ich ein wenig träge und launisch. Das einzig Gute während dieser Phase war die Tatsache, dass ich zwischen den Mahlzeiten keinen Hunger mehr verspürte und somit weniger Snacks zu mir nahm. Als ich den Ernährungsplan schließlich vier Wochen befolgt hatte, begann ich wirklich die Vorteile zu spüren. Mein Energielevel schoss nach oben, ich konnte nun die Nächte durchschlafen, ich habe kein Heißhunger auf Schokolade oder Käsekuchen mehr, ich fühle mich großartig und habe sogar 3 kg verloren, ohne mich wirklich anzustrengen."

Dinge, die ich gelernt habe:

- Chiropraktiker sind nicht furchteinflößend, und es tut nicht weh.
- Rückenschmerzen sind NICHT normal.
- Manche Fette sind nicht schlecht.
- Bei manchen Dingen sollte man nicht den harten Mann markieren.
- Ich hätte das Problem viel früher angehen sollen.

— *Isla W. (24 Jahre)*

Teil 2

Ein Ernährungsprogramm für Gesundheit und Skoliose

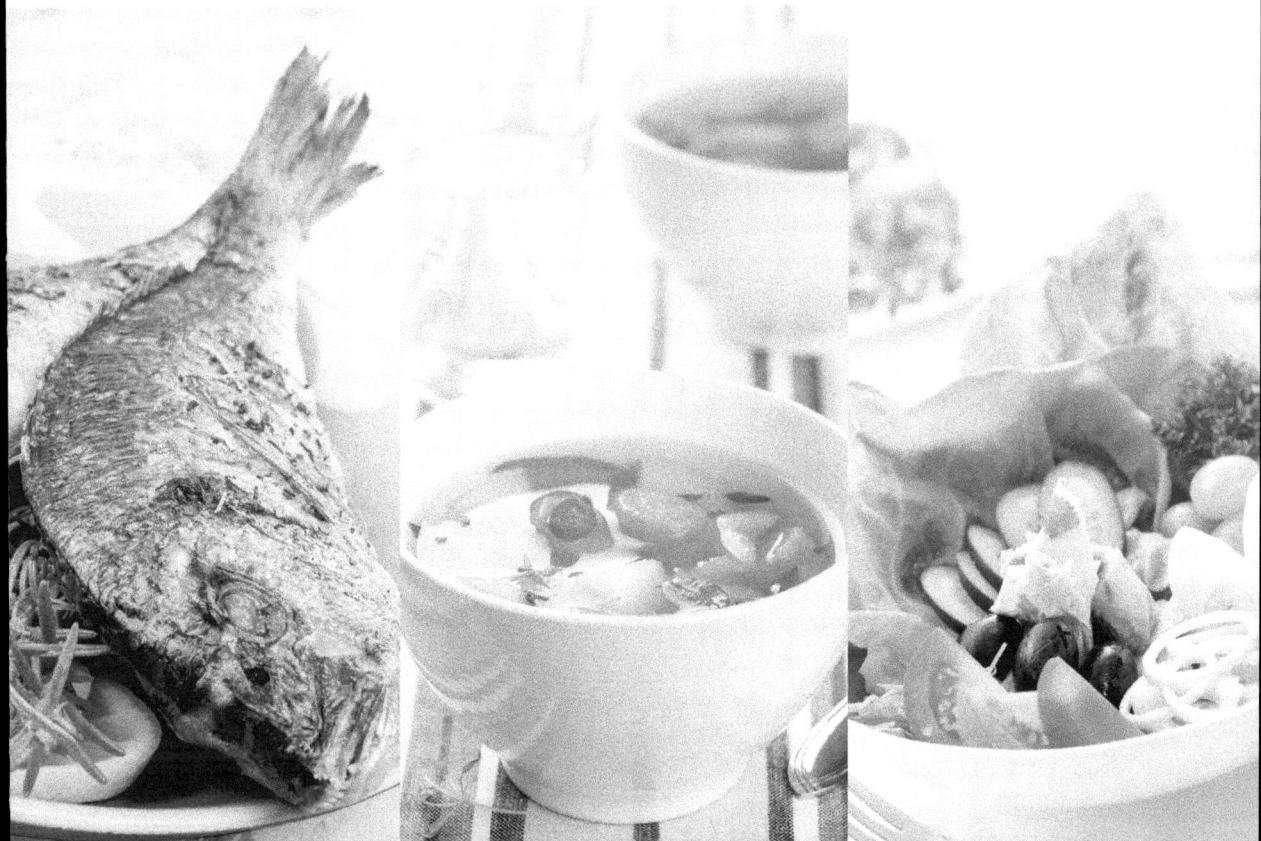

KAPITEL 6

In welchem Zusammenhang stehen Ernährung und Skoliose?

> *Man lebt nicht, um zu essen, sondern man isst, um zu leben.*
>
> — **Moliere**

An dieser Stelle würde ich gerne eine bedeutende Bemerkung machen. Wenn das Pflaster (es symbolisiert eine Notlösung) für Zahnkaries das Zähneputzen und die Benutzung von Zahnseide wäre, dann wäre die Korsettierung das Pflaster für die Skoliose.

Zahnfüllungen und Wurzelbehandlungen haben hier genau dieselbe Bedeutung wie chirurgische Eingriffe bei Skoliose, und dies wird nirgendwo eindeutiger dargestellt, als in Dr. Prices Forschungsarbeit. Dr. Price berichtet in seinem Standardwerk Nutrition and Physical Degeneration (dt. etwa Ernährung und körperlicher Abbau), dass Eingeborenenstämme, die sich von ihren althergebrachten Nahrungsmitteln ernährten, fast immer perfekte Zähne hatten und zu 100 Prozent frei von Zahnkaries waren. Außerdem litten sie fast überhaupt nicht an chronischen Erkrankungen des Herzens, der Lunge, der Nieren, der Leber, der Gelenke und der Haut. Dies alles ohne den Vorteil von Zahnbürsten, Zahnseide, Zahnpasta, Zahnfüllungen und Wurzelbehandlungen, was eine außergewöhnliche Leistung für diese Zeit war, und heute sogar ein Wunder wäre!

Wie auch immer, raten Sie, was passierte, als diese Stammesmenschen schrittweise an Zucker und Weißmehl herangeführt wurden. Dr. Price probierte es aus, und ihre Gesundheit und perfekten Zähne verschlechterten sich dramatisch!

Somit sind Zähneputzen und die Benutzung von Zahnseide — das Mantra der Zahnheilkunde für gesunde Zähne — zwar wichtig, können aber nicht als ein solch ausschlaggebender Faktor gelten, wie die Nahrungsmittel, die Sie zu sich nehmen. Das grundlegende Problem ist die Ernährung. Die von Dr. Price aufgespürten und erforschten Eingeborenen waren nicht frei von Karies, entzündetem Zahnfleisch und Degenerationskrankheiten, weil sie über bessere Zahnbürsten verfügten! Sie aßen nur die Nahrungsmittel, welche die Natur für sie vorgesehen hatte.

Zehn ernährungstechnische Grundsätze für eine bessere Gesundheit und eine gesunde Wirbelsäule

Die Korsettierung und chirurgischen Eingriffe, welche an früherer Stelle dieses Buches erwähnt wurden, sind zwar bis zu einem gewissen Grad hilfreich, sind aber eigentlich, worüber Sie sich im Klaren sein müssen, nichts als Notlösungen, wie etwa ein Pflaster. Für eine wirkliche und andauernde Gesundheit müssen Sie wirklich mit den Grundlagen anfangen und ihre Ernährung von Grund auf umstellen. Die folgenden Kapitel werden diese Grundprinzipien ausführlicher behandeln.

Grundsatz 1: Essen Sie Ihren Vorfahren entsprechend, oder die Nahrung, auf die sich Ihr Körper, Ihr Metabolic Type®, spezialisiert hat.

Grundsatz 2: Essen Sie eine ganze Bandbreite an frischer Vollwertkost, und essen Sie sie, bevor sie verdirbt.

Grundsatz 3: Essen Sie nährstoffreiche Nahrung, bei der sich jeder Bissen lohnt. Vermeiden sie industriell verarbeitete Nahrungsmittel, die mit Zucker, Wasser, Mehl, Stärke, künstlichen Farbstoffen und Geschmacksverstärkern vollgestopft sind, vollständig.

Grundsatz 4: Essen Sie eine Auswahl an vorzugsweise biologisch angebautem Obst und Gemüse, und bereiten Sie es als Salat, Suppe oder leicht gegart zu.

Grundsatz 5: Trinken Sie hauptsächlich gefiltertes Wasser oder Quellwasser. Schränken Sie Limonaden und industriell verarbeitete Fruchtsäfte ein, da sie einen hohen Zuckergehalt haben.

Grundsatz 6: Essen Sie traditionell fermentierte Nahrungsmittel, um eine natürliche Quelle nützlicher Bakterien zu haben und so die Verdauung zu optimieren.

Grundsatz 7: Bereiten Sie hausgemachte Fleischbrühen aus den Knochen und Gelenken von Hühnern, Rindern, Lämmern oder Fischen zu, und verwenden Sie diese großzügig in Suppen und Soßen.

Grundsatz 8: Verwenden Sie Vollkorn und Nüsse, die durch Durchtränkung, Aussprossung oder Säuerung vorbereitet wurden, um Phytinsäure und andere schädliche Stoffe zu neutralisieren. Reduzieren oder vermeiden Sie raffinierte Kohlenhydrate und Zucker, und schränken Sie ihren Konsum aller verarbeiteten Kohlenhydraten, die üblicherweise in industriell verarbeiteten Lebensmitteln gefunden werden können, ein.

Grundsatz 9: Konsumieren Sie nur gesunde Fette und Öle, darunter kaltgepresstes Olivenöl, Butter, Leinsamenöl, und Fette pflanzlichen Ursprungs, wie in Nüssen, Samen, Avocados, und Kokosnüssen. Tierische Fette von natürlich gezüchteten Nutztieren sind auch eine exzellente Quelle gesunder Fette.

Grundsatz 10: Minimieren Sie Ihren Konsum von stark raffinierten, pflanzlichen Speiseölen. Vermeiden Sie alle Nahrungsmittel, die teilweise gehärtete Pflanzenöle und Transfette enthalten.

Forschung über Ernährung und Skoliose

Ob Sie es glauben oder nicht, bei einer Vielzahl von Tieren wurde Skoliose durch ernährungstechnische Mängel oder Ungleichgewichte hervorgerufen. Wie vorhin schon erwähnt, verfügen viele dieser ernährungstechnischen Ungleichgewichte, die mit der Skoliose bei Tieren in Verbindung gebracht werden konnten, wie Mängel an Mangan, Vitamin B6 und Kupfer, sehr wohl auch über das Potential, Osteoporose bei Menschen zu verursachen.

Frühere Forschungsarbeiten zeigen, dass es einen starken Zusammenhang zwischen Skoliose und Osteoporose gibt. Dies wirft die Frage auf, ob ernährungstechnische Defizite und Nahrung auch eine Rolle bei der Entstehung von Skoliose beim Menschen spielen.

Die Antwort darauf lautet höchstwahrscheinlich ja.

Hier sind ein paar Studien über ernährungstechnische Ungleichgewichte und Anomalien aufgeführt, von denen bekannt ist, dass Sie Skoliose bei Mensch und Tier verursachen:

- Bei Hühnern, die für Skoliose anfällig waren, erhöhte sich das Ausmaß der Skoliose, als man den Tieren vermehrt Kupfer in ihrem Futter verabreichte. Wiederum später wurde bei einer klinischen Studie mit Menschen herausgefunden, dass Mädchen im Teenageralter, die unter Skoliose litten, über eine erhöhte Konzentration von Kupfer in ihren Haaren verfügten. Dies führte die Autoren dieser Studie zu der Schlussfolgerung, dass Kupfer eine Rolle bei idiopathischer Skoliose spielen könnte.[47]
- Ähnlich kam es bei Hühnern in einer anderen Studie zu einem vermehrten Auftreten von Skoliose, das durch einen Mangel an Vitamin B6, Mangan und Kupfer verursacht wurde.[48]
- Regenbogenforellen, denen Futter ohne ausreichend Ascorbinsäure verabreicht wurde, entwickelten Skoliose.[49]
- Katzenfische, die Futter ohne ausreichend Vitamin C verabreicht bekamen, entwickelten Fehlbildungen der Knochen.[50]

- Ratten, die über ihr Futter nicht genügend Vitamin E aufnahmen, entwickelten Kyphoskoliose.[51]
- Lachse, denen Futter ohne ausreichend Vitamin C verabreicht wurde, entwickelten Skoliose.[52]
- Forellen, die über ihr Futter überschüssig viel Leucin (eine Aminosäure) aufnahmen, entwickelten Skoliose.[53]
- In einer Skoliose-Studie mit Menschen zeigte sich, dass die Kalziumkonzentration in den Muskeln unter idiopathischer Skoliose Leidender höher war als bei denjenigen mit anderen Formen der Skoliose oder bei der Kontrollgruppe. Die Autoren nehmen an, dass ein kalziumbezogener, neuromuskulärer Defekt ein bedeutender Faktor bei der Entstehung von idiopathischer Skoliose sein könnte.
- Forscher aus Hong Kong fanden heraus, dass „eine unzureichende Kalziumzufuhr und körperliche Aktivitäten mit Gewichtsbelastung deutlich mit geringer Knochendichte bei jugendlicher, idiopathischer Skoliose von peripubertären Mädchen in Zusammenhang stehen. Die Wichtigkeit der Vorbeugung von allgemeiner Osteopenie bei der Kontrolle von jugendlicher, idiopathischer Skoliose während der peripubertären Phase rechtfertigt weitere Forschung."[54]
- Andere Forschungsansätze konzentrierten sich auf die Bedeutung der Anzahl von Nährstoffen bei der Entwicklung von Skoliose beim Menschen, darunter Vitamin C, Vitamin K, Carnitin, Ubichinon 10, Glucosamine, Magnesium und Kieselerde.[55]

Dr. Paul Harrington, ein orthopädischer Chirurg von Weltformat, nimmt an, dass ein Nähstoffmangel und die damit einhergehenden hormonellen Einflüsse während der empfindlichen Wachstumsphase junger Mädchen den Prozess der Skoliose in Gang setzen könnten. Harrington behauptet, dass „eine ausgewogene Zufuhr von Proteinen und Vitamin C essentiell sei, um das normale Kollagen zu unterstützen."

Patienten mit idiopathischer Skoliose haben üblicherweise einen Manganmangel, der im Zusammenspiel mit einem niedrigen Hyaluronsäure-Spiegel zur Entwicklung verlängerter Oberkörper führen kann.

Geringe Defizite bei Mangan, Zink, Kupfer und Pyridoxin beeinflussen erwiesenermaßen die Ausbildung sowie den Schweregrad der idiopathischen Skoliose. Die meisten Vorfälle von idiopathischer Skoliose treten während der Wachstumsphase auf, in der es auch einen gesteigerten Bedarf an Mangan, Zink, Kupfer und Pyridoxin gibt. Mangan ist sehr bedeutend für den normalen Proteoglykanstoffwechsel. Zinkmangel im Gewebe führt zur fehlerhaften Bildung von Kollagen.

Daher ist es nicht weiter verwunderlich, dass eine neue, von Forschern aus Washington D.C. durchgeführte Studie, die zum Teil auf einer Übersicht all jener Studien basiert, bei denen die Ernährung eine wichtige Rolle bei dieser Erkrankung zu spielen schien, zu dem Schluss kam, dass die Ernährungsweise als ein bedeutender Faktor bei der Entstehung von Skoliose angesehen werden kann. Am Ende der Studie stellten die Autoren fest, dass „es es Beweise dafür gibt, dass eine unzureichende Ernährung eine Rolle bei der Ätiologie von idiopathischer Skoliose spielen könnte. Diese Möglichkeit sollte weiterhin bei Menschen untersucht werden."[56]

Die Forschung hat zweifellos bewiesen, dass Skoliose die Folge von verschiedenen ernährungstechnischen Ungleichgewichten sein kann. Warum haben die Wissenschaftler dann noch nicht eine Zauberformel entwickelt, mit der man Skoliose heilen kann? Das Beste, was sie ausrichten können, ist, in einem schwachen Versuch verschiedene Nahrungsergänzungsmittel herzustellen, um die in der Ernährung vorhandenen Defizite vieler Menschen auszugleichen.

Die von Dr. Price studierten Naturvölker brauchten keine Nahrungsergänzungsmittel, da ihre Ernährung ihren Körper mit all den Stoffen versorgte, um nicht nur eine Skoliose, sondern auch eine ganze Reihe weiterer Erkrankungen, die unsere moderne Gesellschaft plagen, nicht auftreten zu lassen. Ihre Ernährung enthielt reichlich Nährstoffe, die ihrem Wachstum und ihrer Entwicklung dienlich waren, und ihr Konsum von kultivierter Nahrung förderte das Wachstum natürlicher und nützlicher Darmbakterien, was vielen Problemen vorbeugt, unter denen moderne Menschen leiden.

Ihre Gesundheit ist wie ein Baum

Das fehlende Puzzlestück all dieser Forschung ist der Fakt, dass man der Skoliose ein wenig mehr entgegenbringen muss, als nur nährstoffreiche Nahrung zu sich zu nehmen, die Ihrem genetischen Typ entspricht. Es gehört auch noch die richtige Verdauung jedweder Nahrung, die Sie zu sich nehmen, dazu, um keine Ernährungsdefizite zu verursachen, wie sie detailliert von Dr. Price behandelt werden. Eine gute Darmflora macht 85 Prozent unseres Schutzes gegen Erkrankungen aus. Diese zwei Dinge – gute Nahrung und eine gesunde Verdauung – gehen Hand in Hand.

Lassen Sie mich mit der Erklärung beginnen, indem ich einen Baum als Analogie verwende. Stellen Sie sich ihre Wirbelsäule als Baumstamm, und ihren Verdauungsapparat als Wurzelsystem vor. Wir alle wissen, dass ein Baum die richtigen Nährstoffe im Erdboden, ausreichend Sonnenlicht, sauberes Wasser und Luft braucht, um robust und gesund zu wachsen.

Genauso braucht eine heranwachsende Person die passenden Nährstoffe aus der Nahrung, ausreichend Sonnenlicht und andere Faktoren, damit ihre Wirbelsäule stabil und gesund wachsen kann. Aber die meisten Menschen lassen vollkommen außer Acht, dass selbst wenn ein Baum über alle Nährstoffe und Faktoren verfügt, um gesund zu sein, seine Fähigkeit, normal zu wachsen, gestört sein kann, wenn die Wurzeln beschädigt sind. Deshalb krümmt sich Ihr Rückgrat, und Ihre Gesundheit ist affiziert, wenn Ihre Fähigkeit Nahrung zu verdauen und aufzunehmen beeinträchtigt ist. Nicht nur die Dinge, die Sie essen, beeinflussen Ihre Gesundheit, sondern auch wie Sie sie verdauen.

Ich erkläre meinen Patienten oft, dass es zwei Phasen der Heilung gibt: ihrem Metabolic Type® entsprechend essen und richtig verdauen. Was ich bei meinen Skoliosepatienten festgestellt habe, ist, dass sie generell dazu neigen, sehr dünn zu sein, aber dennoch alles Mögliche essen können, ohne zuzunehmen. Diese Menschen müssen von Innen heraus aufgebaut werden, da ihre Körper nicht effizient bei der Verdauung und Nahrungsaufnahme sind. Der Fortschritt, den ich bei ihnen verzeichnen kann, ist gelinde gesagt bemerkenswert, obwohl die Ernährungsanpassung nur einige wenige Monate brauchte, um jedwedes Verdauungsproblem zu beseitigen.

Ich verwende das Wort "Anpassung", da das, was ich empfehle, nicht sonderlich radikal ist. Ich empfehle praktische Alltagslösungen, nur dass sie auf die individuellen Bedürfnisse für ein optimales Wachstum der Wirbelsäule abgestimmt sind. Außerdem verbessert die richtige Ernährung die Stimmung und fördert ein generelles Wohlgefühl.

Gute Verdauung ist eine Voraussetzung für ein gesundes Rückgrat

Alternative Mediziner wussten es schon immer, aber Wissenschaftler haben gerade erst damit begonnen, die Beweise zusammenzutragen, die zeigen, dass die Gesundheit der Knochen mit der Gesundheit des Verdauungstrakts in Zusammenhang steht.

Eine Abhandlung von Dr. med. Gerard Karsenty, Vorsitzender des Fachbereichs Genetik und Entwicklung für Ärzte und Chirurgen an der Universität von Columbia, berichtet, dass fast 95% des

Serotonins, ein Neurotransmitter, der die Knochenbildung steuern kann, im Verdauungstrakt produziert wird, und nur ungefähr 5% im Gehirn. Bis jetzt wurde angenommen, das Skelett steuere das Knochenwachstum, und Serotonin war hauptsächlich als Neurotransmitter bekannt, der im Gehirn funktioniert.[57]

Wie auch immer, der Zusammenhang zwischen Knochenbildung und Serotonin — das Glückshormon, das durch seine Aktivität im Gehirn Depressionen lindern kann — ist eine entgegengesetzte: je weniger Serotonin im Verdauungstrakt, desto dichter und stärker ist unsere Knochenstruktur. Die Umkehrung ist genauso möglich: je höher der Serotoninspiegel, desto brüchiger die Knochen. In extremen Fällen kann dies zu Fehlbildungen der Knochen wie Osteoporose oder Skoliose führen. Könnte eine schlechte Verdauung und ein Mangel an nützlichen Bakterien die Ursache dafür sein, dass weniger Serotonin im Körper aufgenommen wird? Dies scheint sehr wahrscheinlich.

„Diese Abhandlung mit Grundsatzbeweisen zeigt zu unser aller Erstaunen, dass die Knochenbildung in einem bedeutenden Ausmaß vom Verdauungstrakt reguliert wird!" bemerkte Dr. Karsenty.

Das alles, während die Wissenschaft langsam die Philosophie der Naturmedizin berücksichtigt, dass es definitiv eine Verbindung zwischen Ernährung, Darmgesundheit und Skelettentwicklung gibt.

Denken Sie daran, nicht alle Bakterien sind schlechte Bakterien

Das Fazit ist, dass selbst wenn Sie die geeignete Nahrung für Ihren Metabolic Type® oder Ihre genetischen Anforderungen und die passenden Nahrungsergänzungsmittel zu sich nehmen, dies noch lange nicht heißen muss, dass die Nährstoffe auch von Ihrem Körper aufgenommen werden. In anderen Worten, nur weil die Nahrung Ihre Speiseröhre hinunter wandert, ist dies noch keine Garantie dafür, dass die Nährstoffe es auch bis zu Ihren Zellen schaffen.

Zuerst muss die Verdauung Ihre Nahrung so vorbereiten, dass sie die Darmwand durchdringen kann. Aber wenn die Nahrung nicht auf die geeignete Säure, Enzyme und nützliche Bakterien trifft, dann wird sie nicht ordentlich verdaut und aufgenommen, was sowohl eine mögliche Mangelernährung, als auch einen Nährboden für die Entstehung von Degenerationskrankheiten verursacht.

Tatsächlich hat die Forschung mittlerweile gezeigt, dass auch die in Ihrem Verdauungstrakt beheimatete Bakterienart die Effizienz (oder Ineffizienz) bei der Nahrungsaufnahme beeinflussen. Es gibt sogar beeindruckendere Beweise, die belegen, dass der ernährungstechnische Grund vieler Erkrankungen in einem Ungleichgewicht der in Ihrem Darm vorhandenen Bakterien begründet liegt, ein Problem, dass einfach durch die Zufuhr von Ihrem Metabolic Type® entsprechender Nahrung, qualitativ hochwertiger Probiotika und fermentierter Nahrungsmittel beseitigt werden kann.

Dr. Prices Erkenntnisse bestätigten die Forschung von Dr. Francis Marion Pottenger, Mediziner und Autor von *Pottenger's Cats* (dt. *Pottengers Katzen*). Mit seinen klassischen Experimenten bei der Fütterung von Katzen, in denen über 900 Katzen zehn Jahre lang studiert wurden, zeigte Dr. Pottenger, dass der Konsum von pasteurisierter Milch oder gekochtem Fleisch einen raschen Beginn von Erkrankungen und körperlichen Fehlfunktionen verursachte. Dr. Pottenger erkannte, dass nur eine Ernährung mit Rohmilch und rohem Fleisch eine optimale Gesundheit garantierte: gute Knochenstrukturen und Knochendichte, breite Gaumen mit viel Raum für Zähne, glänzendes Fell, keine Parasiten oder Krankheiten, gute Fortpflanzungsfähigkeit und Zahmheit.

Seine klinischen Beobachtungen legten nahe, dass ein ähnlicher Prozess auch bei Menschen auftritt. Die Folgen für die westliche Zivilisation, so besessen sie von raffinierter, übermäßig gezuckerter Fertignahrung und Low-Fat-Produkten ist, sind dramatisch. Auf der Grundlage seiner Erkenntnisse bemerkte Dr. Pottenger, dass „Ernährung eines der wichtigsten Elemente bei der vorbeugenden Medizin wird."

Mit anderen Worten, egal welcher Krankheitsprozess auch beobachtet wird, der Zusammenhang zwischen mangelhafter Ernährung und Erkrankungen, darunter auch Skoliose, existiert eindeutig. Dies wird auch durch meine eigenen klinischen Beobachtungen von Hunderten von Patienten bestätigt.

Persönlicher Erfahrungsbericht: Heilung von innen heraus.

„Ich erfuhr vor acht Jahren, dass meine Wirbelsäule eine seitliche Krümmung hat, als ich eine Ganzkörpermassage bekommen hatte. Die Masseuse spürte die Krümmung mit ihrem Finger auf. Ich tat es als eine Abnormität ab, mit der ich geboren worden sein musste und dachte nicht länger darüber nach, da ich nirgendwo Schmerzen verspürte. Wie auch immer, in den letzten Jahren hatte ich mit angespannten Schultern und Abgeschlagenheit zu kämpfen.

„Vor ein paar Monaten fing ich an, mich zu fragen, ob meine Symptome mit meiner Skoliose in Zusammenhang stehen könnten. Dr. Lau führte eine visuelle Beurteilung durch und ließ Röntgenaufnahmen anfertigen, die bestätigten, dass ich eine rechte, thorakale, c-förmige Skoliose von 36 Grad zwischen Hals und mittlerem Rücken hatte. Dr. Laus Programm zur Korrektur von Skoliose lehrte mich bestimmte Übungen auszuführen, um die Muskeln meiner Wirbelsäule zu dehnen und zu stärken. Die Behandlung umfasste auch in jeder Sitzung Übungen und eine Therapie zur Druckverminderung.

„Abgesehen von den Übungen und der Bearbeitung der Wirbelsäule, betont Dr. Lau auch die Wichtigkeit, unseren Muskeln, Gelenken und Knochen die notwendigen Nährstoffe zur Verfügung zu stellen, damit diese sich regenerieren. Er ermutigt uns außerdem dazu, unsere Körper von ungewollten Organismen (schädlichen Bakterien) zu befreien und unsere eigenen Probiotika zuzubereiten, um unser Verdauungssystem zu optimieren. Wenn wir über mehr Probiotika in unserem Verdauungstrakt verfügen, dann können unsere Zellen mehr von den Nährstoffen aufnehmen, die wir zu uns nehmen und somit gesünder leben.

Nach einer Periode von sechs Monaten waren die Röntgenaufnahmen der ersten Patienten schon sehr ermutigend. Bei allen Patienten, die von Dr. Lau behandelt wurden, wurde die Krümmung reduziert. Es gab dort ein 15-jähriges Mädchen, das sich von 45 Grad auf 28 Grad, und einen 70-jährigen, der sich von 16 Grad auf 4 Grad verbesserte. Ich weiß ganz genau, wie sehr sich meine Wirbelsäule verbessert hat, da sie eine Korrektur um 10 Grad, von 43 auf 33 Grad, aufwies, und ich mich mit Sicherheit viel entspannter fühle. Es ist Dr. Laus Leidenschaft, seinen Patienten zu helfen."

— June T. (34 Jahre)

Eine Einführung in fermentierte Nahrungsmittel

> *Alle Krankheiten beginnen im Darm.*
>
> **— Hippocrates (460-370 v. Chr.)**

Wussten Sie, dass...

- Alle althergebrachten Ernährungsweisen beinhalten eine tägliche Zufuhr von gesunden, milchsäuregegärten Nahrungsmitteln, um das Verdauungssystem im Gleichgewicht zu halten.

- Der Fermentierungsprozess erhöht den Nährwert der Nahrungsmittel, die wir essen, und vereinfacht ihre Verdauung.

- Fermentierte Nahrungsmittel unterstützen die Neuansiedlung nützlicher Bakterien und helfen dem Skoliosepatienten bei der Aufnahme der Nahrung.

- Die nützlichen Bakterien in fermentierten Nahrungsmitteln sind wesentlich billiger als Probiotika und in einer höheren Konzentration als in Pillen oder Nahrungsergänzungsmittel vorhanden.

- Biologisch angebautes Gemüse ist hervorragend dazu geeignet, Heißhunger auf Süßigkeiten zu kontrollieren.

- Fermentierte Produkte sind eine hervorragende Quelle für Aminosäuren, Vitamine und Mineralien.

- Und zu guter Letzt, fermentierte Produkte können helicobacter pylori (eine Bakterienart, die Geschwüre verursacht) und andere pathogene Bakterien abtöten.

Obwohl sich die Bezeichnung "fermentiert" ein bisschen geschmacklos anhört, sind die Endprodukte dieser altertümlichen Zubereitungs- und Konservierungsmethode, die die Aufspaltung von Kohlenhydraten und Proteinen durch Mikroorganismen, wie Bakterien, Pilze und Schimmel beinhaltet, in Wirklichkeit sehr lecker. Diese Nahrungsmittel gibt es nun schon seit mehr als Tausenden von Jahren, aber niemals hatten wir sie nötiger als heute.

Niederländische Seeleute nahmen auf ihren langen Reisen Sauerkraut mit, um Skorbut vorzubeugen. Jahrhundertelang haben die Chinesen während der langen Wintermonate kultivierten Kohl zu sich genommen, um eine Quelle grünen Gemüses während des Winters sicher zu stellen. Kefir, ein kultiviertes Milchgetränk aus Tibet (oder dem kaukasischen Gebirge), und der japanische Natto (aus fermentierten Sojabohnen hergestellt) werden regelmäßig von einigen der Bevölkerungen mit der höchsten Lebenserwartung konsumiert. Zufall? Ich denke nicht.

Diese fermentierten Nahrungsmittel sind so nährstoffreich, dass einige von ihnen nun als "Functional Food" angesehen werden, welches das Wachstum nützlicher Darmbakterien fördert, die Verdauung und die Immunabwehr unterstützt und Vitamin B (darunter auch Vitamin B12), Vitamin K, Verdauungsenzyme, Milchsäure sowie andere immunologische Stoffe produziert, die schädliche Bakterien oder Krebszellen abwehren.

Probiotika richtig einsetzen

Würden Sie glauben, dass eine neue, von finnischen Wissenschaftlern durchgeführte Forschungsarbeit darauf hindeutet, dass die im Darm vorhandenen Bakterien eines Babys bestimmen, mit welchem Risiko es später übergewichtig oder fettleibig ist?

Nachdem Stuhlproben von 49 Säuglingen, von denen wiederum 25 im Alter von 7 Jahren übergewichtig oder fettleibig waren, analysiert worden waren, fanden sie heraus, dass Säuglinge mit einer hohen Konzentration von Bifidobakterien und einer geringen Anzahl von Staphylococcus aureus gegen eine übermäßige Gewichtszunahme gefeit waren.

Darüber hinaus stellten sie fest, dass gestillte Säuglinge ein geringeres Risiko haben, fettleibig zu werden, da durch das Stillen Bifidobakterien im Darm des Säuglings gedeihen.

Quelle: American Journal of Clinical Nutrition
(dt. etwa Amerikanische Fachzeitschrift für klinische Ernährung)
März 2008, Band 87, Nr. 3, 534-538

Traditionelle Fermentierung kann nicht in Supermarktregalen gefunden werden

Die Schlüsselwörter, auf die Sie bei den Etiketten von Nahrungsmittel achten müssen, wenn Sie die hervorragenden gesundheitlichen Vorzüge von fermentierter Nahrung genießen möchten, lauten "traditionell milchsäuregegärt", da nicht alle dieser leckeren Gewürzsaucen gleich hergestellt werden.

Fermentierung ist ein unbeständiger Prozess — eher Kunst als Wissenschaft — sodass die Nahrungsmittelindustrie Verarbeitungstechniken verwendet, um beständigere Erträge zu erzielen. Technisch gesehen ist alles, was salzgepökelt ist, fermentiert, aber hier enden die Gemeinsamkeiten, da jedes fermentierte Nahrungsmittel spezielle, einzigartige Erfordernisse und Herstellungsmethoden hat.

Kühlung, Pasteurisierung mit hohen Temperaturen und der saure pH-Wert von Essig verlangsamen oder stoppen die gesundheitsfördernden enzymatischen Prozesse.

Wenn Sie beispielsweise ein Glas Essiggurken bei Raumtemperatur auf der Küchentheke fermentieren lassen würden, dann würde das Gas, das von den lebenden Bakterien produziert wird, wahrscheinlich den Deckel absprengen und das Einmachglas zum Explodieren bringen. Können Sie sich vorstellen, was dies in Supermarktregalen verursachen würde? Dies ist der Grund, warum "Supermarktregal-geeignete" Essiggurken pasteurisiert sein müssen, wodurch es ihnen an nützlichen Bakterien mangelt.

Sie könnten erstaunt darüber sein, dass unsere primitive, althergebrachte Ernährung immer einen großen Anteil an Nahrungsenzymen und nützlichen Bakterien aus milchsäuregegärtem Gemüse, Früchten, Getränken, Milchprodukten, Fleisch und Gewürzsaucen aufwies. In durchtränktem, gesprossenem und fermentiertem Zustand neutralisieren Samen, Körner und Nüsse antinutritive Stoffe wie Enzymhemmer, Tannine und Phytinsäure.

Unter Skoliose leidenden Menschen mangelt es üblicherweise an verschiedenen Vitaminen und Mineralien, da ihr Körper zur Verarbeitung dieser Nährstoffe eigentlich ausreichend nützliche Bakterien im Verdauungstrakt benötigt. Wenn traditionell fermentierte Nahrungsmittel in die Ernährung aufgenommen werden, dann wird Ihr Körper bald mit einer ausreichenden Konzentration dieser nützlichen Bakterien ausgestattet sein.

Vor vier Jahren berichtete die Weltgesundheitsorganisation, dass die Japaner, die große Mengen an fermentierten, auf Soja basierenden Nahrungsmitteln wie Natto und Miso zusammen mit grünem Tee, Ingwer und Meereskräutern zu sich nehmen, die weltweit höchste Lebenserwartung haben!

Westliche Kulturen wie Amerika kamen in dieser Studie noch nicht einmal in die Top 20. Könnte dies an ihrer Ernährung und ihrem passiven Lebensstil liegen?

Wie wir alle wissen, besteht eine typisch westliche Ernährung aus schneller, bequemer, industriell verarbeiteter und genetisch veränderter Nahrung. Wen wundert es da noch, dass die Probleme wie Herzerkrankungen, Fettleibigkeit, Autismus und Skoliose beharrlich zunehmen?

Das Fazit ist, dass fermentierte Nahrungsmittel essentiell für die Gesundheit sind, da sie den Cholesterinspiegel normalisieren, Ihre Verdauung und Ihr Immunsystem stärken und aktiv dabei helfen, alle Arten von Erkrankungen, darunter auch Skoliose, abzuwehren.

Fermentierung für die moderne Zeit

Unglücklicherweise ist die Kunst, fermentierte Nahrung herzustellen, verloren gegangen, weil dazu viel Zeit und Mühe nötig sind. Deshalb benutze ich (und empfehle es wärmstens meinen Patienten) ich eine qualitativ hochwertige Starterkultur, die dem Essen, das Sie fermentieren, die notwendigen nützlichen Bakterien liefert. Ursprünglich waren diese Starterkulturen nicht notwendig, da diese Bakterien, wie in der Form von Kefir-"Körnern", von Generation zu Generation weitergegeben wurden. Heutzutage sind sie schwer zu bekommen, und die Kunst der Fermentierung ist fast ausgestorben.

Dennoch ist ein "Starterkultur"-Produkt ein sehr einfacher Weg, kultiviertes Gemüse, Joghurts und sogar Sauerrahm und traditionell fermentierte Nahrungsmittel (nicht die Mogelpackungen, die man in fast allen Supermarktregalen finden kann) herzustellen. Das Hinzufügen einer "Starterkultur" garantiert, dass Ihre Nahrungsmittel beginnen, mit einem widerstandsfähigen Bakterienstrang zu fermentieren. Die Starterkultur enthält sehr robuste probiotische Bakterien, die wichtige Nährstoffe, Vitamine und Antioxidantien schützen, während sie giftige Bestandteile der Nahrung beseitigen und eine Vielzahl potentieller Krankheitserreger im Darm zerstören.

Ich empfehle meinen Patienten, zu experimentieren und ein paar fermentierte Nahrungsmittel, die sie mögen, schrittweise in ihre tägliche Ernährung aufzunehmen.

Unter den fermentierten Supernahrungsmitteln, die wir in diesem Abschnitt besprechen werden, sind:

- Kefir
- Sauerkraut
- Kimchi und
- Natto

Was ist Kefir?

Kefir, was im türkischen wörtlich übersetzt "sich gut fühlen" bedeutet, ist ein altertümliches, kultiviertes und enzymreiches Nahrungsmittel, dass nur so von nützlichen Mikroorganismen bevölkert ist, die Ihnen dabei helfen, Ihr "inneres Ökosystem" im Gleichgewicht zu halten, um eine optimale Gesundheit zu gewährleisten und die Abwehrkräfte zu stärken.

Die Welt der Milchsäuregärung ist sehr faszinierend. Praktisch jede Kultur hat eine Art fermentierter Nahrung oder Getränk, die eine bedeutende Quelle für Aminosäuren, Vitamine und Mineralstoffe sein könnte. Sie produzieren Substanzen, die schädliche Bakterien wie Salmonellen hemmen. Sie können H. Pylori beseitigen, die Bakterien, die für die Mehrheit der Magengeschwüre verantwortlich sind. Ich werde in dieser Reihe über einige der Gärmittel sprechen, mit denen ich in den vergangenen Jahren sehr vertraut geworden bin. Alles in allem ist die Fermentierung nicht nur billiger und besser, als eine probiotische Pille einzuwerfen, sondern auch noch viel gesünder für Sie.

Kefir ist ein Milchgärmittel. Es wird bei den Milchgärmitteln als die Mutter aller Kulturen für Vegetarier angesehen. Ich empfinde

Kefirkörner als probiotische Juwelen, und ihr kultiviertes Produkt, den Kefir, als probiotischen Edelstein. Diese Ansicht wird auch von Jordan Rubin in The Maker's Diet (dt. etwa "Die Diät für Macher") geteilt, die mit Kefir und anderen Essgewohnheiten erfolgreich Morbus Krohn bekämpfte, eine ernsthafte Erkrankung des Verdauungstraktes.

Im Laufe der Geschichte wurde Kefir gerne im Kaukasus konsumiert. Die kaukasischen Menschen erfreuten sich einer Lebenserwartung von über 100 Jahren. Es gibt eine Erzählung, dass die Kefirkörner ein Geschenk des Propheten Mohammed waren, und die Körner wurden streng bewacht, aus Angst, sie würden ihre Wirkung verlieren, falls sie weggegeben würden und das Geheimnis der Kefirzubereitung gelüftet würde. Sogar Marco Polo berichtete dies. Trotzdem wurden die magischen Eigenschaften des Kefirs für Jahrhunderte vergessen, bis sich Meldungen über seine erfolgreiche Verwendung bei Tuberkulose, Darm- und Magenerkrankungen verbreiteten. Die ersten Studien über Kefir wurden Ende des 19. Jahrhunderts in Russland veröffentlicht.[58]

Traditionell wird Kefir zubereitet, indem man Milch mit Kefirkörnern fermentiert. Das Wort "Körner" ist eigentlich eine Fehlbezeichnung, da sie eher wie kleine Stücke Blumenkohl aussehen und überhaupt keine Ähnlichkeit mit Getreidekörnern haben. Sie bestehen aus einer festen, gelähnlichen Masse von Proteinen, Fetten und Polysacchariden, und vermehren sich in Milchprodukten. Wie auch immer, sie sind sehr schwer zu finden, da sie von Freund zu Freund weitergegeben werden.

Außerdem können sich die Organismen in den verschiedenen Körnern unterscheiden. Tatsächlich ist es die Starterkultur, die den Unterschied zwischen sehr gutem, gutem und durchschnittlichem Kefir ausmacht.

Auch kommerzielle Starterkulturen in Pulverform, welche 10-15 Organismen enthalten, sind erhältlich, wohingegen der in Flaschen abgefüllte Kefir, den Sie im Laden kaufen können, höchstens zehn Stränge (zusammen mit einem hohen Zuckeranteil, den Sie nicht wollen) enthält. Meistens enthält der in Flaschen abgefüllte Kefir nur Bakterien, da die meisten Länder den Verkauf von Getränken mit lebenden Pilzkulturen verbieten. Daher ist es sinnvoll, wenn Sie Kefir wegen seines probiotischen Werts haben wollen, Ihren eigenen zu kultivieren. Dies ist sehr einfach zu bewerkstelligen und nimmt nur fünf Minuten pro Tag in Anspruch. Es ist außerdem sehr einfach, Käse aus Kefir zuzubereiten.

Kefir hat eine cremige Konsistenz mit einem leicht würzigen (säuerlichen) Geschmack, je nachdem wie lange er fermentiert wurde. Meiner wird oft so dickflüssig wie Joghurt. Viele, wenn nicht sogar die meisten Menschen, trinken Kefir nach einer Kultivierung von 24 Stunden mit anschließendem Filtern. Indem Sie dies tun, entgeht Ihnen jedoch einer der vielen Vorzüge von Kefir. Wenn man den Kefir beispielsweise weitere 24 Stunden reifen lässt, dann steigt der Gehalt an Folsäure um 116%.

Abgesehen vom offensichtlichen probiotischen Wert des Kefirs, besitzt dieser auch noch weitere heilende Eigenschaften. Bei Forschungen in Japan fand man heraus, dass Ratten mit Tumoren, die mit Kefirkörnern gefüttert wurden, Rückgänge bei der Tumorgröße hatten. Außerdem hat Kefir erwiesenermaßen entzündungshemmende Eigenschaften. Im Jahre 2003 wurde die entzündungshemmende Wirkung von Kefir untersucht und von Prof. Jose M. Schneedorf et al in einen wissenschaftlichen Zusammenhang gebracht. Andere Forschungsarbeiten zeigten, dass ein regelmäßiger Verzehr von Kefir Blutdruck senken, Verstopfungen beseitigen und den Blutzucker kontrollieren kann.

Der herbe und erfrischende Geschmack von Kefir ähnelt dem eines Trinkjoghurts, und er enthält nützliche Pilze sowie probiotische Bakterien, die auch in Joghurt zu finden sind. Wenn er regelmäßig konsumiert wird, dann wirken die natürlich vorkommenden Bakterien und die Pilze im Kefir symbiotisch miteinander, um Ihnen dabei zu helfen, Ihre Darmflora im Gleichgewicht zu halten und Ihre Abwehrkräfte zu mobilisieren. Neben seinen heilsamen Kräften bietet Kefir noch folgende Vorzüge:

- Er stellt eine ergänzende Ernährung für schwangere und stillende Frauen bereit.*
- Er unterstützt ein gesundes Immunsystem.
- Er fördert eine entspannende Wirkung auf das Nervensystem und hilft vielen, die einen erholsamen, nächtlichen Schlaf brauchen.
- Er unterstützt die normale Funktion des Verdauungstraktes, fördert die Peristaltik und ein gesundes Verdauungssystem — und ist außerdem sehr nützlich, um ein Gleichgewicht des Verdauungstraktes nach der Einnahme von Antibiotika wiederherzustellen.
- Heißhungerattacken werden eingeschränkt, indem der Körper besser ernährt und ausgeglichen ist.

Obwohl Kefir mit jeder Milch, sogar Milchpulver, verwendet werden kann, gedeiht er sehr gut mit ein wenig Fett. Viele Experten empfehlen hier organische, frische Kuh- oder Ziegenmilch von grasgefütterten Tieren. Wenn Sie keine organische Milch kriegen können, dann versuchen Sie Milch zu finden, die frei von Hormonen und Antibiotika ist. Vermeiden Sie vor allem zu sehr pasteurisierte Milch und Milchpulver, da diese Verarbeitungstechniken der Struktur der Milchproteine am meisten schaden und sie schwer verdaulich machen. Nochmal, Kefirkörner oder Starterkulturen entfalten ihren Zauber mit jeder Milch.

Wenn Sie eine Laktoseintoleranz haben, dann werden die ersten 24 Stunden der Fermentierung über 50% der Laktose entfernen, die den Organismen als Nahrung dient. Wenn Sie den Kefir für weitere 24 Stunden bei Raumtemperatur, oder einige Tage im Kühlschrank reifen lassen, dann wird die Laktose fast vollständig verschwunden sein.

Eine kleine Studie, die im Mai 2003 im Journal of the American Dietetic Association (dt. etwa "Fachzeitschrift der amerikanischen Gesellschaft für Ernährung") veröffentlicht wurde, zeigte, dass das Trinken von Kefir die Symptome der Laktoseintoleranz bei 15 erwachsenen Probanden beseitigte, oder wenigstens dramatisch reduzierte. Forscher der Ohio State Universität testeten in dieser Gruppe puren Kefir, puren Joghurt, Joghurt mit Himbeergeschmack und Milch mit 2% Fettanteil, nachdem für 12 Stunden gefastet wurde. Die Probanden notierten jedes Symptom einer Laktoseintoleranz nach dem Konsum eines jeden Nahrungsmittels. Sie berichteten über wenige oder keine Symptome, nachdem Sie beide Arten von Kefir und beide Arten von Joghurt zu sich genommen hatten.

Wussten Sie?

Ein gesunder Erwachsener hat im Durchschnitt 1,5 - 2 kg Bakterien in seinem Darm. Glücklicherweise sind all diese Bakterien nicht schädlich. Einige sind sogar nützlich und vorteilhaft für unsere Gesundheit. Sie sind tatsächlich sogar so gut, dass wir sterben könnten, wenn unser Darm komplett von ihnen gereinigt werden würde!

Kefir gegen Joghurt

Obwohl Kefir und Joghurt kultivierte Milchprodukte sind, enthalten sie verschiedene Arten nützlicher Bakterien. Joghurt enthält "flüchtige" nützliche Bakterien, die Ihren Verdauungssystem sauber halten und den schon vorhandenen nützlichen Bakterien Nahrung bieten. Kefir hilft Ihnen dabei, Ihren Verdauungstrakt zu besiedeln — eine Eigenschaft, die Ihnen Joghurt nicht bieten kann.

Darüber hinaus enthält Kefir einige wichtige Bakterienstränge, die üblicherweise nicht in Joghurt gefunden werden können: Laktobazillus Caucasus, Leuconostoc, Acetobacter- und Streptokokkus-Arten. Er enthält außerdem nützliche Pilze wie Saccharomyces kefir und Torula kefir, die dabei helfen, die Darmflora im Gleichgewicht zu halten, worunter auch die Förderung eines nützlichen Pilzes im Körper fällt, indem die Magenschleimhaut durchdrungen wird. Diese bilden praktisch eine Einsatzgruppe, die den Verdauungstrakt säubert und stärkt.

Die aktiven Bakterien und Pilze des Kefirs können einen höheren Nährwert als Joghurt bieten, indem Sie dabei helfen, die Nahrung, die Sie zu sich nehmen zu verdauen, und die Darmflora sauber und gesund zu halten. Die Bruchgröße des Kefirs ist kleiner als die des Joghurts, und er ist dadurch einfacher zu verdauen, was ihn zu einem idealen Nahrungsmittel für Säuglinge, Senioren und Menschen mit Verdauungsproblemen macht.

Kefir: Ein ernährungstechnisches Kraftwerk für die Knochen

Der außergewöhnliche Nährstoffgehalt von Kefir bietet eine Menge gesundheitlicher Vorteile für Menschen mit den unterschiedlichsten Krankheitsbildern, speziell auch für Skoliosepatienten. Kefir enthält nicht nur nützliche Bakterien, sondern auch Mineralstoffe und wichtige Aminosäuren, die Ihrem Körper helfen, auf seine natürlichen Selbstheilungskräfte und Erhaltungsfunktionen zuzugreifen. Die vollständigen Proteine des Kefirs werden teilweise verdaut und daher leichter vom Körper verwertet.

Tryptophan, das in das Wohlfühl-Hormon Serotonin umgewandelt wird, ist in Kefir reichlich vorhanden und für seine entspannende Wirkung auf das Nervensystem und seine Wichtigkeit bei der Knochenbildung bekannt. Es bietet außerdem einen hohen Anteil an Phosphor, Kalzium und Magnesium – alles wichtige Stoffe für eine normale Entwicklung des muskuloskelettalen Systems. Wie auch immer, alle Menschen, die unter Skoliose leiden, werden im höchsten Maße davon profitieren, Kefir in ihre regelmäßigen Essgewohnheiten aufzunehmen.

Machen Sie Ihren eigenen Kefir

Zutaten;

- 50 g Kefirkörner oder Kefir-Starterkultur
- 500 ml frische Milch

Zubereitung:

- Entfernen Sie die Kefirkörner von einem früheren Schwung Starterkultur, indem Sie ein Sieb oder einen Durchschlag verwenden.
- Schütteln Sie die Kefirkörner, um überschüssigen Kefir zu entfernen. Ausspülen ist nicht notwendig (man kann sie aber wahlweise in frischer Milch ausspülen).
- Geben Sie die Kefirkörner mit frischer Milch in ein Glas oder Einmachglas. Benutzen Sie hier generell für ein Teil Kefirkörner zehn Teile Milch (Verhältnis 1:10).
- Lassen Sie das ganze für bis zu 24 Stunden bei Raumtemperatur fermentieren.

Hinweis: Kefir kann ohne Milch aus Zuckerwasser, Fruchtsaft, Kokosnusssaft, Reismilch oder Sojamilch hergestellt werden. Wie auch immer, die Kefirkörner werden aufhören, in diesen Flüssigkeiten zu wachsen, so dass es am besten ist, man verwendet hierzu nur überschüssige Kefirkörner oder Starterkulturen in Pulverform.

Persönlicher Erfahrungsbericht: Ein Vater erkennt die gesundheitlichen Vorzüge von Kefir bei Skoliose

„Seitdem meine beiden Töchter damit begonnen haben, Kefir zu trinken, haben wir enorme Verbesserungen bei ihrer Gesundheit festgestellt. Sie waren beide eine Zeit lang sehr krank. Meine Jüngere litt an Allergien und Asthma, und meine Ältere an Skoliose.

Ich bin mir absolut sicher, dass sie, seitdem sie damit begonnen haben, Kefir zu trinken, nie wieder krank gewesen sind, abgesehen von gewöhnlichen, ein paar Tage andauernden Erkältungen anstelle des sonst üblichen wochenlangen Anfalls, der mit Krankenhausbesuchen und allen Arten von Antibiotika und Steroiden einherging.

Nachdem sie nur für einen Monat die Kefirmilch getrunken hatten, bemerkten wir schnell Veränderungen bei unseren Töchtern. Die Asthmaattacken meiner jüngsten Tochter nahmen ab. Vorher war sie fast alle zwei Wochen wegen ihrem Asthma bei den Ärzten. Bis zum heutigen Tage hatte sie schon nun seit 20 Monaten keinen Asthmaanfall mehr!

Wenn ich heute daran zurückdenke, wie ich auf Dr. Laus Blog über die langfristigen Nebenwirkungen von Antibiotika und Steroide gelesen habe, dann kann ich mich eigentlich nur fragen, ob sie irgendetwas mit der Skoliose meiner älteren Tochter zu tun gehabt haben könnten. Immer wenn sie alle möglichen Arten von Medikamenten eingenommen hatte, verbesserte sich ihr Gesundheitszustand für höchstens drei Wochen, nach denen sie wieder krank wurde, woraufhin der Kreislauf wieder von neuem begann.

Es ist eine solche Erleichterung, zu sehen, wie meine Töchter dank der Kefirmilch ein gesundes Leben führen können. Es ist wirklich wahr, dass Vorbeugung definitiv die beste Medizin, und eine gute Ernährung eine wesentlich gesündere und billigere Alternative ist."

— *Edgar D. (46 Jahre)*

Kultiviertes Gemüse

Ich präsentiere Ihnen nun ein weiteres Supernahrungsmittel, das Ihnen immens dabei helfen kann, Ihr Verdauungssystem zu heilen und aufzubauen.

Rohes, kultiviertes Gemüse gibt es nun schon seit Tausenden von Jahren, und nie hatten wir es so nötig wie heutzutage. Reich an Laktobazillen, Enzymen und Vitaminen, sind sie ein ideales Nahrungsmittel, das als Beilage zu jeder Mahlzeit gegessen werden kann und sollte.

Die Vorzüge von kultiviertem Gemüse

Rohes, kultiviertes Gemüse hilft Ihnen, Ihr inneres Ökosystem wiederaufzubauen. Die nützlichen Bakterien in rohem, kultivierten Gemüse sind eine kostengünstige Alternative zu Probiotika.

- Es verbessert die Verdauung.
- Es erhöht die Lebenserwartung.

Sie können sich die nützlichen Bakterien in rohem, kultiviertem Gemüse als kleine Enzym-Kraftwerke vorstellen. Indem Sie das Gemüse essen, halten Sie Ihren eigenen Enzymspeicher aufrecht, den Sie benutzen können, um Giftstoffe zu beseitigen, Ihre Zellen zu verjüngen und Ihr Immunsystem zu stärken, was im Endeffekt ein längeres und gesünderes Leben verspricht.

Darüber hinaus:

- kontrolliert es Heißhungerattacken,
- ist es ideal für schwangere oder stillende Frauen,
- ist rohes, kultiviertes Gemüse alkalisch und sehr reinigend.

Außerdem hilft kultiviertes Gemüse bei der Wiederherstellung des Gleichgewichts, falls Ihr Körper in einem giftstoffbelasteten und sauren Zustand ist. Da es die Reinigung initiiert, könnten Sie anfangs mehr Darmgase haben, da das Gemüse die Abfall- und Giftstoffe im Verdauungstrakt aufwühlt. Wie auch immer, schon bald werden Sie die Verbesserungen anhand Ihres Stuhls feststellen.

Ob Sie es glauben oder nicht, Wissenschaftler haben vor kurzem ein Heilmittel für die tödliche Vogelgrippe (hochpathogene aviäre Influenza) in fermentiertem Gemüse gefunden.

Professor Kang Sa-ouk von der Seoul National University (dt. etwa "Nationale Universität Seoul") sagte in einem Interview mit Associated Press, dass Südkorea damit begonnen hat, ein Extrakt aus *Kimchi* zu verkaufen, um den Grippeausbruch einzudämmen. Dieses Produkt wird in der ganzen Welt benutzt, und es ist wundervoll, dass ein natürliches Extrakt der Schlüssel bei der Behandlung dieser tödlichen Krankheit sein könnte, aber wenn die Menschen sich wieder ihrer Ursprünge besinnen und wieder traditionell fermentiertes Gemüse zu sich nehmen würden, dann würde es für dieses teure Extrakt keinen Bedarf geben.

Zwei Rezepte mit kultiviertem Gemüse

1. Traditionelles Sauerkraut

Zutaten:

- ein frischer, mittelgroßer Kohl, rot oder grün
- nichtchloriertes Wasser
- Gemüse-Starterkultur

Zubereitung:

- Hobeln Sie den Kohl entweder mit der Hand oder mit einer Küchenmaschine.
- Geben Sie den gehobelten Kohl in eine große Schüssel.
- Zerstoßen Sie den Kohl.
- Vermischen Sie ein Päckchen der Gemüse-Starterkultur mit dem gefilterten Wasser.
- Geben Sie den zerstoßenen Kohl und die Säfte in ein mittelgroßes Einmachglas. Drücken Sie den Kohl feste runter, während Sie so lange Wasser in das Einmachglas gießen, bis der Kohl vollständig untergetaucht ist. Zwischen dem Deckel des Einmachglases und der Mischung sollte ca. 1,5 cm Luft sein.

- Decken Sie das Einmachglas ab, und lagern Sie es drei bis sieben Tage bei Raumtemperatur.
- Nachdem er fermentiert ist, stellen Sie das Einmachglas in den Kühlschrank.

Wenn es einmal im Kühlschrank ist, kann es aufgrund der verwendetet Konservierungsmethode noch einmal zwei bis drei Monate dauern. Gemüse wie Karotten, Blumenkohl, Wakame, Chili und Ingwer kann dazugegeben werden, um das Ganze interessanter zu machen.

2. Kimchi (koreanisches Sauerkraut)

Zutaten:

- 1 Kohlkopf, entkernt und gehobelt
- 1 paar Frühlingszwiebeln, geschnitten
- 1 Tasse Karotten, geraspelt
- ½ Tasse Daikon-Rettich, geraspelt (optional)
- 1 Esslöffel Ingwer, frisch geraspelt
- 3 Knoblauchzehen, geschält, zerstampft und fein gehackt
- 1/2 Teelöffel getrockneter Chili-Flocken
- 1 Esslöffel Meersalz, z.B. "Celtic Sea Salt oder Himalayasalz"
- 1 Päckchen Gemüse-Starterkultur

Zubereitung:

- Geben Sie das Gemüse, Ingwer, rote Chiliflocken, Meersalz und das Wasser, das mit der Starterkultur zubereitet wurde, in eine Schüssel, und zerstoßen Sie alles mit einem Holzhammer, damit die Säfte frei werden.
- Geben Sie alles in ein Einmachglas mit eng sitzendem Deckel und großer Öffnung.
- Drücken Sie es fest mit einem Holzhammer runter, bis die Säfte bis an die Oberfläche der Mischung aufsteigen. Der Saft sollte das Gemüse komplett bedecken, und zwischen der Mischung mit dem Saft und den Deckel sollten mindestens 1,5 cm Luft sein, um genug Platz für eine Ausdehnung zu haben.

- Schrauben Sie den Deckel fest drauf, und lagern Sie das Ganze drei Tage lang (72 Stunden) bei Raumtemperatur (20 bis 21 Grad Celsius).
- Nach drei Tagen sollte es in den Kühlschrank oder an einen anderen kalten Platz gestellt werden.

Was ist Natto?

Der wegen seines starken Geschmacks oft mit Käse verglichene Natto besteht aus gedünsteten Sojabohnen, die so lange fermentiert werden, bis sie ihren nussigen Geschmack annehmen. Natto hat eine schleimige Substanz an seiner Oberfläche, die, wenn sie erst einmal aufgerührt wird, an Volumen zunimmt und Fäden zieht. Da es etwas für Kenner ist, werden Fans des Blauschimmelkäses Natto sehr wahrscheinlich lieben.

Natto ist nun schon mehr als 1000 Jahren ein traditionelles, japanisches Nahrungsmittel. Der japanischen Folklore entsprechend, war der berühmte Krieger Yoshiie Minamoto für die Einführung von Natto im Nordwesten Japans verantwortlich. Die alten Samurai aßen täglich Natto und verfütterten es sogar an ihre Pferde, um deren Geschwindigkeit und Stärke zu steigern. Während der Edo-Periode (1603 - 1867) wurde Natto schwangeren Frauen verabreicht, um ein gesundes Neugeborenes sicherzustellen.

Natto wird durch einen Fermentierungsprozess hergestellt, bei dem das nützliche Bakterium Bacillus natto gekochten Sojabohnen hinzufügt wird. Jahrhundertelang wurde es auf einfache Art zu Hause hergestellt; Sojabohnen wurden in Reisstroh (der den natürlichen Bazillus enthielt) gewickelt und dann für eine Woche im Boden vergraben. Heute wird Natto hergestellt, indem die Bakterien injiziert werden. Bacillus natto wirkt auf den Sojabohnen und produziert das Enzym Nattokinase. Andere Sojalebensmittel enthalten auch Enzyme, aber nur die Zubereitung von Natto enthält das spezielle Enzym Nattokinase.

Verglichen mit gewöhnlichen Sojabohnen produziert Natto mehr Kalorien, Ballaststoffe, Kalium und Vitamin B2. Natto hat ein bisschen weniger Protein als Fleisch, enthält dafür aber mehr Ballaststoffe, Eisen und fast doppelt soviel Vitamin E.

Natto ist Nahrung für Ihre Knochen

Natto ist reich an B-Vitaminen und Soja-Isoflavonen, aber seine wirklichen Vorzüge bezieht Natto daher, dass es eine reichhaltige Quelle für Vitamin K ist. Vitamin K ist absolut unverzichtbar für einen starken Knochenbau und fördert außerdem die Gesundheit des Herzens. Schon seit einigen Jahren gibt es überwältigende Beweise dafür, dass die Menschen nicht genug Vitamin K über ihre Nahrung zu sich nehmen, um ihre Gesundheit zu sichern.

Grünes Blattgemüse stellt fast die Hälfte des Bedarfs an Vitamin K für die Mehrheit der Amerikaner bereit. Die meisten Nahrungsmittel, die zuvor als reich an Vitamin K erachtet wurden, hatten, wie sich später herausstellte, sehr viel weniger Vitamin K. Trotz dieser wichtigen Information, enthält die Mehrheit der Multivitaminpräparate überhaupt kein Vitamin K, und diejenigen, die es doch enthalten, verfügen über zu wenig davon.

Es gibt mittlerweile einfach zu viele Forschungsarbeiten, die die positive Wirkung des Vitamin K auf Herz und Knochen belegen, als das man diese noch ignorieren könnte. Trotzdem verstehen nur sehr wenige gesundheitsbewusste Konsumenten die Bedeutung einer Nahrungsergänzung mit Vitamin K.

Während andere Nährstoffe für die Erhaltung der Knochengesundheit wichtig sind, gibt es immer mehr Beweise für die bedeutende Rolle von Vitamin K beim Stoffwechsel der Knochen und deren gesundem Wachstum. Außerdem wurden vor kurzem Studien veröffentlicht, die Vitamin K mit der Gesundheit der Gelenke und des Knorpels in Verbindung bringen. Ein Mangel an Vitamin K wurde hingegen mit Osteoarthritis und einer schlechten Mineralisierung der Knochen und des

Knorpels in Verbindung gebracht. Eine Studie fand heraus, dass Menschen, die ausreichend Vitamin K zu sich nahmen, sehr viel seltener Knochensporne, Verengungen der Knochenspalten und Osteoarthritis bekamen. Diese Forschungsarbeit legt nahe, dass eine Ernährung mit reichlich Vitamin K dabei helfen kann, den Fortschritt von Osteoarthritis zu verlangsamen oder sogar ganz aufzuhalten.[59]

Vitamin K wurde mit Zellen in Verbindung gebracht, die Knochen erzeugen oder "entwerfen" und ein spezielles Protein herstellen, das als eine Art Kleber agiert, der in die Knochen einarbeitet. Vitamin K2 ist notwendig, um genau dieses Protein herzustellen.

Forschungsarbeiten belegen, dass Vitamin K das in Knochen und Gefäßen vorkommt, und somit quasi gleichzeitig die Knochen- und Herzgesundheit fördert. Vitamin K scheint wirklich das Unmögliche zu meistern, nämlich die Bedürfnisse von Knochen und Gefäßen zu erfüllen.

Hier ist eine einfache Erklärung für diesen Sachverhalt: Proteine, die nicht genügend Vitamin K abbekommen, können sich auch nicht am Kalzium festhalten. Ohne ein funktionierendes Protein, das es kontrolliert, treibt es aus ihren Knochen heraus, und in Ihr Gewebe und Ihre Gefäße hinein. Vitamin K führt das "Verlorene" zurück in die Knochen-"Bank".

Eine bahnbrechende Studie beobachtete die Veränderung bei den zirkulierenden Konzentrationen von Vitamin K und Osteocalcin (wird für die Mineralisierung der Knochen benötigt) beim Konsum von Natto. Die Freiwilligen wurden in drei Gruppen eingeteilt. Eine Gruppe erhielt herkömmliches Natto, während den zwei anderen Gruppen Natto, das mit jeweils verschiedenen Konzentrationen an Vitamin K angereichert war, verabreicht wurde.

Bei den Teilnehmern der Versuchsgruppe wurde festgestellt, dass die Knochennährstoffe nach sieben, zehn und 14 Tagen Dauer des Experiments bei dem angereicherten Natto signifikant höher waren. Es wurden keine vergleichbaren, positiven Effekte im Falle der Freiwilligen beobachtet, die das herkömmliche Natto zu sich nahmen, obwohl die Konzentration von Vitamin K deutlich erhöht war.

Diese Erkenntnisse legen nahe, dass, obwohl herkömmliches Natto auch effektiv ist, angereichertes Natto, das mehr MK-7 als herkömmliches Natto enthält, genau die Art von Nahrung ist, die Skoliosepatienten für ihre Knochengesundheit benötigen würden. Wir werden die Nahrungsergänzung mit Vitamin K später im Buch noch detaillierter besprechen.

Es ist zeitaufwendiger und schwieriger Natto zuhause herzustellen. Wie auch immer, für diejenigen, die viel zu beschäftigt sind, ist Natto auch in der japanischen Tiefkühlabteilung asiatischer Lebensmittelgeschäfte erhältlich. Für gewöhnlich wird es in Sets aus drei bis vier 50g-Päckchen verkauft. Ich empfehle für Skoliose Patienten den Verzehr von ein bis zwei Päckchen pro Tag.

Ich lege Ihnen das unten aufgeführte Rezept nahe. Aber ich warne Sie, da es für die Unerfahrenen schlecht riecht und eigentlich etwas für Kenner ist. Diejenigen, welche die Vorteile von Vitamin K ohne den Stress nutzen wollen, können es in Form eines Nahrungsergänzungsmittels, welches in Kapitel elf besprochen wird, zu sich nehmen.

Selbstgemachtes Natto

Zutaten:

- zwei Tassen getrocknete Sojabohnen
- Wasser
- ein Päckchen kommerzielles Natto oder ein Päckchen Starterkultur mit Bacillus natto

Zubereitung:

- Lassen Sie 2 Tassen getrocknete Sojabohnen über Nacht in 10 Tassen Wasser einweichen.

- Geben Sie die Sojabohnen in einen Edelstahlkorb (oder Sieb), und decken Sie ihn mit einem Stofftuch ab, das ein bisschen größer als der Korb ist.

- Bereiten Sie das ganze mit 3 Tassen Wasser im Dampfkochtopf zu.

- Halten Sie in der Zwischenzeit ein Päckchen Natto bereit.

- Öffnen Sie den Deckel des Schnellkochtopfs, ziehen Sie das Stofftuch zurück, und vermischen Sie mit dem Esslöffel 2 Esslöffel der Natto-Starterkultur mit den Bohnen. Decken Sie das ganze wiederum mit dem Stofftuch ab.

- Schließen Sie den Deckel des Schnellkochtopfs und lassen Sie die Luft-Entlastungsbohrung frei.

- Platzieren Sie ein elektrisches Wärmekissen über den Kochtopf, und lassen Sie alles abhängig von der Temperatur des Heizkissens 24 bis 48 Stunden fermentieren.

KAPITEL 8

Essentielle Kohlenhydrate

> *Ich verabreiche Ihnen bittere Pillen mit Zuckerüberzug. Die Pillen sind harmlos. Das Gift ist im Zucker.*
>
> — **Stanislaw Jerzy Lec**

Auf der Suche nach der perfekten Ernährung werden Kohlenhydrate oft als unvereinbar mit einem gesunden Essen angesehen. Kohlenhydrate sind schlechthin als die Energiequelle bekannt, die von Menschen und Tieren über die Nahrung aufgenommen wird. Diese "Energie" wird durch ein Ankurbeln des Stoffwechsels durch die Kohlenhydrate verursacht, die aus Stärke, Zucker, Zellstoffe und Pflanzengummi bestehen. Kohlenhydrate kommen in zwei Formen vor: einfach und komplex. Einfache Kohlenhydrate kommen in Nahrungsmitteln wie Süßigkeiten, Früchten und Gebäck vor, wohingegen die komplexen in stärkehaltiger Nahrung wie Gemüse, Bohnen Vollkornprodukten und Nüssen gefunden werden können.

Die verschiedenen Kulturen sind sehr abhängig von Nahrungsmitteln wie Kartoffeln, Getreide, Reis und vielem anderen geworden, was die Ernährung und das Wachstum großer Bevölkerungen, so unter anderem auch China, garantierten, aber das Problem liegt an der Menge der Kohlenhydrate, die von jedem Einzelnen konsumiert wird. Der Nachteil von Kohlenhydraten ist, dass sie in Glukose umgewandelt werden, was sich zwar anfangs ganz gut anfühlt, aber auch Insulin, Adrenalin und Kortisol freisetzt, die erwiesenermaßen nicht nur Erkrankungen wie Herzkrankheiten, Diabetes, Schlaganfälle, Krebs, und Thromben verursachen, sondern auch Schädigungen an anderen Organen, wie Augen, Nieren, Blutgefäßen und Nerven. Außerdem wissen wir erst seit kurzem um die schädlichen Effekte, die sie bei der Gesundheit der Wirbelsäule und Skoliose haben.

Ernährungsexperten wie Dr. Loren Cordain empfehlen zwei bis drei Portionen Getreide pro Tag, wobei weniger sogar besser wären. Kohlenhydrate sind nicht überlebenswichtig. Proteine, Fett, Wasser und Mineralstoffe sind für den Körper viel wichtiger als Kohlenhydrate.

Die Geschichte hat uns gezeigt, dass die Menschen nicht dafür ausgerichtet sind, kohlenhydratreiche Nahrung zu verdauen, sondern auf proteinreiche Nahrung spezialisiert sind, die erst noch gejagt werden musste. Mit dem Beginn des Ackerbaus gab es unbestritten viele Vorzüge, die dabei halfen, die Nahrungszufuhr ganzer Nationen zu sichern und somit erst permanente Gemeinschaften bis hin zu Zivilisationen zu ermöglichen. Fossile Funde legen nahe, dass die frühen Bauern im Vergleich zu ihren Jäger-und-Sammler-Vorfahren eine geringere Körperstatur, eine höhere Kindersterblichkeit, eine niedrigere Lebenserwartung, ein vermehrtes Vorkommen ansteckender Krankheiten, Eisenmangelanämie, Knochenerweichung, Osteoporose, andere Mineralisierungsstörungen der Knochen, Karies und Störungen des Zahnschmelzes hatten.

Der Mediziner und Wissenschaftler Dr. Joseph Brasco behauptet:

> „In einem Bericht über 51 Quellen, die weltweit menschliche Bevölkerungen in verschiedenen Zeitaltern, und wie sie sich von Jägern und Sammlern zu Bauern entwickelten, überprüften, kam einer der Forscher zu dem Schluss, dass es einen generellen Rückgang bei der Lebensqualität und der Vielzahl des Lebens gab.
>
> Es gibt mittlerweile gefestigte, empirische und klinische Beweise dafür, dass diese gesundheitsschädlichen Veränderungen in der vorwiegend getreidebasierten

Ernährung der frühen Bauern begründet liegt. Da sich 99,99 % unseres genetischen Materials vor der Entwicklung des Ackerbaus herausgebildet hat, sind wir aus biologischer Perspektive immer noch Jäger und Sammler."

Der frühe Ackerbau brachte keine Vorteile für die Gesundheit mit sich, er wirkte sich eher gegenteilig aus. Dieser Trend hat sich erst ungefähr in den letzten hundert Jahren mit dem Aufkommen der hochtechnisierten, mechanisierten Landwirtschaft und Nutztierhaltung geändert.

Die Gefahren von überschüssigen Kohlenhydraten

Vor Jahrhunderten jagten und sammelten die Menschen ihre Nahrung noch. Die ihnen zugänglichen Nahrungsmittel bestanden aus magerem Fleisch, Meeresfrüchten und Gemüse, welches nicht den verheerenden Pestiziden der heutigen Zeit ausgesetzt war. Ihre Ernährung war proteinreich, kohlenhydratarm und arm an gesättigten Fettsäuren.

Um Nahrungsmittel zu finden und zusammenzutragen, mussten die Jäger und Sammler in einer exzellenten körperlichen Verfassung sein. Das Gesamtaufkommen ihrer körperlichen Betätigung förderte ihre Körper, sowie das Wachstum der Muskelzellen und der Anzahl der in ihnen vorhandenen Mitochondrien (die "Kraftwerke" der Zellen). Jäger und Sammler litten somit auch nicht an Fettleibigkeit, wie die Menschen heutzutage.

Wir suchen auch in unserer modernen Zeit nach Nahrung, müssen dafür aber nur bis zum nächsten Fast-Food-Restaurant oder Supermarkt, der voll mit abgepackten, industriell verarbeiteten Lebensmitteln ist, kommen. Unsere Ernährung besteht mittlerweile aus zu viel Zucker und raffinierten Kohlenhydraten. Wir essen große Mengen gesättigter und Trans-Fettsäuren, nehmen aber wenig in der Form von hochwertigen Proteinen,

Vitaminen und Mineralien zu uns. Im Großen und Ganzen sind unsere Mahlzeiten kalorienreich aber nährstoffarm.

Wenn wir viele Kalorien in Form von leeren Kohlenhydraten zu uns nehmen, dann führt das zu einem hohen Glukosespiegel in unserem Körper. Dies wiederum regt die Ausschüttung von Insulin an. Insulin ist ein Hormon mit der Aufgabe, Zucker in unsere Zellen zu befördern, um die Energie für unsere körperlichen Erfordernisse bereitzustellen. Wie auch immer, Insulin spielt nicht nur eine Rolle beim Zuckerstoffwechsel, indem es unsere Zellen mit Zucker versorgt, sondern hat auch noch eine große Bedeutung für unsere Gene und Zellen. Ein hoher Insulinspiegel fördert die Fettspeicherung um die Hüften, regt den Appetit an und steigert das Risiko von Herzerkrankungen, Krebs und sogar Skoliose. Insulin erhöht außerdem die Konzentration von Kortisol, einem Stresshormon, das erwiesenermaßen die Alterung beschleunigt und die Produktion des C-reaktiven Proteins steigert, welches auch wiederum die Alterung beschleunigt und zusätzlich noch Entzündungen begünstigt. Eine wenig bekannte Tatsache ist, dass Insulin auch die Mengen an Kalzium und Magnesium kontrolliert, die im Körper gespeichert werden. Wenn der Insulinspiegel jedoch zu hoch ist, dann verliert der Körper Kalzium und Magnesium, indem sie über den Urin ausgeschieden werden. Sie werden einfach durchgeleitet, ohne an die Stellen des Körpers zu gelangen, an denen sie benötigt werden, darunter Muskeln und Knochen. Daher ist es für eine gute Rückengesundheit enorm wichtig, den eigenen Insulinspiegel niedrig zu halten. Das Befolgen der Ernährungsempfehlungen in diesem Kapitel kann Ihnen dabei helfen, nüchtern einen Insulinspiegel von unter 12 mU/l zu erreichen, was als Idealwert angesehen wird. Manche Wissenschaftler sprechen sich sogar dafür aus, einen Insulinspiegel von bis zu 8 mU/l zu halten.

Zucker: das süße Gift

Abgesehen von Mais, sind die meisten Menschen abhängig von Zucker, und zusammen mit der Abhängigkeit von Getreide ist der übermäßige Verzehr von hinzugefügtem Zucker eines der schwerwiegendsten Gesundheitsprobleme, dem sich die heutige moderne Gesellschaft stellen muss. Zucker sind einfache Kohlenhydrate, die auf dieselbe Weise vom Körper verarbeitet werden wie Getreide. Das heißt, dass alle überschüssigen Zucker im Körper zu Fett verarbeitet werden — und genau wie bei Getreide, konsumieren wir auch eine übermäßige Menge an Zucker.

Ich stufe Raffinadezucker als Gift ein, da er all seiner Lebenskräfte, Vitamine und Mineralstoffe beraubt ist. Was nach der Raffinade übrig bleibt, sind nichts weiter als Kohlenhydrate. Der Körper kann diese raffinierte Stärke und Kohlenhydrate nicht verarbeiten, sofern die entleerten Proteine, Vitamine und Mineralstoffe nicht auch in der Kombination vorhanden sind. Man kann Kohlenhydrate isoliert einfach nicht verstoffwechseln (selbst wenn man könnte, würde es dennoch Nebenwirkungen wegen des übermäßigen Vorhandenseins der Kohlenhydrate geben).

Unvollständiger Kohlenhydratstoffwechsel führt zur Bildung von Brenztraubensäure, die sich in Ihrem Gehirn, anderen Teilen des zentralen Nervensystems und den roten Blutkörperchen ansammelt und dort großen Schaden anrichtet. Diese giftigen Metaboliten können Ihre Zellatmung stören. Abgeschnitten vom Sauerstoff, fangen diese Zellen schrittweise an zu sterben.

Dies ist der Grund, warum Ärzte Raffinadezucker als "tödlich" erachten. Er stellt Ihnen nichts weiter als "leere" oder "nackte" Kalorien zur Verfügung. Ihm fehlt es an natürlichen Mineralien, wie sie in Zuckerrohr oder Zuckerrüben vorhanden sind.

Darüber hinaus entzieht Zucker Ihrem Körper andere nützliche Vitamine und Mineralien, die er benötigt. Darunter befinden sich wichtige Mineralien, wie Natrium (abgeleitet von Salz), Kalium, Magnesium (aus Gemüse) und Kalzium (aus den Knochen).

Hüten Sie sich vor Zucker und Getreide

Ein neuer Bericht der Agence France-Presse (französische Presseagentur) bezeichnet Indien und China als die Diabetes-Hochburgen schlechthin, und die Zahl der Erkrankten soll bis 2025 weltweit um mehr als 50 Prozent wachsen.

Paul Zimmet, ein Pionier auf dem Gebiet der Diabetes-Forschung und Stiftungsvorstand des International Diabetes Institute in Melbourne, Australien, teilte in dem [60] should be small mit, dass die Anzahl der Menschen mit Typ-2-Diabetes voraussichtlich von 250 Millionen im letzten Jahr auf über 380 Millionen im Jahr 2025 anwachsen wird.

Die häufigste Ursache für Typ-2-Diabetes ist Übergewicht, das durch eine schlechte Ernährung und Bewegungsmangel verursacht wird. Die Erkrankung ist sowohl in den Industrie- als auch in den Entwicklungsländern außer Kontrolle geraten, da die althergebrachten Ernährungsweisen für industriell verarbeitete Lebensmittel und Junk-Food aufgegeben wurden und ein Bewegungsmangel vorherrscht. In China, wo mehr als 40 Millionen Menschen Typ-2-Diabetes oder seine Vorstufe haben, wurde seine Vorbeugung eine nationale Gesundheitspriorität.

Wenn Sie keine weiteren Änderungen an Ihrer Ernährung vornehmen würden, als nur Getreide und Zucker auszulassen oder stark zu reduzieren, dann würde sich Ihre Gesundheit schnell verbessern, und Sie würden innerhalb weniger Tage anfangen Gewicht zu verlieren. Unabhängig von Ihrem Gesundheitszustand oder Ihrem Metabolic Type® sei Ihnen geraten, Ihre Zufuhr an Getreide und Zucker zu unterbinden oder einzuschränken, speziell wenn es sich um industriell verarbeitetes Getreide und Zucker handelt. Das Auslassen von Getreide ist speziell für diejenigen notwendig, die Protein-Typ sind und somit an eine Ernährung aus der Zeit vor dem Ackerbau angepasst sind. Kohlenhydrat- und Misch-Typen können damit zurechtkommen, eine begrenzte Menge an Vollkorn zu sich zu nehmen, da sie genetisch besser an Getreide, Hülsenfrüchte und speziell Mehlprodukte, die mit dem modernen Ackerbau aufkamen, angepasst sind. Auf jeden Fall sollten die Getreideprodukte, die Sie zu sich nehmen, aus Vollkorn bestehen (95% des in den Vereinigten Staaten konsumierten Getreides ist industriell verarbeitet, was den ohnehin schon begrenzten Nährwert noch einmal verschlechtert).

Es ist hauptsächlich die Antwort Ihres Körpers auf einen übermäßigen Genuss von Getreide und Zuckern, nicht Ihr Fettkonsum, der Sie übergewichtig werden lässt. Zuckerkonsum führt außerdem zu einer Ansammlung schädlicher Bakterien, und Pilze fangen an sich in Ihrem Verdauungstrakt auszubreiten, was die Funktion Ihrer weißen Blutkörperchen beeinträchtigen kann. Dies kann das Immunsystem schwächen, was Sie wiederum anfälliger für Krankheiten aller Art macht. Ihr Körper hat nur eine begrenzte Kapazität für die Speicherung von Kohlenhydraten, aber er kann diese überschüssigen Kohlenhydrate sehr leicht über das Insulin in Körperfett umwandeln. Das heißt, je mehr überschüssige Kohlenhydrate Sie zu sich nehmen, desto mehr Körperfett werden Sie speichern.

Fette gegen Kohlenhydrate

Die über die Nahrung aufgenommenen Fette, egal ob gesättigt oder nicht, sind nicht die Ursache von Übergewicht, Herzerkrankungen oder jedweden anderen chronischen Zivilisationskrankheiten. Das Problem sind die in der Ernährung enthaltenen Kohlenhydrate, ihre Auswirkungen auf die Insulinausschüttung und den damit einhergehenden Einfluss auf die hormonelle Steuerung des Körpers. Je einfacher verdaulich und verfeinerter die Kohlenhydrate sind, desto größer sind die Auswirkungen auf unsere Gesundheit, unser Gewicht und unser Wohlbefinden.

Mais: das vergessene Getreide

Die meisten Menschen können sehr leicht die gängigen Getreidearten wie Reis, Weizen, Hafer, Gerste und Roggen benennen, vergessen aber, dass Mais auch in diese Kategorie gehört, da Sie ihn als Gemüse wahrnehmen. Mais ist aber ein

Getreide, das zudem noch relativ zuckerhaltig ist, was eines der Hauptgründe ist, warum es das Getreide Nummer eins in den USA ist. Er beansprucht über 32,38 Millionen Hektar amerikanischen Boden und schleicht sich in ein endloses Spektrum von Nahrungsmitteln und anderen Produkten ein. In seiner unverarbeiteten oder "Vollkorn"-Form bietet Mais höchstens vernachlässigbare gesundheitliche Vorzüge und enthält beispielsweise Vitamin C. Sie sind am besten damit bedient, wenn Sie Mais in verarbeiteter Form ganz vermeiden.

Nahrungsmittel mit Etiketten auf denen Mais-Derivate wie Maissirup, Fruktose, Maissirup mit hohem Fruktosegehalt, Maisöl, Maismehl, Maisstärke, Dextrose, Mononatriumglutamat, Xanthangummi und Maltodextrin verzeichnet sind, haben keinen Platz in Ihrem Einkaufswagen. Süßstoffe aus Mais sind heute sogar mit einem Anteil von 55% die am meisten produzierten Süßstoffe auf dem Markt. Dies ist hauptsächlich Maissirup mit hohem Fruktosegehalt, welcher der Hauptbestandteil bei Limonaden, Keksen, Süßigkeiten und anderen beliebten Supermarktprodukten ist. Der Konsum von Maissirup mit hohem Fruktosegehalt stieg von null im Jahre 1966 auf kolossale 62,2 Pfund pro Person im Jahre 2001 und ist der Hauptschuldige für die Epidemie von Übergewicht und Diabetes.

Überschüssige Kohlenhydrate sind schlecht für die Knochen

Die Knochengesundheit hängt zu einem Großteil von der kontrollierten Aufnahme von Kohlenhydraten im Körper ab. Der Körper reagiert empfindlich auf eine Zunahme oder Abnahme von Kohlenhydraten in seinem System. Zustände von Unterzuckerung können in Folge einer erhöhten Insulinausschüttung in den Blutkreislauf durch einen extrem hohen Anteil von Kohlenhydraten im Vergleich zu Proteinen verursacht werden. Wenn Kohlenhydrate in einer erhöhten Menge im Körper verarbeitet werden, während der Verzehr von Proteinen abnimmt, dann erzeugt dieses Ungleichgewicht einen erhöhten Insulinspiegel, da das Regulationssystem des Blutspiegels versucht, die Blutwerte normal zu halten. Wenn die Nebennieren in diesen Prozess eingreifen, dann fangen sie an, Kortisol und Adrenalin zu produzieren. Überschüssiges Kortisol verursacht viele unerwünschte Körperreaktionen wie verminderte Glukoseaufnahme der Zellen, verringerte Proteinsynthese, Demineralisation der Knochen, was zu Osteoporose führen kann, und eine verminderte Lymphozytenzahl und -funktion, was Allergien, Infektionen und degenerative Erkrankungen durch eine verminderte sekretorische Antikörperproduktion (SIgA) auslösen kann. Außerdem wird der erhöhte Blutzucker im Zusammenspiel mit der Proteinaufspaltung Muskelschwund verursachen, und die Hautregeneration und die Selbstheilungskräfte des Körpers werden negativ beeinflusst.

Knochenmineralien werden einfach aus unserem System gespült, wenn wir zu viele Kohlenhydrate essen. Dieser Prozess könnte stattfinden, wenn dem Körper der Mineralstoff-Aufbau entzogen wird und hochfeste, starke Kollagen-Proteinfasern durch einen zu hohen Kortisolspiegel abgebaut werden. Dies schwächt außerdem das Bindegewebe an den Gelenken. Osteoporose und Bandscheibenvorfälle können oft dort gefunden werden, wo der Körper durch einen übermäßigen Verzehr von Kohlenhydraten ohne ausreichend Proteine zu viel Kortisol gebildet hat. Anderthalb Zentimeter Körpergröße können innerhalb eines Jahres verloren werden. Die Knochen werden spröde und können schneller brechen, vor allem Hüftfrakturen werden wahrscheinlicher.

Frauen wurde jahrelang geraten, ihre Kalziumzufuhr durch einen gesteigerten Verzehr von Milch und Joghurt zu erhöhen, um ihre Knochen zu schützen. Diese Empfehlung für eine gute Knochengesundheit wird leider nicht funktionieren, da die Laktose in Milch und Joghurt zusammen mit den im Joghurt enthaltenen Früchten und Zucker die Kohlenhydrate im Körper erhöht, was den Verlust von Knochenmineralien eher fördert als unterbindet. Der im Supermarkt erhältliche Joghurt ist gewöhnlich sehr zuckerhaltig, aber die Herstellung Ihrer eigenen Fermente wie Kefir oder Joghurt löst dieses Problem.

Wenn Sie wirklich Zucker benötigen, dann ist Stevia ein guter Ersatz, da es der sicherste zu verwendende Süßstoff ist. Es ist ein natürliches, aus Südamerika stammendes Kraut, das nun schon seit 1500 Jahren verwendet wird und sich als sicher erwiesen hat. Es hat die 300-fache Süßkraft von Zucker, weshalb Sie auch nicht soviel davon benötigen, aber viel wichtiger ist, dass es nicht den Insulinspiegel erhöht oder die Entwicklung Ihrer Wirbelsäule negativ beeinflusst.

Der einzige Weg, eine ausgewogene, gesunde Ernährungsweise zu haben und den Verlust von Knochenmineralien zu verhindern, ist, die Menge an einfachen Kohlenhydraten zu minimieren und stattdessen komplexe Kohlenhydrate zu essen, die für Ihren Metabolic Type ® geeignet sind.

Nahrungsmittel mit gesunden Kohlenhydraten

Es gibt kaum eine Nahrungsgruppe, die reicher an Vitaminen, Mineralien, Antioxidantien und Flavonoiden ist, als die Gemüse-Gruppe. Dies gilt besonders für Gemüse, das über dem Erdboden wächst. Gemüse stellt die von Ihnen benötigten, nützlichen Kohlenhydrate und noch viel mehr zur Verfügung. Diejenigen, die Protein-Typen sind, sollten idealerweise den größten Anteil ihrer Kohlenhydrate über Gemüse beziehen und praktisch keine über Weißmehlprodukte oder mit Zucker versetzte Nahrungsmittel. Diejenigen, die Kohlenhydrat-Typen sind, sollten den Löwenanteil ihrer Kohlenhydrate über Gemüse beziehen, fahren aber auch gut damit, wenn 15% ihrer Kohlenhydrate aus gesundem Vollkorn bestehen. Die Misch-Typen fallen, wie der Name es schon andeutet, genau zwischen diese beiden.

Der glykämische Index ist ein Maß dafür, wie sich Nahrung in Glukose aufspaltet. Da Gemüse eher ballaststoffreich ist, einen niedrigen glykämischen Index und einen hohen Nährwert hat, ist es das ideale Mittel, um Ihren täglichen Bedarf an Kohlenhydraten zu stillen.

Richtlinien bei der Auswahl von Gemüse

Möhren und Mais sind die am häufigsten konsumierten Gemüsearten; wie auch immer, eine andere Studie fand heraus, dass Kartoffelchips und Pommes Frites über ein Drittel der Ernährung von Kindern ausmachen. Wenn Gemüse in dieser Form zu sich genommen wird, ist es auch nicht weiter verwunderlich, dass so viele Kinder krank sind.

Nehmen Sie im Sinne Ihrer Gesundheit an, dass Kartoffeln kein Gemüse sind, sondern Getreide. Der Grund dafür ist, dass sie einen hohen Anteil einfacher Kohlenhydrate besitzen und sich auf Ihren Körper ähnlich wie Getreide und Zucker auswirken, indem sie Gewichtszunahme und Krankheiten begünstigen. Pommes Frites, die einen hohen Anteil an gefährlichen Transfetten haben, sind doppelt so schlimm, weshalb Sie diese wie die Pest meiden sollten.

Schränken Sie Ihren Konsum von Wurzelgemüse wie Rüben oder Möhren ein, da es einen höheren Kohlenhydratgehalt hat als Gemüse, das über dem Erdboden wächst. Wenn Sie es essen, dann am besten roh, da das Kochen seinen glykämischen Index erhöht.

Obwohl es wahr ist, dass Gemüse ein gesunder Bestandteil einer jeden Ernährung ist und wertvolle Nährstoffe, Mineralien und Vitamine enthält, so sind dennoch bestimmte Gemüsearten besser als andere.

Wenn Sie versuchen Ihren Konsum von Gemüse zu steigern, dann wählen Sie klug. Eisbergsalat hat beispielsweise fast keinen Nährwert, da er hauptsächlich aus Wasser besteht. Viel bessere

Optionen wären Römersalat oder Spinat, welche über einen hohen Eisengehalt verfügen.

Wenn Sie Biogemüse verwenden möchten, dann versuchen Sie am besten, das frischeste organische Gemüse in Ihrer Nähe zu finden, d.h. dasjenige, das auch lokal angebaut wird. Wenn Sie kein organisches Gemüse in Ihrer Nähe finden können, dann ist frisches Gemüse immer eine bessere Wahl als gefrorenes Gemüse oder Dosengemüse. Darüber hinaus sollte frisches Gemüse gewaschen werden, um gefährliche Pestizide zu beseitigen.

Obst ist nicht so gesund, wie viele behaupten

Früchte sind nicht so gesund, wie viele behaupten. Früchte bestehen hauptsächlich aus Fruchtzucker mit einigen Vitaminen, Mineralien und anderen Nährstoffen. Diese Vitamine und Nährstoffe können auch einfach über Fleisch oder nicht stärkehaltiges Gemüse ohne Fructose bezogen werden. Der Körper verarbeitet Fruktose aus Früchten auf dieselbe Weise wie Fruktose aus Softdrinks. Es gibt da keinen Unterschied. Fruktose bleibt Fruktose, egal aus welcher Quelle es stammt. Fruktose verursacht Insulinresistenz, wie in wissenschaftlichen Tests bewiesen wurde. Fruktose ist hochgradig suchterregend, und die meisten Menschen lehnen es ab, Früchte aufzugeben, egal wie krank sie werden. Dies gleicht Lungenkrebspatienten, die weiterhin Zigaretten rauchen.

Wie viel Kohlenhydrate sollten Sie essen?

Woher weiß man nun, ob man nicht mehr Kohlenhydrate in Getreideform vertragen könnte? Wie weiß man, was am besten zu einem passt?

Hier hilft das Metabolic Typing® weiter. Die Bestimmung Ihres Metabolic Type® wird ermitteln, wie gut ihr Körper Kohlenhydrate verarbeiten kann. Den meisten Menschen geht es nicht gut, wenn Getreide 70% der Gesamtkalorienzufuhr ausmacht, noch nicht einmal den Kohlenhydrat-Typen. Für manche dieser Menschen bedeutet dies, ihre Kohlenhydratzufuhr auf 40%, manchmal sogar auf 20%, zu senken. Indem Sie Ihre Kohlenhydratzufuhr mäßigen, können Sie Ihre Fettverbrennung als eine optimale und effiziente Quelle an nahezu unbegrenzter Energie verbessern.

Ich vermute, dass die meisten Menschen einen subjektiven Test durchführen können, indem Sie den Anteil von Getreide reduzieren und ihn durch Gemüse, Fleisch, Meeresfrüchte und eine gemäßigte Menge an Früchten, je nach Metabolic Type®, ersetzen.

KAPITEL 9

Proteine - Bausteine unseres Körpers

" *Die beste und effizienteste Apotheke befindet sich in unserem eigenen Körper.*"

— **Robert C. Peale**

Abgesehen davon, was viele Trenddiäten behauptet haben, benötigt man in einer gewöhnlichen Ernährung eine bestimmte Menge von Kohlenhydraten, Proteinen und Fetten. Keiner dieser Bestandteile ist auch nur annähernd so böse, wie sie von machen "Experten" dargestellt wurden. Entscheidend ist, zuerst nur die gesündesten Nahrungsbestandteile zu erkennen und auszuwählen und dann die richtige Menge für Ihren persönlichen Metabolic Type® zu sich zu nehmen.

Proteine sind die "Bausteine" des Körpers, die für Ernährung, Wachstum sowie Reparaturen benötigt werden, und sie beeinflussen eine Vielzahl von metabolen, enzymatischen und chemischen Prozessen, die innerhalb des Körpers stattfinden.

Proteine bestehen aus kleineren Einheiten namens Aminosäuren, die sich in einer Vielzahl verschiedener Kombinationen zusammen verbinden, um einzigartige Funktionen zu erfüllen. Manche Aminosäureketten werden vom Körper hergestellt, aber andere – essentielle Aminosäuren – müssen dem Körper über die Nahrung, die wir zu uns nehmen, von außen zugeführt werden. Obwohl alle Tier- und Pflanzenzellen etwas Protein enthalten, variiert die Menge und die Qualität des Proteins erheblich.

Gemüse enthält die Mehrheit der Mikronährstoffe (Vitamine, Mineralien, Ballaststoffe und Phytochemikalien), die Ihr Körper benötigt. Trotzdem gibt es essentielle Makronährstoffe, von denen Pflanzen keine ausreichenden Mengen bereitstellen können, darunter Proteine mit allen acht essentiellen Aminosäuren, die nur in tierischen Produkten und bestimmten Fetten wie Omega-3 mit seinen EHA- und DPA Fettsäuren gefunden werden können. Gemüse enthält außerdem eine ganze Reihe von essentiellen Nährstoffen, die in keiner anderen Nahrungsart, und sicherlich nicht in irgendeiner Pille oder Nahrungsergänzung gefunden oder nachgebildet werden können.

Wenn Sie keine Probleme mit Insulin haben oder ein Kohlenhydrat-Typ sind, dann können Hülsenfrüchte in Maßen eine nährstoffreiche Nahrungsquelle sein, da sie reich an Ballaststoffen und Mineralien sind. Hülsenfrüchte haben außerdem einen hohen Gehalt an Pflanzeneiweiß, aber Sie sollten sich darüber im Klaren sein, dass ihr Eiweiß unvollständig ist, da es nicht alle acht essentiellen Aminosäuren enthält, die Ihr Körper benötigt. Tierisches Eiweiß wie Fisch, Fleisch, Eier und Milchprodukte ist die einzige Quelle von vollständigem Eiweiß, weshalb Vegetarier etwas tierisches Eiweiß wie Milchprodukte, ungiftigen Fisch oder Eier zu sich nehmen, um einem Proteinmangel vorzubeugen.

Jeder — ungeachtet seines Metabolic Type® — benötigt gutes Eiweiß. Kohlenhydrat-Typen nur ein wenig, Misch-Typen schon etwas mehr, und Protein-Typen benötigen erheblich mehr. Die beste Eiweißquelle ist Fleisch. Bedeutet das, dass Vegetarier keine Vegetarier sein sollten? Nein, aber wenn Sie ein Vegetarier sind, stellen Sie sicher, dass Sie ein Kohlenhydrat-Typ sind und Milchprodukte, Eier und Fisch in Ihre Ernährung aufnehmen, da nur tierisches Eiweiß alle essentiellen Aminosäuren und Mikronährstoffe bereitstellt, die Ihr Körper benötigt, um sein gesamtes Leistungspotenzial abzurufen.

Bezüglich roten Fleisches, das Sie ohne Bedenken essen können, ist grasgefüttertes Rindfleisch von hervorragendem gesundheitlichem Wert, und es ist darüber hinaus noch für die meisten Menschen unglaublich geschmackvoll.

Echtes Rind ist grasgefüttert

Bis Mitte des 20. Jahrhunderts wurde die große Mehrheit der Rinder noch auf Weiden gehalten, und sie wurden mit heimischen Gräsern gefüttert. Dies ist heutzutage nicht mehr der Fall: Die Viehwirtschaft fand schnell heraus, dass mit Getreide gefütterte Rinder schneller an Gewicht zunahmen, wodurch diese schon nach 14 oder 15 Monaten auf den Markt kommen konnten, anstatt nach vier oder fünf Jahren. Dieser beschleunigte Marktzyklus schlug sich in Profiten nieder, und die weltweite Viehwirtschaft blickte nie wieder zurück.

Aber hier gibt es ein großes Problem. Kühe können keinen Mais verdauen. Den Kühen passiert genau dasselbe wie Menschen, die durch einen übermäßigen Konsum von Getreide und Zucker Krankheiten bekommen können.

Kühe sind wie alle anderen grasenden Tiere Wiederkäuer. Das bedeutet, dass sie einen Pansen, oder einen Magen mit 100 Litern Fassungsvermögen haben, der Gras vergärt und es in Proteine und Fett umwandelt. Pansen sind physiologisch nicht dafür ausgerichtet, Getreide zu verdauen. Eine Kuh von Gras auf Getreide umzustellen, öffnet die Tore für eine ganze Reihe von Krankheiten, darunter E. coli, die nur mit einer konstanten Zufuhr von Antibiotika bekämpft werden kann.

Wenn eine Kuh mit einer geeigneten Ernährung aus Gräsern aufgezogen wurde, ist sie magerer als getreidegefütterte Rinder. Tatsächlich liegt das Verhältnis von Omega-6 zu Omega-3 bei einem getreidegefütterten Rind bei mehr als 20:1.[62] Dieses Missverhältnis übersteigt sogar das 4:1 Verhältnis bei weitem, bei dem schon erste gesundheitliche Probleme durch das

Ungleichgewicht der essentiellen Fettsäuren auftreten können. Außerdem können bei getreidegefüttertem Rindfleisch über 50% der gesamten Fettmenge aus den weit weniger gesunden gesättigten Fettsäuren bestehen.

Bei grasgefüttertem Rind liegt das Verhältnis von Omega-6 zu Omega-3 bei 0,16 zu 1. Dies ist genau das Verhältnis, welches Wissenschaftler als ideal für unsere Ernährung ansehen. Es ist auch ungefähr dasselbe Verhältnis, das in Fisch zu finden ist. Bei grasgefüttertem Rind bestehen nur 10 % der gesamten Fettmenge aus gesättigten Fettsäuren. Wenn Sie schwanger, oder eine stillende Mutter sind, dann werden die zusätzlichen Omega-3-Fettsäuren des grasgefütterten Rinds enorme Vorteile bei der Ernährung Ihres Kindes mit sich bringen.

Alles in allem ist es nun zweifellos erwiesen, dass grasgefüttertes Rindfleisch, anders als getreidegefüttertes Rind, folgende Vorzüge bietet:

- Es ist eine natürliche Quelle für Omega-3-Fettsäuren.
- Es enthält einen hohen Anteil an CLA (konjugierten Linolsäuren).
- Es verfügt über viel Beta-Carotin.
- Sein Anteil an den Vitaminen A und D ist 400% höher.
- Das Risiko der bovinen spongiformen Enzephalopathie ist praktisch null (Rinderwahn).

Darüber stellt grasgefüttertes Rind auch noch viele andere natürliche Mineralien und Vitamine zur Verfügung. Zu guter Letzt ist es auch noch eine hervorragende Quelle für CLA (konjugierte Linolsäuren), eines Fetts, dass das Risiko von Krebs, Übergewicht, Diabetes und einer Reihe von Immunstörungen reduziert.

Hüten Sie sich vor organischem getreidegefüttertem Rind. Obwohl es organisch sein könnte, werden die Rinder trotzdem noch mit Getreide gefüttert, und Getreide ist nicht die genetisch vorherbestimmte Nahrung für Rinder.

Sicherer Fisch zum Essen

Fisch ist eine der gesündesten Fleischsorten, die Sie essen können, da er eine hervorragende Eiweißquelle mit einem hohen Anteil an Omega-3-Fettsäuren ist.

Wie auch immer, der Großteil Fisch, den Sie in Supermärkten und Restaurants kaufen können, stammt höchstwahrscheinlich aus Fischfarmen. Es ist auch nicht überraschend, dass die Multi-Millionen-Dollar-Industrie der Fischzucht eine der am schnellsten wachsenden Sparten der Nahrungsproduktion ist.

Was die meisten Menschen jedoch nicht wissen, ist, dass die Zuchtfische mit denselben gesundheitlichen Problemen konfrontiert sind, wie die Tiere der modernen Viehzucht. Um profitabel zu sein, müssen Fischfarmen riesige Mengen Fisch auf begrenztem Raum züchten, und dieses Zusammenpferchen führt zu Verletzungen und Krankheiten bei den Fischen. Den Fischen werden Antibiotika, und Chemikalien gegen Parasiten wie Seeläuse, Infektionen der Haut und der Kiemen und anderen Erkrankungen, für die sie gehäuft anfällig sind, verabreicht.

Die Fische werden außerdem mit Medikamenten und Hormonen gefüttert und sind sogar manchmal genetisch verändert, um das Wachstum zu beschleunigen und das Fortpflanzungsverhalten zu ändern. Gezüchtetem Lachs werden außerdem die Chemikalien Canthaxanthin und Astaxanthin verabreicht, um ihrem Fleisch eine ansprechende Farbe zu verleihen und sie somit verkaufsfähiger zu machen. Wilder Lachs ernährt sich von Garnelen und Krill, die natürliche chemische Stoffe enthalten, die für die Pinkfärbung des Lachses sorgen. Gezüchteter Lachs bekommt keine natürliche Nahrung, sodass ihr Fleisch grau wäre, wenn sie nicht die Zusätze verabreicht bekämen.

Wenn Sie Zuchtfische essen, dann versuchen Sie sich auf einige wenige Mahlzeiten pro Monat zu beschränken und nur aus den folgenden sechs sichersten Fischen auszuwählen: Pazifischer Wildlachs, Schnapper, Gestreifter Sergeant, Sardinen, Schellfisch und Pazifische Flunder.

Essen Sie ihre Eier

Manche Menschen haben Eier komplett aus ihrer Ernährung gestrichen. Das ist meiner Meinung nach ein gefährlicher Trend. Was sie eventuell nicht wissen können, ist, dass Eier den Cholesterinspiegel überhaupt nicht erhöhen. Genauso wenig erhöhen sie das Risiko von Herzerkrankungen.

Eier werden als eines der perfekten Nahrungsmittel der Natur betrachtet, da sie alle bekannten Nährstoffe außer Vitamin C enthalten.

Sie sind ein hervorragender Lieferant der fettlöslichen Vitaminen A und D, die vor freien Radikalen schützen und enorm wichtig für die Entwicklung eines Kindes sind. Kaufen Sie, wenn möglich, Eier von freilaufenden Hühnern, denen eine natürliche Ernährung bereitgestellt wird. Es gibt einen gewaltigen Unterschied zwischen dem Nährwert von Eiern, die von freilaufenden Hühnern gelegt werden und von denen, die von Hühnern in einer Legebatterie gelegt werden.

Wenn Sie Eier essen, dann sollte der Dotter idealerweise roh verzehrt werden, da die Hitze einen Großteil der leicht vergänglichen Nährstoffe des Dotters zerstören wird. Darüber hinaus besitzt der Eidotter Cholesterin, das bei hohen Temperaturen oxidiert werden kann, ganz besonders, wenn es mit dem im Eiweiß vorhandenen Eisen in Kontakt kommt und als Rührei zubereitet wird.

Die perfekten Proteine zubereiten

Proteinreiche Nahrungsmittel wie Fisch, Hühnchen, Magerfleisch und Eier werden während der Verdauung in Aminosäuren aufgespalten. Diese Aminosäuren werden anschließend dorthin transportiert, wo der Körper sie benötigt, nämlich dort, wo Gene die Blaupausen bereitstellen, um aus diesen Aminosäuren spezielle Stoffe zusammenzustellen, die der Körper benötigt, um richtig zu funktionieren.

Die eben genannten, proteinreichen Nahrungsmittel verfügen außerdem über einen hohen Gehalt an den Vitaminen B6 und B12, die benötigt werden, um die Zell-DNA herzustellen und zu reparieren.

Proteinreiche Nahrungsmittel von tierischen Quellen sind hier Ihre erste Wahl, da sie vollständige Proteine sind, die all die nötigen Aminosäuren enthalten. Proteine aus Gemüse oder anderen Quellen sind sehr wahrscheinlich unvollständig und könnten einen hohen Anteil an Dingen, die Sie nicht wünschen, haben, wie z.B. Kohlenhydrate. Auf diese Proteinquellen dürfen Sie nicht setzen, wenn Sie versuchen, Gewicht zu verlieren oder zu halten.

Omega-3-Fettsäuren, die den meisten Menschen in ihrer Ernährung fehlen, können in Eiern, Truthahn, Magerfleisch, Schwein und Hühnchen gefunden werden. Tiere, die grasgefüttert sind oder freien Auslauf haben, werden über einen höheren Anteil von Omega-3-Fettsäuren, und einen niedrigeren Anteil von gesättigten Fettsäuren verfügen, was bei der Auswahl Ihrer Proteine eine Rolle spielen sollte.

Generell sind schnellere und leichtere Kochmethoden, wie kurzes Anbraten vorzuziehen, da bei ihnen eine geringere Glykation stattfindet, ein Prozess, der potentiell gesundheitsgefährdend ist. Das Kochen in einer Flüssigkeit hingegen, wie etwa Fisch in Wasser zu pochieren, schränkt die Glykation ein. Daher sind Garen, Kochen in Flüssigkeit und schnelles Anbraten Grillen und Backen überlegen. Wie auch immer, die Zubereitung in einer Brühe oder das Bestreichen mit Olivenöl werden die bei der Glykation entstehenden AGEs (Advanced Glycation Endproduct) einschränken.

Persönlicher Erfahrungsbericht: Lernen, aktiv mit meiner Skoliose zu leben

„Ich war elf Jahre alt, als ich bei einer routinemäßigen Schuluntersuchung erfuhr, dass ich Skoliose hatte. Meine Krümmung lag zwischen 10 und zwanzig Grad und wurde nicht als schwer genug erachtet, um eine Korsettierung oder einen chirurgischen Eingriff zu rechtfertigen. Die Ärzte untersuchten mich weiterhin alle 6 Monate, konnten aber keine erkennbare Verschlechterung feststellen. Ich war so glücklich, dass ich niemals ein Korsett tragen musste. Als ich aus der Pubertät kam, wurde meine Behandlung eingestellt und mir wurde mitgeteilt, dass sich der Zustand meiner Wirbelsäule stabilisiert habe. Zu diesem Zeitpunkt litt ich nicht unter Schmerzen oder Unwohlsein.

Als ich Jahre später anfing zu arbeiten, bekam ich nach längerem Sitzen oder Stehen immer Rückenschmerzen. Ich suchte ein örtliches Krankenhaus auf, wo mir Glucosamin verschrieben wurde. Der Arzt schrieb die Schmerzen dem durch die Krümmung verursachten Druck zu, und mir wurde geraten, keine belastenden Sportarten wie Laufen oder Basketball mehr zu betreiben. Da dies meine bevorzugten Sportarten waren, dachte ich plötzlich, ich könnte nicht mehr trainieren. Ich hörte einfach aus Angst vor Schmerzen mit dem Sport auf.

Zu dieser Zeit war meine Krümmung auf 39 Grad angewachsen. Mein Arzt ließ jedes Jahr Röntgenbilder von mir anfertigen, um meine Verschlechterung zu beobachten. Mir wurde gesagt, dass wenn die Verkrümmung erst einmal 45 Grad erreichen würde, ein chirurgischer Eingriff die einzige Lösung wäre. Von Rückenschmerzen geplagt, fürchtete ich mich vor jedweder sportlichen Aktivität, selbst wenn sie verschrieben war. Zwei Jahre später versuchte ich verschiedene Therapien zur Schmerzlinderung. Obwohl diese meine Schmerzgrenze senkten, korrigierten sie nicht meine Krümmung. Ich bemerkte überhaupt keine Verbesserung durch das Glucosamin. Ich war wirklich so weit zu glauben, dass ein chirurgischer Eingriff unabwendbar wäre. Ich fühlte mich vollkommen hilflos, als hätte ich gar keine Möglichkeiten. Ich bin so dankbar, dass ich Dr. Lau traf, bevor meine Wirbelsäule schlechter werden konnte, als sie ohnehin schon war. Er gab mir meine Hoffnungen durch Übungen und Ernährungsratschläge zurück. Als ich seine Übungen absolviert hatte, war meine Rumpfmuskulatur auch wirklich stark genug, um meine Wirbelsäule zu stabilisieren. Meine Rechtskrümmung schrumpfte von 39 auf 30 Grad und meine Linkskrümmung von 28 auf 27 Grad. Der Rückenschmerz und die Steifheit verringerten sich enorm, wodurch sich meine körperliche Aktivität steigerte. Ich lebe nicht mehr mit der Angst vor Bewegung, die wiederum nur zu schrecklichen Schmerzen führte. Ich bin nun überzeugt, dass ich aktiv mit Skoliose leben kann, ohne nur rumzusitzen, um auf Veränderungen oder einen chirurgischen Eingriff zu warten.

Dr. Lau gab mir wieder neue Lebenshoffnung, und ich sehe keine Notwendigkeit einer Operation in der Zukunft."

— Isabel C. (34 Jahre)

KAPITEL 10

Die Wahrheit über Fette

> *Essen ist eine Notwendigkeit, intelligent zu essen aber eine Kunst.*
>
> **— La Rochefoucauld**

L assen Sie uns zum Anfang ein paar Mythen über Fett aus dem Weg räumen:

Mythos #1: Herzerkrankungen werden durch den Verzehr von Cholesterin und gesättigten Fettsäuren aus Tierprodukten verursacht, wohingegen eine Ernährung mit wenig Fett und Cholesterin gesünder für den Menschen ist.

Die Wahrheit: Während einer Phase mit einem schnellen Anstieg an Herzerkrankungen (1920-1960), sank der amerikanische Verbrauch an tierischen Fetten, aber der Verzehr von gehärteten, industriell verarbeiteten Pflanzenfetten stieg dramatisch an (USDA-HNIS).

Die Framingtoner Herzstudie, nach der Bewohner aus Framington, Massachusetts, die mehr gesättigte Fettsäuren, Cholesterin und Kalorien zu sich nahmen, die niedrigsten Cholesterinblutspiegel hatten, wird oft als ein Beweis für diesen Mythos herangezogen.

Mythos #2: Gesättigte Fettsäuren verstopfen Arterien.

Die Wahrheit: Studien haben bewiesen, dass die in verstopften Arterien gefundenen Fettsäuren hauptsächlich ungesättigt (74%) waren, und davon wiederum 41% mehrfach ungesättigt (Lancet 1994 344:1195 sind), was also nicht den gesättigten Fetten von Tieren oder Pflanzen wie etwa Kokosnüssen entspricht.

Mythos #3: Tierische Fette verursachen Krebs und Herzerkrankungen.

Die Wahrheit: Die Statistiken beweisen genau das Gegenteil. Die Angst vor Butter und tierischen Fetten hat im letzten Jahrhundert zu einem Einknicken des Konsums geführt, während die Fälle von Herzerkrankungen und Krebs in die Höhe schossen.

Tierische Fette enthalten viele Nährstoffe, die vor Krebs und Herzerkrankungen schützen; die erhöhten Raten von Krebs und Herzkrankheiten stehen mit dem Konsum großer Mengen Pflanzenöl in Verbindung (Federation Proceedings Juli 1978 37:2215).

Mythos #4: Kinder profitieren von einer fettarmen Ernährung.

Die Wahrheit: Kinder, die sich fettarm ernähren, leiden unter Wachstumsstörungen, Gedeihstörung und Lernschwächen (Food Chemistry News 10/3/94; dt. etwa Nachrichten der Nahrungsmittelchemie).

Mythos #5: Eine fettarme Ernährung sorgt dafür, dass Sie sich besser fühlen und mehr Lebensfreude haben.

Die Wahrheit: Fettarme Ernährung wird mit erhöhten Raten von Depression, psychologischen Problemen, Müdigkeit, Gewalt und Suizid in Verbindung gebracht (Lancet 3/21/92 Band 339).

Mythos #6: Um Herzerkrankungen zu vermeiden, sollten wir anstelle von Butter, Margarine verwenden.

Die Wahrheit: Margarine-Esser haben doppelt soviel Herzerkrankungen wie Butter-Esser (Nutrition Week 3/22/91 21:12; dt. etwa Ernährungswoche).

Mythos #7: Asiaten nehmen nicht ausreichend essentielle Fettsäuren zu sich.

Die Wahrheit: Asiaten konsumieren viel zu viel von einer Art essentieller Fettsäuren (Omega-6-Fettsäuren, die in den meisten mehrfach ungesättigten Pflanzenölen gefunden werden können), aber nicht genug von einer anderen Art essentieller Fettsäuren (Omega-3-Fettsäuren, die in Fisch, Fischöl, Eier von freilaufenden Hühnern, dunkelgrünem Gemüse und Kräutern, Ölen von bestimmten Samen wie Flachs- oder Chiaöl, Nüssen wie Walnüssen und in kleinen Mengen in Vollkorn gefunden werden können) (American Journal of Clinical Nutrition 1991 54:438-63; dt. etwa Amerikanische Fachzeitschrift für klinische Ernährung).

Mythos #8: Die Steinzeitdiät war fettarm.

Die Wahrheit: Urzeitliche Menschen aus aller Welt suchten und konsumierten Fett von Fischen und Schellfisch, Wasservögeln, Meeressäugetieren, Vögeln, Insekten, Schweinen, Rindern, Schafen, Ziegen, Wild, Eiern, Nüssen und Milchprodukten (Abrams, Food & Evolution 1987; dt. etwa Nahrung & Evolution).

Tatsache ist, dass manche Fette Ihnen dabei helfen können, dünn zu bleiben, Ihren Stoffwechsel zu verbessern und unabhängig von Ihrem Metabolic Type® Ihre Immunabwehr zu stärken.

Schlechte, zu vermeidende Fette

Trotzdem können die folgenden neumodischen Fette vollkommen unabhängig von Ihrem Metabolic Type® Krebs, Herzerkrankungen, Fehlfunktionen des Immunsystems, Unfruchtbarkeit, Lernschwächen, Wachstumsprobleme und Osteoporose verursachen:

- alle hydrierten und teilhydrierten Öle
- industriell verarbeitete Flüssigöle wie Soja, Mais, Öldistel, Baumwollsamen und Doppel-Null-Raps
- Fette und Öle (besonders Pflanzenöle), die bei hohen Temperaturen gebraten und zubereitet werden

Transfettsäuren

Eine ungesunde Substanz, die auch als Transfett bekannt ist, wird durch den chemischen Prozess der Hydrierung von Ölen hergestellt. Die Hydrierung verfestigt flüssige Öle und erhöht die Haltbarkeit und Geschmacksstabilität von den Ölen und Nahrungsmitteln, die sie enthalten. Transfette können in Pflanzenbackfetten, mancher Margarine, Cracker, Keksen, Snackzubereitungen und anderen Nahrungsmitteln gefunden werden.

Sehr viele Transfette können außerdem in Pommes Frites gefunden werden. Um für das Frittieren geeignete Pflanzenöle herzustellen, werden die Öle der Hydrierung ausgesetzt, was Transfette erzeugt. Forschungen legen nahe, dass die Menge an Transfetten mit Kreislauferkrankungen wie Arteriosklerose und Erkrankungen der Herzkranzgefäße korreliert und somit vermieden werden sollten.

Pflanzenöle

Mythos: „Verwenden Sie mehr Pflanzenöle."

Die Wahrheit: Schon ein wenig mehr als kleine Mengen von mehrfach ungesättigten Fettsäuren können zu Krebs, Herzerkrankungen, Autoimmunerkrankungen, Lernschwäche, Darmproblemen und vorzeitigem Altern beitragen. Große Mengen an mehrfach ungesättigten Fettsäuren sind der menschlichen Ernährung neu, vor allem durch den heutigen Gebrauch von kommerziellen, flüssigen Pflanzenölen. Sogar Olivenöl mit einer einfach ungesättigten Fettsäure, das eigentlich als gesund erachtet wird, kann auf zellulärer Ebene Ungleichgewichte verursachen, wenn es in großen Mengen konsumiert wird.

Die Wahrheit über gesättigte Fette

Gesättigte Fette wie Butter, tierische Fette, Kokosnuss- und Palmöl, tendieren dazu, bei Raumtemperatur fest zu sein. Der gängigen Meinung nach, sind diese traditionellen Fette für die meisten modernen Zivilisationserkrankungen verantwortlich

— Herzerkrankungen, Krebs, Übergewicht, Fehlfunktionen der Zellmembran und sogar für Störungen des Nervensystems wie Multiple Sklerose.

Viele wissenschaftliche Studien weisen jedoch daraufhin, dass industriell verarbeitetes, flüssiges Pflanzenöl, welches voller, während der Produktion entstandener freier Radikale ist, und künstlich gehärtetes Pflanzenöl, auch Transfett genannt, die Hauptschuldigen für diese modernen Erkrankungen sind, und nicht die natürlich gesättigten Fette.

Menschen benötigen gesättigte Fettsäuren, da wir warmblütig sind. Unsere Körper funktionieren nicht bei Raumtemperatur, sondern bei tropischen Temperaturen. Gesättigte Fettsäuren sorgen für die passende Steifheit und Struktur bei unseren Zellmembranen und unserem Gewebe. Wenn wir eine große Menge flüssiger, ungesättigter Öle zu uns nehmen, dann haben unsere Zellmembrane nicht die strukturelle Beschaffenheit, um richtig zu funktionieren, d.h. sie werden schlaff. Wenn wir jedoch sehr viele Transfette, die nicht so weich sind wie gesättigte Fette bei Raumtemperatur konsumieren, dann werden unsere Zellmembrane zu steif.

Im Gegensatz zur landläufigen Meinung, die nicht wissenschaftlich fundiert ist, verstopfen gesättigte Fettsäuren nicht Arterien und verursachen auch keine Herzerkrankungen. Tatsächlich sind gesättigte Fette sogar die beste Wahl für das Herz; Außerdem verringern gesättigte Fettsäuren sogar eine Substanz namens Lp(a), die ein sehr genauer Indikator für eine Anfälligkeit für Herzkrankheiten ist.

Fette wurden laut Eric Dewailly, einem Professor für Präventivmedizin an der Laval University in Quebec, in den Vereinigten Staaten dämonisiert. Die Inuit beziehen in ihrer Ernährung mehr als 50% der Kalorien aus Fett. Trotzdem sterben sie nicht mit derselben Häufigkeit an Herzinfarkten wie Kanadier oder Amerikaner, sagt Dewailly.

Viel wichtiger ist, dass die Fette von heimischen Wildtieren bezogen werden, und nicht von landwirtschaftlich gezüchteten. Landwirtschaftliche Nutztiere, die zusammengepfercht und mit landwirtschaftlichem Getreide (Kohlenhydraten) vollgestopft werden, besitzen üblicherweise Unmengen an ungesunden Fetten, die bei Wildtieren normalerweise nicht gefunden werden. Sehr viele unserer industriell verarbeiteten Nahrungsmittel sind voll von Transfetten, wie umgearbeiteten Pflanzenölen und in Gebäck und Snackzubereitungen versteckten Backfetten.

Gesättigte Fette spielen viele wichtige Rollen in der Körperchemie. Sie stärken das Immunsystem und sind an der interzellulären Kommunikation beteiligt, d.h. sie schützen uns vor Krebs. Sie sorgen dafür, dass die Rezeptoren auf unseren Zellmembranen ordentlich funktionieren, darunter auch die Insulinrezeptoren, was uns wiederum vor Diabetes schützt. Die Lunge könnte ohne gesättigte Fette gar nicht funktionieren, weswegen Kinder, denen Butter und Vollmilch gegeben wird, sehr viel seltener Asthma haben, als Kinder, die mit fettarmer Milch und Margarine vorlieb nehmen müssen. Gesättigte Fette sind außerdem an der Nierenfunktion und Hormonproduktion beteiligt.

Sie werden benötigt, damit das Nervensystem optimal arbeitet, und über die Hälfte der im Gehirn enthaltenen Fette sind gesättigt. Gesättigte Fette können sogar dabei helfen, Entzündungen zu unterdrücken. Zu guter Letzt transportieren die gesättigten, tierischen Fette die fettlöslichen Vitamine A, D und K2, die wir für unsere Gesundheit in großen Mengen benötigen.

Menschen konsumieren gesättigte Fette von Tierprodukten, Milchprodukten und tropischen Ölen nun schon seit mehr als Tausenden von Jahren, das Erscheinen des modernen, industriell verarbeiteten Pflanzenöls ist verantwortlich für die Epidemie der Zivilisationskrankheiten, nicht der Verzehr von gesättigten Fetten.

Die Heilkräfte der Kokosnuss

Kokosnüsse besitzen einen hohen Anteil an gesättigten Fetten, was entgegen der gängigen Meinung notwendige Fette für eine optimale Ernährung sind. Es gibt drei verschiedene Arten von gesättigten Fetten, und Kokosnüsse enthalten die gesündeste, nämlich die mittelkettigen Fettsäuren, die Ihnen sogar dabei helfen, Gewicht zu verlieren, während sie Ihre Gesundheit verbessern!

Da Kokosnussöl einen hohen Anteil an gesättigten Fetten besitzt, könnten manche Ärzte zu der Schlussfolgerung kommen, dass es schlecht für Ihr Herz wäre. Forschungen bescheinigten dem Kokosnussöl jedoch, dass es tatsächlich gut für das Herz ist.

Eine in der 2004er Ausgabe der Clinical Biochemistry (dt. etwa Klinische Biochemie) erschienenen Studie fand heraus, dass Kokosnussöl, speziell dasjenige aus erster Pressung, das "schlechte" LDL-Cholesterin senkte, während es gleichzeitig das "gute" HDL-Cholesterin steigen ließ.

Zu einem ähnlichen Ergebnis kam eine im *American Journal of Clinical Nutrition* erschienene epidemiologische Studie, die zwei indigene Bevölkerungen untersuchte, deren Kalorienzufuhr zu 63 bzw. 34% aus Kokosnüssen bestand und bei denen kein erhöhtes Risiko für Gefäßerkrankungen bestand.

Die in Kokosnüssen reichlich vorhandenen mittelkettigen Fettsäuren (MCT-Fette) werden sehr viel einfacher und anders als andere Fette vom Köper verarbeitet. Wo andere Fette erst noch in den Körperzellen gespeichert werden, werden die MCT-Fette des Kokosnussöls direkt zur Leber geleitet, wo sie in Energie umgewandelt werden. Wenn Sie somit nun Kokosnüsse und Kokosnussöl zu sich nehmen, dann wird der Körper es direkt nutzen, um Energie zu erzeugen, anstatt es als Fett zu speichern.

Da diese schnelle Absorption Leber, Bauchspeicheldrüse und Verdauungssystem nicht so sehr belastet, wird das Öl der Kokosnuss Ihren Stoffwechsel anheizen und mehr Kalorien verbrennen, wodurch Sie besser Gewicht verlieren und sich energiegeladener fühlen können.

Fettlösliche Vitamine für das Wachstum

Der Kernpunkt von Dr. Prices Forschung handelt von den von ihm benannten "fettlöslichen Aktivatoren", Vitaminen, die im Fett und den Innereien von grasgefütterten Tieren und bestimmten Meeresfrüchten wie Fischeiern, Schellfisch, ölhaltigem Fisch und Leberöl vom Fisch gefunden werden können. Die drei fettlöslichen Aktivatoren sind Vitamin A, D und K2, die tierische Form von Vitamin K. In den althergebrachten Ernährungsweisen war der Anteil dieser Schlüsselnährstoffe ungefähr zehnmal höher als in den Lebensmitteln der heutigen Nahrungsindustrie, die Zucker, Weißmehl und Pflanzenöl enthalten. Dr. Price bezeichnete diese Vitamine als Aktivatoren, da sie als Beschleuniger bei der Aufnahme von Mineralien dienen. Ohne sie könnten die Mineralien nicht vom Körper verwertet werden, egal wie viele man davon über die Ernährung aufnimmt.

Die moderne Forschung bestätigt die Erkenntnisse von Dr. Price vollständig. Heutzutage wissen wir, dass Vitamin A grundlegend für den Mineral- und Proteinstoffwechsel, die Vorbeugung von Geburtsfehlern, die optimale Entwicklung von Säuglingen und Kleinkindern, den Schutz vor Infektionen, die Produktion von Stress- und Sexualhormonen, die Schilddrüsenfunktion und gesunde Augen, Haut sowie Knochen ist. Vitamin A wird durch Stress, Entzündungen, Fieber, schwerer körperlicher Anstrengung, Kontakt mit Pestiziden und Industriechemikalien und übermäßigem Eiweißverzehr abgebaut.

Neue Forschungsergebnisse zeigten auch die vielen verschiedenen Aufgaben von Vitamin D, das für den Mineralstoffwechsel, die Knochen- und Nervengesundheit, den Muskeltonus, die Fruchtbarkeit, die Insulinproduktion, den Schutz vor Depressionen und chronischen Krankheiten wie Krebs oder Herzerkrankungen nötig ist.

Vitamin K spielt eine wichtige Rolle bei der Skelettentwicklung, der normalen Fortpflanzung, der Entwicklung gesunder Knochen und Zähne, beim Schutz vor Verkalkungen und Entzündungen der Arterien, bei der Myelinsynthese und der Lernfähigkeit.

Die Vitamine A, D und K arbeiten zusammenwirkend. Vitamin A und D weisen die Zellen an, bestimmte Proteine herzustellen; nachdem die Zellenzyme diese Proteine hergestellt haben, werden diese von Vitamin K aktiviert. Dieses Zusammenwirken erklärt auch die Berichte über Vergiftungserscheinungen, als man Vitamin A, D oder K einzeln verabreicht hatte, und warum ganzheitliche Nahrungsquellen besser als einzelne Nahrungsergänzungsmittel sind. Alle drei Nährstoffe müssen in der Ernährung vorhanden sein, sonst wird der Körper Mangelerscheinungen aufgrund der fehlenden Aktivatoren entwickeln.

Die Schlüsselrollen dieser fettlöslichen Vitamine und deren hoher Anteil bei der Ernährung indigener Völker bestätigt die Wichtigkeit freilaufender und auf der Weide gefütterter Nutztiere. Wenn Nutztiere kein grünes Gras fressen, dann wird es ihrem Fett, ihren Innereien, ihrem Butterfett und Eidottern an Vitamin A und K mangeln; und wenn sie nicht bei Sonnenlicht großgezogen werden, dann fehlt ihnen zusätzlich noch Vitamin D.

Wenn sie in großzügigen Mengen während Schwangerschaft, Stillzeit und der Wachstumsphase konsumiert werden, dann gewährleisten diese Nährstoffe eine optimale körperliche und geistige Entwicklung Ihres Kindes; von Erwachsenen zu sich genommen, schützen sie gegen akute und chronische Krankheiten.

Vitamin A, D und K2 für eine gerade Wirbelsäule

KNOCHEN -ENTWICKLUNG

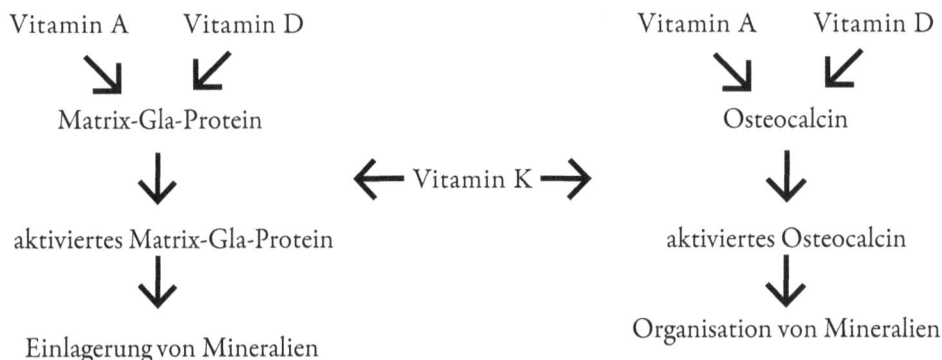

Vitamin A   Vitamin D ↘ ↙

Matrix-Gla-Protein

↓

← Vitamin K →

aktiviertes Matrix-Gla-Protein

↓

Einlagerung von Mineralien

Vitamin A   Vitamin D ↘ ↙

Osteocalcin

↓

aktiviertes Osteocalcin

↓

Organisation von Mineralien

KNOCHEN -WACHSTUM

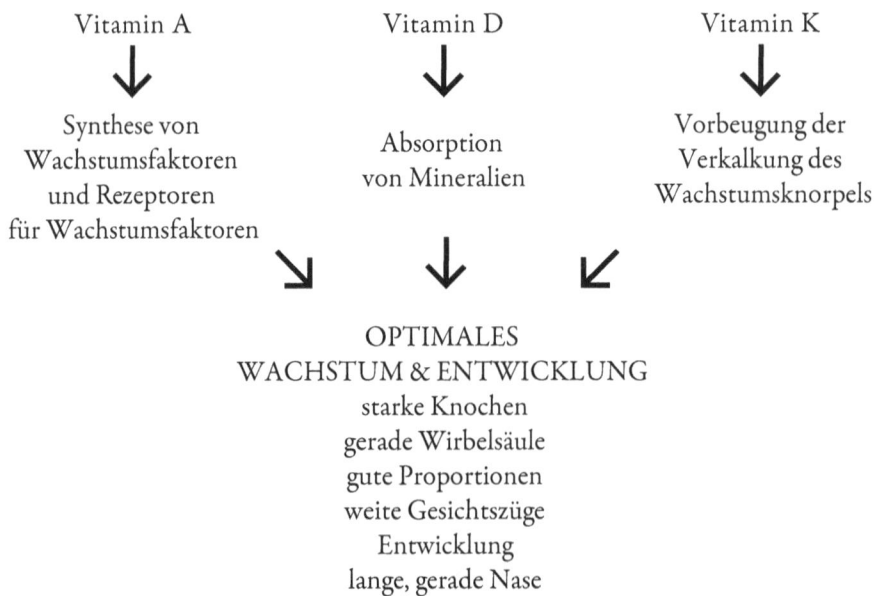

Vitamin A

↓

Synthese von Wachstumsfaktoren und Rezeptoren für Wachstumsfaktoren ↘

Vitamin D

↓

Absorption von Mineralien ↓

Vitamin K

↓

Vorbeugung der Verkalkung des Wachstumsknorpels ↙

OPTIMALES
WACHSTUM & ENTWICKLUNG
starke Knochen
gerade Wirbelsäule
gute Proportionen
weite Gesichtszüge
Entwicklung
lange, gerade Nase

Quellen von fettlöslichen Vitaminen

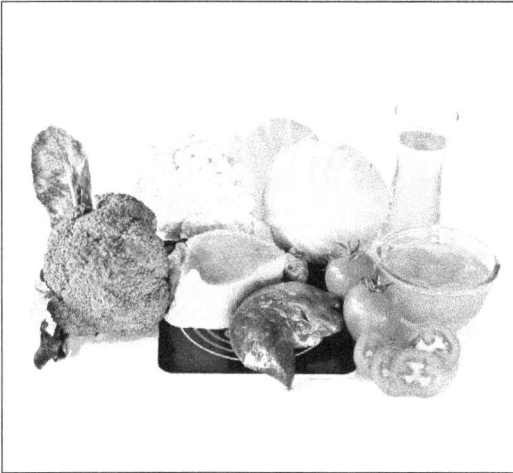

Vitamin A

Vitamin A kann in tierischen Quellen wie Rinder-/Kalbsleber, ölhaltigem Fisch (Makrele), Lebertran vom Kabeljau, Eidotter und Milchprodukten gefunden werden. Beta-Carotin, eine Vorstufe von Vitamin A, kann in grünem Blattgemüse und hell gefärbten Früchten und Gemüse gefunden werden.

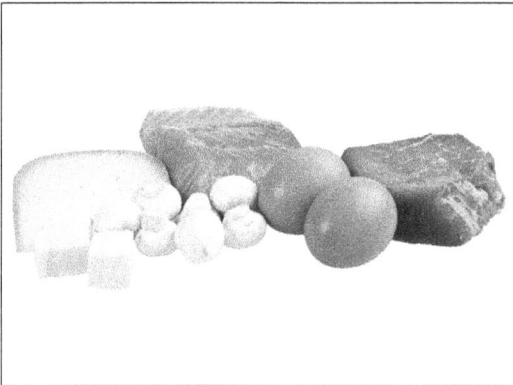

Vitamin D

Vitamin D wird vom Körper hergestellt, wenn er Sonnenlicht ausgesetzt ist. Es ist in Nahrungsmitteln wie etwa Käse, Butter, Milch, Lebertran vom Kabeljau und ölhaltigem Fisch (Makrele, Sardine und Hering) enthalten.

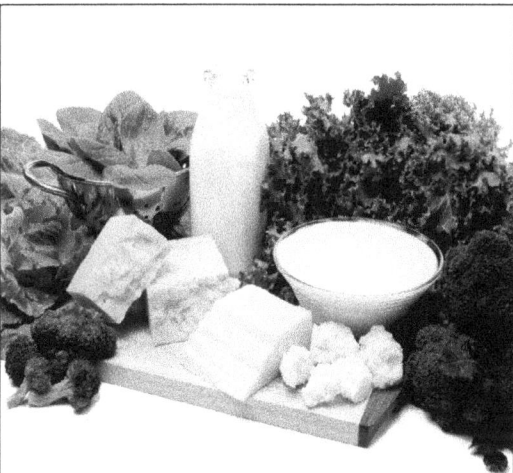

Vitamin K

Vitamin K wird von nützlichen Darmbakterien hergestellt, weswegen fermentierte Nahrungsmittel und Getränke wie z.B. Natto und Kefir gute Quellen sind. Zu den Nahrungsmitteln mit Vitamin K gehören Kohl, Blumenkohl, Spinat, Brokkoli, grünes Blattgemüse und Käse.

KAPITEL II

Nährstoffe für
gesunde Knochen und Gelenke

> *Der Arzt der Zukunft wird die Patienten nicht mehr mit Medikamenten behandeln, sondern die Ernährung beim Kampf gegen Krankheiten und ihrer Vorbeugung einsetzen.*
>
> **— Thomas Edison**

Es scheint so, als würden wir jeden Tag mit lächerlichen Behauptungen über eine weitere, neue Diät, Nahrungsergänzungsmittel, Pille oder Programm bombardiert, die uns das Blaue vom Himmel versprechen, aber meistens nur enttäuschende Ergebnisse liefern.

Es ist verständlich, wenn Sie skeptisch sind, aber Sie verdienen es trotzdem sicherlich, zu erfahren, wie der Plan und all die in diesem Buch enthaltenen Informationen wirklich Ihre Gesundheit und Ihr Leben verbessern.

Zuallererst ist es wichtig, zu wissen, dass Sie keine Einkaufstasche voller Nahrungsergänzungsmittel zu sich nehmen müssen, da die in diesem Buch empfohlenen, gesunden Rezepte und Nahrungsmittel Sie üblicherweise mit den meisten nötigen Nährstoffen versorgen, vorausgesetzt, Sie halten sich an die Auswahl der Nahrungsmittel, die für Ihren Metabolic Type® vorgesehen sind.

Die einzigen Ausnahmen:

- einige, von fast jedem benötigte Nahrungsergänzungsmittel wie Fischöl mit Omega-3-Fettsäuren und
- spezielle Nahrungsergänzungen für diejenigen mit gesundheitlichen Problemen.

Die Wahrheit über Nahrungsergän-zungsmittel

Es könnte eine Überraschung für Sie sein, zu hören, dass China eine der größten Exportnationen für Medikamente und Vitamine ist. Ungefähr 90% des Vitamin C, das in den Vereinigten Staaten verkauft wird, kommt aus China. Außerdem produzieren sie 50 Prozent des weltweiten Aspirins und 35 Prozent allen Tylenols. Dasselbe gilt für den Export der Vitamine A, B-12 und E.

Im Zuge der Skandale um vergiftetes Tierfutter sowie belasteter Milch, und den Berichten über giftige Nahrungsmittel und Zahnpasta, ist nun die gesamte Aufmerksamkeit auf den chinesischen Vitamin- und Nahrungsergänzungsmittelmarkt gerichtet, die seine Sicherheit bezweifelt.

Obwohl Nahrungsergänzungsmittel manchmal sehr hilfreich sein können, sollten Sie unter anderem auch deshalb versuchen, die Mehrheit Ihrer Vitamine und Mineralien über die Nahrung zu beziehen. Industriell verarbeiteten Nahrungsmitteln mangelt es enorm an Nährstoffen, aber der Verzehr von roher, heimisch angebauter (oder so nah wie möglich angebauter) Naturkost und fermentierte Nahrung, die schon an früherer Stelle in diesem Buch besprochen wurden, können die Mehrheit Ihrer ernährungstechnischen Bedürfnisse erfüllen.

Neue Forschungsergebnisse legen nahe, dass Orangen besseren Schutz durch Antioxidansien bieten als Vitamin C-Tabletten. Früchte, die einen hohen Anteil an Vitamin C besitzen, sind mächtige Antioxidansien, welche die Zell-DNA vor Schäden schützen können.

Ein Forschungsteam gab Testpersonen jeweils ein Glas Blutorangensaft und einer anderen Testgruppe entweder die gleiche Menge eines mit Vitamin C versetzten Wassers oder Zuckerwasser, das kein Vitamin C enthielt. Der Vitamin-C-Spiegel des Bluts schoss in beiden Gruppen der Testpersonen, die den Saft und das angereicherte Wasser tranken, dramatisch in die Höhe, aber als deren Blutproben später Wasserstoffperoxid ausgesetzt wurden, einer Substanz, die bekanntermaßen die DNS schädigt, hat sich der Schaden bei den Blutproben von denjenigen, denen Saft verabreicht wurde, als beträchtlich geringer herausgestellt!

Bei Früchten existiert Vitamin C in einer Matrix von weiteren nützlichen Substanzen, welche alle miteinander interagieren könnten, um nützliche Effekte hervorzubringen. Die Natur ist unbegrenzt komplexer als alles, was der menschliche Geist jemals in einem Laboratorium als Produkt zusammenstellen könnte.

Ein gängiger Irrglaube bei der Ernährung ist es, zu denken, dass man nur eine Multivitamintablette pro Tag einwerfen muss, um für den Rest des Tages gewappnet zu sein. Die Leute denken, „Na gut, jetzt habe ich mit einer Pille alle meine Vitamine und Mineralien für den Tag abgedeckt, und das reicht jetzt auch erst einmal." Dies ist trotzdem nicht gründlich genug, denn obwohl Ihnen die Multivitaminpillen sogar ein klein wenig helfen könnten, bieten sie keinen ausreichenden Nährwert für eine hervorragende Gesundheit oder Krankheitsvorbeugung, und Ihnen könnten als Folge davon darüber hinaus noch wichtige Nährstoffe fehlen, die bisher noch nicht entdeckt wurden. **Vermeiden Sie daher für eine optimale Nahrungsergänzung generell synthetische Isolate, und nehmen Sie, wenn unbedingt notwendig, nur Vollwertkost oder Nahrungsergänzungsmittel, die aus diesen natürlichen Nahrungsmitteln gewonnen werden, zu sich.**

Meine Meinung über Nahrungsergänzungsmittel

Manche Leute denken, dass Sie, um gesund zu sein, ein Vermögen für Kräuter und Nahrungsergänzungsmittel ausgeben müssen, was aber gar nicht der Fall ist. Obwohl die Nahrungsergänzung eine der hier unterstützten Strategien ist, werden Sie überrascht sein, wie wenig sie kostet, wenn Sie nur gut genug Bescheid wissen, woher Sie Ihre Nahrungsergänzung beziehen müssen. Im Großen und Ganzen sind viele dieser Gesundheitsangewohnheiten sowohl äußerst effektiv als auch vor allen Dingen kostenlos. Die fünf Angewohnheiten einer gesünderen Lebensführung sind meiner Meinung nach auch die fünf effektivsten Strategien auf diesem Gebiet. Sie lauten folgendermaßen:

1. Sonnenlicht
2. Wasser
3. Stressabbau
4. Körperliche Betätigung
5. Natürliche Vollwertkost

Empfohlene Nahrungsergänzungsmittel bei Skoliose

1. Auf Biokost basierende Multivitamine

Zum Thema synthetische Vitamine gibt es massenhaft Forschungsergebnisse — Forschungsergebnisse, die beweisen, dass Ihr Körper nur einen kleinen Prozentsatz der Nährstoffe aufnehmen (und möglicherweise sogar noch weniger verarbeiten) kann. Die Forschung zeigte außerdem eindeutig, dass Ihr Körper größere Nährstoffmengen aufnimmt, wenn das Multivitamin in Form von natürlicher, nicht synthetischer Vollwertkost konsumiert wird.

Wenn ich Ihnen nun ein qualitativ hochwertiges Multivitamin empfehle, bedenken Sie bitte dennoch, dass diese Nahrungsergänzungsmittel die Nahrung, die Sie zu sich nehmen, nur ergänzen. Sie nehmen nicht den Platz einer gesunden Ernährung mit unverarbeiteter Biokost ein.

Ihr überfüllter Terminplan könnte Sie davon abhalten, gesunde Vollwertkost zuzubereiten und mehr Fast-Food essen lassen, aber dies könnte langfristig Ihrer Gesundheit und der Gesundheit Ihrer Familie abträglich sein. Eine ganze Anzahl sorgfältig durchgeführter Studien deutet darauf hin, dass in der Zeit, bis das Fast-Food Ihren Tisch erreicht, die meisten Nährstoffe schon verlorengegangen sind. Manche schätzen sogar bis zu 50 %!

Dieser Verlust könnte teilweise den konventionellen Anbaumethoden, die auf dem Einsatz von chemischen Düngemitteln und Pestiziden basieren, zugeschrieben werden. In anderen Fällen könnte auch das Kochen die Nahrungsmittel ihres Nährwerts berauben. Da Sie nun erkannt haben, dass Sie nicht immer alle unverarbeiteten Bio-Lebensmittel bekommen können, die Sie benötigen,— und Sie wissen, wie leicht wertvolle Nährstoffe zerstört werden können,— dann ahnen Sie, warum es eine gute Idee ist, Ihre Ernährung mit auf Vollwertkost basierenden Multivitaminen zu ergänzen.

2. Knochenbrühe

Haben Sie jemals von dem südamerikanischen Sprichwort „Eine gute Brühe kann Tote wiederauferstehen lassen" gehört?

Nichts ist besser als eine hausgemachte Brühe— köstlich, duftend und voller funkelnder, goldener Fetttröpfchen! Hausgemachte Knochenbrühe bietet einen derart kräftigen Geschmack, mit dem sich die im Supermarkt erhältliche Variante nicht messen kann. Sie können sie sowohl als Basis für Suppen, Soßen und Bratensoßen, als auch als Kochmedium für Getreide und Gemüse benutzen.

Sobald die Knochen im Wasser kochen, werden Mineralien und andere Nährstoffe, speziell wenn das Wasser mit Apfelessig leicht säuerlich gemacht wurde, aus den Knochen in das Wasser geschwemmt, und reichen dieses mit Kalzium, Magnesium, Phosphor und anderen Spurenelementen an. Darüber hinaus enthält Knochenbrühe sogar Glucosamin und Chondroitin, die bei Arthritis und Gelenkschmerzen helfen. Und das Beste ist, dass hausgemachte Knochen einen hohen Gehalt an Gelatine haben, einer günstigen Quelle von ergänzendem Eiweiß.

Woraus besteht Brühe?

Die zwei wichtigen Bestandteile von hausgemachter Knochenbrühe sind Prolin und Glycin, da beide sehr wichtige Rollen bei der Knochenbildung spielen. Knochen bestehen aus kollagenen Fasern, die aus gigantischen Proteinmolekülen hergestellt werden, die jeweils bis zu 1000 Aminosäuren enthalten. Glycin trägt ein Drittel der Gesamtanzahl von Aminosäuren bei. Die anderen Aminosäuren, die bei Knochen eine herausragende Rolle spielen, sind Prolin und Hydroxyprolin.[63]

Hier ist eine kurze Erörterung im Hinblick auf Prolin und Glycin:

Prolin

Neuere Forschungsergebnisse zeigen, dass der Plasmaspiegel um 20 bis 30 Prozent sinkt, wenn eine durchschnittlich gesunde Person auf eine Diät mit Prolinmangel gesetzt wird.[64] Dies legt nahe, dass Prolin als "essentielle" Aminosäure klassifiziert werden sollte. Der Körper kann ohne eine unterstützende Ernährung schlichtweg keine ausreichenden Mengen Prolin herstellen.

Glycin

Der menschliche Körper benötigt große Mengen Glycin für die Entgiftung, wenn er Chemikalien ausgesetzt war. Außerdem hilft Glycin bei der Verdauung, indem es die Sekretion von Magensäure verbessert.

Was ist die beste natürliche Quelle für Prolin und Glycin?

Die Forschung deutet darauf hin, dass Gelatine die der Menschheit beste bekannte Quelle für Prolin und Hydroxyprolin ist. 100 Gramm enthalten fast 15,5 bzw. 15,3 Gramm Prolin und Hydroxyprolin. Darüber hinaus enthält es pro 100 Gramm puren Proteins 27,2 Gramm Glycin. Lysin und Hydroxylysin, die für die Kollagensynthese benötigt werden, sind auch vorhanden, wenn auch in kleineren Mengen von 4,4 bzw. 0,8 Gramm pro 100 Gramm reinen Proteins.

Würden Sie es glauben? Eine im Jahre 1907 in Italien durchgeführte Studie zeigte, dass Gelatineinjektionen die Menge des Kalziums im Blutkreislauf erhöhen konnten und somit den Knochenaufbau anregten.[65] Neuere Studien bestätigen diesen Effekt weiterhin. In einer japanischen Studie wurde beispielsweise eine Kontrollgruppe Mäuse 10 Wochen einer Niedrig-Protein-Diät mit 10 % Casein unterzogen, während die Experimentalgruppe mit 6 % Casein und 4 % Gelatine gefüttert wurde. Und das Ergebnis?

Knochenmineralgehalt und Knochenmineraldichte des Oberschenkelknochens waren bei der Experimentalgruppe signifikant höher als bei der Kontrollgruppe.[66] Und dieser Effekt war sogar noch stärker als derjenige, den man mit Prolin verzeichnete, ausgenommen, die zwei werden zusammen verwendet, wie eine deutsche Studie aus dem Jahre 1999 zeigt.[67]

Auf ähnliche Weise entdeckte Dr. Roland W. Moskowitz von der Case Reserve University im Jahr 2000, während er Literatur über Kollagen-Hydrolysate bei der Behandlung von Osteoporose und Osteoarthritis durchsah, dass 10 Gramm Kollagen-Hydrolysat von pharmazeutischer Qualität pro Tag genug waren, um die Schmerzen von Patienten mit Osteoarthritis in Knien und Hüften zu lindern, und — das ist das Entscheidende — Gelatine einen signifikanten Behandlungsvorteil gegenüber dem Placebo hatte.[68]

Überzeugt? Dann lassen Sie uns weitermachen.

Das einzige was Sie beachten müssen, ist, dass egal welche Form von Gelatine Sie auch immer letztendlich verwenden, Sie diese NIEMALS in einer Mikrowelle zubereiten dürfen. Entsprechend einem in der medizinischen Fachzeitschrift The Lancet veröffentlichten Brief, wandelt das Erhitzen von Gelatine in der Mikrowelle L-Prolin in D-Prolin um,[69] was gesundheitsgefährdend sein kann. Mit anderen Worten, Gelatine in hausgemachter Brühe kann fabelhafte Vorzüge bereithalten, wenn sie jedoch in einer Mikrowelle erhitzt wird, dann wird sie für Leber, Nieren und Nervensystem giftig.

Die Rolle von Gelatine bei der Förderung von Knochen- und Darmgesundheit

Viele bekannte Gesundheitsautoren, darunter Adelle Davis und Linda Clark, haben ernste, durch einen Mangel an Salzsäure bedingte, knochenbezogende Probleme identifiziert, speziell bei Menschen, die über 40 sind. Wie Davis es ausdrückt, „beeinträchtigt zu wenig Salzsäure die Proteinverwertung sowie die Absorption von Vitamin C und erlaubt nicht nur, dass Vitamin B zerstört wird, sondern hindert auch Mineralien in einem solchen Ausmaß daran, in den Blutkreislauf zu gelangen, dass sich eine Anämie bilden kann und Knochen brüchig werden."[70]

Ein anderer Forscher, Carl Voit, fand heraus, dass Gelatine wegen seiner Fähigkeit, sowohl Salzsäureüberschuss als auch – mangel zu normalisieren, die Verdauung unterstützt, und dass sie zur Klasse der peptogenen Substanzen gehört, die den Fluss der Verdauungssäfte im Darm begünstigen, wodurch sie die Verdauung fördert.[71]

Der traditionelle Ruf der Gelatine als Gesundmacher hing hauptsächlich von seiner Fähigkeit ab, den gastrointestinalen Trakt zu beruhigen. „Gelatine kleidet die Schleimhäute des Verdauungstrakts aus und schützt vor weiteren, durch die Ingesta hervorgerufenen Verletzungen", schrieb Erich Cohn, von der Medizinischen Polyklinik der Universität Bonn im Jahre 1905.

Dr. F. M. Pottenger fand gleichermaßen heraus, dass, wenn Gelatine ein Bestandteil einer Mahlzeit ist, sich die Verdauungstätigkeit auf die gesamte Nahrungsmenge verteilt, und die Verdauung aller Komponenten reibungslos vonstatten geht. [72]

Gelatine und die Leber

Dr. med. Reuben Ottenberg schrieb im Journal of the American Medical Association (dt. etwa Fachzeitschrift der medizinischen Vereinigung Amerikas) folgendes: „Es wird angenommen, dass die Verabreichung zusätzlicher Mengen an Proteinen, die sehr viel Glycin enthalten (so wie Gelatine), den Stoffwechsel der Leber verbessern können."[73] Ottenberg empfiehlt Patienten mit Gelbsucht oder anderen Leberleiden pro Tag 5 bis 10 Gramm Gelatine, entweder über die Nahrung oder als medikamentöse Ergänzung in Pulverform, zu sich zu nehmen.

Zusammenfassend...

Knochenbrühe ist das perfekte Gegenmittel für Menschen mit Skoliose und auch den folgenden Erkrankungen: Arthritis, entzündliche Darmerkrankung (Morbus Crohn und Colitis ulcerosa), Krebs, Schwächung der Immunabwehr und Mangelernährung. Gelatine ist die Schlüsselzutat von Brühe, obwohl sie genauso einige andere Nährstoffe und Mineralien enthält (z.B. Kalzium, Phosphor, Magnesium, Natrium, Kalium, Sulfat und Fluorid), die essentiell für die Knochen- und Darmgesundheit sind.

Stellen Sie sich die Knochen als ein Nahrungsergänzungsmittel für Protein und Kalzium vor. Die aus der Brühe herausgezogenen chemischen Inhaltsstoffe sind Glycin und Prolin (Kollagen/Gelatine), Kalzium und Phosphor (Mineralien), Hyaluronsäure und Chondroitinsulfat (Glykosaminoglykane) und andere Mineralien, Aminosäure und Glykosaminoglykane in kleineren Mengen. Das Kochbuch "The All New Joy of Cooking" (dt. etwa "Die wiederentdeckte Freude des Kochens") beschreibt Brühe als von Natur aus beruhigend, aufbauend und erholsam für Geist und Lebenskraft.[74]

Ich empfehle die Verwendung von Knochenbrühe bei allen Stadien der Skoliose auf regelmäßiger Basis, und ganz besonders während der Wachstumsphase eines Kindes. Obwohl Suppe traditionell zum Mittagessen oder Abendbrot serviert wird, empfehle ich sie gleichermaßen zum Frühstück, da sie einen hohen Wasser- und Mineralgehalt besitzt, was ganz besonders morgens ideal ist, wenn der Körper durch das nächtliche Fasten dehydriert ist. Sie können die Knochenbrühe verwenden, um jede beliebige Suppe zuzubereiten, solange Sie die unten folgenden Anweisungen beherzigen.

Wie Sie Ihre eigene hausgemachte Knochenbrühe herstellen

Schlüsselzutaten

1. Knochen — von Geflügel, Fisch, Meeresfrüchten, Rind, Lamm

- gekochte Reste einer vorherigen Mahlzeit, mit oder ohne Haut und Fleisch
- ungekochte Knochen, mit oder ohne Haut und Fleisch
- Verwenden Sie eine ganze Karkasse oder nur Körperteile (eine gute Wahl sind Füße, Rippen, Hälse und Knöchel).
- Vergessen Sie nicht die Schalen von Meeresfrüchten, ganze Fischkörper (mit Kopf) oder kleine getrocknete Garnelen.

2. Wasser — fangen Sie mit kaltem, gefiltertem Wasser an

- gerade genug, um die Knochen unterzutauchen
- oder 2 Tassen Wasser für jedes Pfund Knochen

3. Essig — Apfelessig, Rot- oder Weißweinessig, Reisessig, Balsamico-Essig

- einen Spritzer
- zwei Esslöffel je 1 Liter Wasser oder 1 kg Knochen
- An Stelle des Essigs kann auch Zitronensaft verwendet werden (Zitronensäure anstatt Essigsäure)

4. Gemüse (wahlweise) — Geschältes und Reste wie Enden, Spitzen und Schalen, oder das Gesamte

- Sellerie, Karotten, Zwiebeln, Knoblauch Petersilie werden am häufigsten verwendet, aber jedes Gemüse reicht aus.
- Beachten Sie, dass Sie das Gemüse erst gegen Ende des Kochvorgangs hinzufügen, da der Mineralgehalt in der Brühe dadurch höher ist.

Zubereitung

Geben Sie die grob zerkleinerten Knochenstücke, Wasser und Essig in einen Topf und lassen Sie das Ganze zwischen 30 Minuten und einer Stunde stehen. Bringen Sie das Wasser anschließend zum köcheln, entfernen Sie jedweden Schaum, der an die Oberfläche gelangt, reduzieren Sie die Hitze, und lassen Sie alles wiederum bei geschlossenem Deckel köcheln (6-48 h für Geflügel, 12-72 h für Rind). Wenn gewünscht, geben Sie in der letzten halben Stunde des Kochvorgangs Gemüse dazu. Passieren und entsorgen Sie die Knochen. Kalte Brühe wird gelieren, wenn genügend Gelatine vorhanden ist. Brühe kann monatelang tiefgefroren, oder ungefähr fünf Tage im Kühlschrank gelagert werden, ohne dass sie verdirbt.

3. Sonnenstrahlung und Gesundheit

Ein Chinese oder Inder würde nur schwerlich glauben, dass ein neues kalifornisches Gesetz Kindern unter 14 Jahren verbietet, eine Sonnenbankbräune zu bekommen, und dass Teenager in 27 US-Bundesstaaten die Erlaubnis der Eltern brauchen, um ein Sonnenbad zu nehmen! Die Besorgnis resultiert aus der Tatsache, dass ein übermäßiges Ausgesetztsein in der Sonne es ultravioletter Strahlung (UV) erlaubt, unsere Haut zu durchdringen, was zu Beschädigungen der DNA und letztlich zu Hautkrebs führen kann.

Können Sie sich noch daran erinnern, wie ich an früherer Stelle dieses Buches erwähnte, dass die Nahrung eines Mannes das Gift für einen anderen sein kann, und umgekehrt? Die beunruhigenden Berichte über die schädlichen Effekte durch zu viel Sonneneinstrahlung auf Haut und Körper werden von den westlichen Medien propagiert, da ihre helle Haut nicht ausreichend pigmentiert (Melatonin) ist, um vor den schädlichen Effekten der im Sonnenlicht vorhanden UV-Strahlung zu schützen.

Im Gegensatz dazu, kann dasselbe Sonnenlicht lebenserhaltend für die dunkelhäutigeren, afroasiatischen Menschen sein. Es gibt einen Grund dafür, dass einige altertümliche, östliche Zivilisationen behaupteten, die Sonne würde die Muskeln füttern.

Sogar die Römer befolgten eine Trainingsroutine, in der ihre Gladiatoren Sonnenbäder nahmen, um ihre Muskeln für den Kampf zu stärken und zu vergrößern. Olympioniken sonnten sich auch, und entlang der Biskaya-Bucht glauben die Menschen noch, dass Sonnenlicht Rheuma heilt. Viele Menschen die unter arthritischen Schmerzen leiden, meinen, dass sie viel weniger Schmerzen in den Sommer- als in den Wintermonaten verspüren, wenn sie in Regionen mit harschen Wintern leben.

Ich persönlich glaube, dass es wahrscheinlich keine einzige Zelle in unserem Körper gibt, die nicht direkt oder indirekt von Sonnenlicht profitiert. Genauso, wie es Pflanzen ohne Sonnenlicht nicht möglich wäre, Photosynthese zu betreiben und zu überleben, benötigen auch Menschen Sonnenlicht, um neues Leben zu synthetisieren.

Der Abenteurer Dan Buettner besuchte vier um den Globus verstreute Gegenden, in denen die Menschen weit über 90 und 100 Jahre alt werden, und analysiert in seinem Buch *"The Blue Zones"* (dt. etwa "Die blauen Zonen") sorgfältig, wie diese Leute das bewerkstelligen.

Nachdem er diese Gegenden besucht hatte, kam der Autor zu der Schlussfolgerung, dass Ausgesetztsein in der Sonne — einer Quelle für Vitamin D — ein gemeinsames Merkmal der " blauen Zonen" ist, in der die langlebigsten Gesellschaften existieren.

An einer Stelle des Buches schreibt Buettner, „Wir sollten uns nicht verbrennen, wir sollten nicht gebraten werden. Aber 20 Minuten pro Tag in Klimaregionen oder Breiten, die wirklich guten Sonnenschein bieten, sind höchstwahrscheinlich eine sehr gute Sache."

Vitamin D spielt eine Schlüsselrolle bei Ihrer Gesundheit

Man muss nicht weiter betonen, dass Vitamin D, einst nur mit Knochenkrankheiten wie Rachitis und Osteoporose in Verbindung gebracht, mittlerweile als ein Schlüsselfaktor für die gesamte menschliche Gesundheit angesehen wird.

In einer im Dezember 2008 im *American Journal of Clinical Nutrition* (dt. etwa "Amerikanische Fachzeitschrift der klinischen Ernährung") herausgebrachten wissenschaftlichen Veröffentlichung identifizierte Anthony Norman, ein international anerkannter Experte für Vitamin D, den positiven Einfluss von Vitamin D auf die Gesundheit der angeborenen und adaptiven Immunabwehr, die Sekretion und Steuerung des Insulins über die Bauchspeicheldrüse, die Steuerung von Herz und Blutdruck, die Muskelstärke sowie die Gehirnaktivität. Man vermutet außerdem, dass ausreichende Mengen an Vitamin D vorteilhaft bei der Reduzierung des Krebsrisikos sind.[75]

Norman listet außerdem 36 Arten von Organgeweben im Körper auf, deren Zellen biologisch auf Vitamin D reagieren, darunter Knochenmark, Brust, Darm, Dickdarm, Nieren, Lunge, Prostata, Netzhaut, Haut, Magen und Gebärmuttergewebe. All Ihre Körperzellen und -organe haben Vitamin-D-Rezeptoren, was bedeutet, das Vitamin D über Ihren ganzen Körper hinweg kommuniziert. Ihre Zellen verwenden Vitamin D, um Ihre Gene direkt zu steuern und machen es somit zu einem der mächtigsten Verbindungen der menschlichen Gesundheit. Kanada hat in manchen Provinzen sogar ein Gesetz verabschiedet, nach dem allen Bewohnern von Pflegeheimen Vitamin D in Form von Nahrungsergänzung gegeben werden muss!

In einem am 19. Juni 2009 in der Fachzeitschrift *Osteoporosis International* (dt. etwa "*Osteoporose International*") veröffentlichten Bericht offenbarte die Expertengruppe Ernährung der internationalen Osteoporosestiftung die globale Ausdehnung des Vitamin-D-Mangels. Sie fanden heraus, dass suboptimale Vitamin-D-Spiegel in den meisten Regionen der Welt üblich sind, und dass diese Entwicklung auf dem Vormarsch zu sein scheint. Die Autoren überprüften veröffentlichte wissenschaftliche Arbeiten, die sich mit der Vitamin-D-Versorgung von Menschen aus Asien, Europa, Lateinamerika, dem Nahen Osten und Afrika, Nordamerika und Ozeanien beschäftigten. Sie entdeckten, dass Vitamin-D-Mangel in Südasien und dem Nahen Osten sehr verbreitet war, wo eine ansteigende Urbanisierung und das Tragen von Kleidung, die den Großteil der Haut bedeckt, ihren Teil dazu beitragen.

Eine neue Studie, die einen niedrigen Vitamin-D-Spiegel mit Knochenstörungen in Verbindung bringt, wurde von einem Team von Wissenschaftlern am All India Institute of Medical Sciences (AIIMS; dt. etwa "Gesamtindisches Institut der medizinischen Wissenschaften") in Neu-Delhi durchgeführt.[76] Die von Ravinder Goswami von der Abteilung für Endokrinologie und Stoffwechsel am AIIMS angeführte Forschung verleiht der Tatsache Glaubwürdigkeit, dass Vitamin-D-Mangel zu lebensbedrohlichen Notfällen bei jungen Bevölkerungsschichten, die noch keine schützende Bio-Adaption über die Zeit entwickelt haben, führen kann.

Nach ihrer ersten systematischen Studie von Blutserum im Jahre 2000, die zeigte, dass mehr als 75 % aller beobachteten, gesunden Menschen aus dem Norden Indiens einen Vitamin-D-Mangel hatten, bewies diese Gruppe von Wissenschaftlern, dass es, obwohl sich unsere Haut verdunkelt hat, um sich dem tropischen Klima anzupassen, keine biologische Anpassung für diesen

Mangel gibt. Mit anderen Worten, dunkle Haut, die verhindert, dass das durch die ultraviolette Strahlung vermittelte Vitamin D im Körper gebildet wird, führt nicht zu einer Überexpression vom Vitamin-D-Rezeptor, einem Hormon, das den Kalziumspiegel im Körper reguliert.

Daraus resultierend, leiden sie laut Forschern an Knochenstörungen wie Rachitis, Osteomalazie und Osteoporose, die in subtropischen Ländern weit verbreitet sind. Ihre zwei neueren Studien wurden vor kurzem sowohl im *British Journal of Nutrition* (dt. etwa "*Britische Fachzeitschrift der Ernährung*") als auch im European Journal of Clinical Nutrition (dt. etwa "Europäische Fachzeitschrift der klinischen Ernährung") veröffentlicht.

Diese Studie hat genau dargelegt, wie sich unser Körper im frühen Stadium eines Vitamin-D-Mangels anpasst, indem er die Menge des Hormons Parathormon im Blut anhebt, dass dabei hilft, einen normalen Kalziumspiegel beizubehalten, wodurch der Mangel jedoch nicht einfach festzustellen ist. Langfristig gesehen, führt dies jedoch zu Knochenabbau (Knochenmasse wird abgebaut, um Kalzium im Blut freizusetzten) und Osteoporose (Reduzierung der Knochendichte, was die Risiken von Brüchen erhöht).

All dies spricht dafür, dass sich die nationale Politik für Vitamin D als Lebensmittelzusatz einsetzen sollte, wie es im Westen schon üblich ist. Diese allumfassende Forderung von Zusätzen stammt aus Goswamis anderer Studie, die zeigt, das 60.000 Einheiten (IU) Vitamin D, einmal pro Woche mit 1 Gramm natürlichem Kalzium acht Wochen lang eingenommen, den gesunden Vitamin-D-Spiegel wiederherstellen können. Dieser Spiegel sank jedoch wieder ein Jahr nachdem die Vitamin-D-Ergänzung gestoppt wurde.

Daher empfehlen Wissenschaftler, in den wärmeren Monaten mindestens eine halbe Stunde am Tag ein Sonnenbad zu nehmen, und in den kälteren Monaten eine Sonnenbank aufzusuchen, um eine ausreichende Versorgung mit Vitamin D zu gewährleisten.

Die einzige Sorge beim Erreichen der optimalen Dosis ist, dass zu viel einer guten Sache wiederum schlecht sein kann. Es müssen Vorsichtsmaßnahmen getroffen werden, damit der Körper sich keine Verbrennungen zuzieht. Lieber zu wenig als zu viel, sollte hier die Faustregel sein. Fangen Sie mit dem Sonnenbaden an, indem Sie Ihren Körper 6 – 10 Minuten täglich der Sonne aussetzen und steigern Sie die Dauer des Sonnenbads schrittweise auf bis zu eine halbe Stunde oder ein wenig länger. Setzen Sie die Körperfront drei bis fünf Minuten der Sonne aus, und anschließend auch die Körperrückseite drei bis fünf Minuten.

Fangen Sie zu Beginn der warmen Jahreszeit an, schrittweise ins Freie zu gehen, vielleicht einfach nur zehn Minuten am Tag. Steigern Sie Ihre in der Sonne verbrachte Zeit kontinuierlich, sodass Sie sich innerhalb weniger Wochen so an die Sonnenstrahlung angepasst haben, dass das Hautkrebsrisiko gering ist. Unglücklicherweise kann ein chronischer Vitamin-D-Mangel nicht über Nacht behoben werden, und die Vitamin-D-Ergänzung und das Sonnenbaden könnten Monate benötigen, um Knochen und Nervensystem wiederaufzubauen.

Vitamin D für Ihre Knochen, Gelenke und Zähne

Wenn es um die Knochengesundheit geht, dann arbeiten Vitamin D und Kalzium Hand in Hand, da das erstere bei der Absorption des letzteren hilft. Die vorherrschende Kalziumzufuhr über die Ernährung liegt zwischen 307 und 340 mg in städtischen Bevölkerungen, und zwischen 263 und 280 mg in ländlichen Bevölkerungen, was weniger als ein Drittel des benötigten Kalziums (1000 mg) ist. Die Folge davon ist, dass, obwohl diese Menschen in der sonnenreichsten Region der Welt leben, sie dennoch einen Vitamin-D-Mangel haben.

Vitamin D ist nicht nur für die Knochenbildung und das mit der Empfängnis beginnende Wachstum von Kindern wichtig, sondern auch wichtig, um den lebenslangen Knochenumsatz zu regulieren. Es ist für die Zahngesundheit bedeutend, und es steigert Muskelmasse, Muskelstärke und -koordination.

Die Ernährung hat einen signifikanten Einfluss darauf, wie Vitamin D im Körper funktioniert. Eiweiß ist für die Erhaltung von Knochen und Muskelmasse notwendig, und Magnesium verlangsamt, zusammen mit den Omega-3-Fettsäuren, den Knochenumsatz. Nahrungsmittel, die eine Acidose fördern können, wie Käse, Salz und Getreide, entziehen Muskeln und Knochen Kalzium, Magnesium und Eiweiß, und wirken dem Vitamin D entgegen. Grünes Blattgemüse ist essentiell für die Gesundheit von Muskeln und Knochen und hält das Säure-Base-Verhältnis des Körpers im Gleichgewicht.

Da die typische amerikanische Ernährung aus sehr vielen säureproduzierenden Nahrungsmitteln und zu wenig Grünzeug und anderem Gemüse besteht, ist es nicht weiter verwunderlich, dass die führenden Ursachen für Behinderungen in unserer Bevölkerung die Muskeln, Knochen und Gelenke betreffen; Kreuzschmerz ist die Ursache Nummer eins. Fälle von Osteoarthritis, Gicht und Pseudogicht, sogar Probleme bei Kraft und Koordination, können alle mit einem niedrigen Vitamin-D-Spiegel in Verbindung gebracht werden und verbessern sich, wenn der Spiegel wieder in einen normalen Bereich gebracht wird.

Älterwerdende Menschen haben ein höheres Risiko für Knochenbrüche, das durch die skelettale Erkrankung Osteoarthritis verursacht wird. Obwohl es ältere Generationen betrifft, wird der Grundstein für eine Neigung zu dieser Entwicklung schon in jungen Jahren gelegt. Je weniger Eiweiß, Kalzium, Magnesium und Phosphor während der Kindheit im Skelett eingelagert werden, desto höher ist das Risiko im späteren Leben. Bei Erwachsenen gilt: je niedriger der Vitamin-D-Spiegel, desto höher das Risiko für Knochenbrüche durch eine niedrigere Knochenmasse. Deshalb ist es wichtig, einen normalen Vitamin-D-Spiegel während der Schwangerschaft zu haben. Kinder müssen genauso, entweder durch die Sonne oder durch Nahrungsergänzungsmittel, mit diesem Vitamin und ausreichend Eiweiß sowie Omega-3-Fettsäuren versorgt werden, und Eltern sollten dafür sorgen, dass ihre Kinder viele Aktivitäten mit Gewichtsbelastung, wie Klettern, Sport und Fahrradfahren ausüben, um gesunde Knochen zu gewährleisten.

Studien haben direkte Verbindungen zwischen Karies, Zahnverlust sowie Zahnfleischerkrankungen und der Entwicklung von kardiovaskulären Erkrankungen und Multipler Sklerose bewiesen. Die Zahngesundheit ist ein guter Indikator für die Gesundheit der Knochen. Menschen mit einem weitreichenden Zahnverlust mangelt es sehr wahrscheinlich nicht nur an Knochenmasse, sondern auch an ausreichend Vitamin D. Eine Nahrungsergänzung durch Vitamin D kann zusammen mit Kalzium den Fortschritt des Zahnausfalls reduzieren als auch den Knochen helfen.

Wenn Sie den Empfehlungen des Vitamin-D-Heilverfahrens folgen, dann können Sie das Risiko von Arthritis um 50 % senken. Dasselbe gilt für das Risiko von Muskelschwäche, Koordinationsverlust und das Hinfallen, welches mit dem Altern zusammenhängt. Diejenigen mit einem höheren Vitamin-D-Spiegel zeigen einen 26-prozentigen Rückgang bei der Osteoporose, wenn aber die Ernährung und das Vitamin D von der Empfängnis an beibehalten worden wären, dann kann eine 50-prozentige Reduzierung des Risikos erwartet werden.

Sogar Ärzte haben Vitamin-D-Mangel

Egal ob Menschen ihr Vitamin D über Sonnenlicht, Nahrungsergänzungsmittel, Nahrungsmittel mit hohem Vitamin-D-Gehalt oder aus einer Kombination dieser Quellen beziehen, es gibt keinen vernünftigen Grund, das körperliche Bedürfnis nach diesem wichtigen Nährstoff zu ignorieren. Außerdem sollten die Leute nicht auf den Vorschlag des Doktors warten, den Vitamin-D-Spiegel zu überprüfen. Wie Dr. Michael Hollick, Arzt und Autor des Buches "UV Advantage" (dt. etwa "Der UV-Vorteil"), bei der Durchführung einer Studie am Boston Medical Center 2002 herausgefunden hat (wie auf MedicalConsumers.org berichtet), dass 32 % der Studenten und Ärzte zwischen 18 und 29 einen Vitamin-D-Mangel aufwiesen.

Was ist mit Lebertran vom Kabeljau?

Lebertran vom Kabeljau ist ein häufig empfohlenes Nahrungsergänzungsmittel, da es reich an den Vitaminen A und D sowie an Omega-3-Fettsäuren ist. Diese drei Nährstoffe sind äußerst wichtig für Wachstum und Entwicklung, ganz besonders bei Kindern.

Im Verlaufe weiterer Studien kam zum Vorschein, dass Lebertran vom Kabeljau doch nicht so sicher ist, wie ursprünglich angenommen. Heutiger industriell verarbeiteter Lebertran vom Kabeljau enthält unnatürlich mehr Vitamin A als Vitamin D, was für manche Menschen gefährlich sein könnte, speziell wo wir gerade lernen, wie diese zwei Vitamine gegenseitig ihre Aktivität steigern.

Jüngste Studien haben gezeigt, dass nicht nur die beiden Vitamine selbst wichtig sind, sondern dass auch ihr Verhältnis zueinander entscheidend ist. Die Zufuhr von zu viel Vitamin A kann die Vorzüge des geeigneten Konsums von Vitamin D zunichte machen; wenn Sie jetzt jedoch zu wenig Vitamin A zu sich nehmen, dann kann auch wiederum Vitamin D nicht sein volles Potential abrufen. Zu wenig oder zu viel des einen Vitamins kann das Gleichgewicht des anderen beeinflussen.

Der meiste, heutzutage produzierte Lebertran vom Kabeljau liefert diese Vitamine in einem falschen Verhältnis zueinander.

Unglücklicherweise wissen wir nicht, welches das beste Verhältnis zwischen den beiden wäre, und die Hersteller scheinen die Vitamine nach Lust und Laune hinzuzufügen oder zu entfernen.

Zwei Studien helfen dabei, Licht in das Dunkle dieser Theorie zu werfen. Die erste zeigte, dass Menschen die ihre Ernährung mit Vitamin A in der Form von Lebertran vom Kabeljau aufstockten, eine 16 Prozent höhere Wahrscheinlichkeit hatten, früher zu sterben. Die zweite bewies, dass die Nahrungsergänzung mit Vitamin A in entwickelten Ländern (wie den Vereinigten Staaten) nicht das Risiko von Infektionen verringerte, sondern es sogar noch steigerte!

Das ist der Punkt, an dem die korrekten Verhältnisse wichtig werden. In Dritte-Welt-Ländern beziehen die Menschen den Großteil ihrer Nährstoffe aus Getreide und haben daher einen großen Vitamin-A-Mangel. In entwickelten Ländern wie den Vereinigten Staaten ist dies nicht der Fall; ganz im Gegenteil, dort haben annähernd 5 % der Bevölkerung eine Vitamin-A-Toxizität.

Ein Forscher aus Harvard, der Studien über die Risikoreduzierung von Darmkrebs durchführte, fand heraus, dass Menschen mit einem hohen Vitamin-A- und Vitamin-D-Spiegel keinen besseren Schutz vor Darmkrebs genossen. Tastsächlich aber hatten diejenigen, die normale Werte bei beiden Vitaminen aufwiesen, ein geringeres Risiko von Darmkrebs. Dies lies ihn vermuten, dass diejenigen, die keine Vitamin-A-Ergänzung zu sich nahmen, sich des positiven Effektes eines höheren Vitamin-D-Spiegels erfreuten.

Forscher glauben, dass Sie, wenn Sie ihre Ernährung durch Vitamin A ergänzen, Vitamin D effektiv daran hindern, sich in seiner aktiven Form mit Ihrer DNA zu verbinden, und es somit daran hindern, Ihre Genexpression zu regulieren.

Um es klarzustellen, es ist die Retinol-Form des Vitamins A, die so problematisch ist. Beta-Carotin stellt kein Risiko dar, da es eine

Vorstufe von Vitamin A ist, und Ihr Körper wird nur umwandeln, was er benötigt, solange Sie gesund genug sind. Wenn Sie einen Vitamin-D-Mangel aufweisen und ihre Nahrung mit Retinsäure ergänzen, werden Sie wahrscheinlich giftige Mengen an Vitamin A aufbauen, die zu Leberschäden führen können.

Am besten ist es, das notwendige Verhältnis von Vitamin A zu Vitamin D natürlich zu beziehen. Vitamin A kann in der Ernährung über die geeignete Zufuhr von vielfarbigem Gemüse, und Vitamin D über das Sonnenbaden bezogen werden. Wenn dies nicht möglich ist, da Sie den ganzen Tag in der Schule oder im Büro sind, dann kann auch eine Nahrungsergänzung mit Vitamin D3 ausreichen. Wenn Sie dennoch ihre Ernährung mit Lebertran vom Kabeljau ergänzen wollen, dann besuchen Sie doch einfach die Webseite der Weston-A.-Price-Stiftung (www.westonaprice.org), auf der Sie eine Liste von empfohlenen Marken von Lebertran vom Kabeljau finden können.

Nahrungsergänzung mit Vitamin D3

Es ist weitgehend bekannt, dass es besonders dort, wo die Mehrheit der Bevölkerung sich in geschlossenen Räumen aufhält, viele Individuen mit einem zu niedrigen Vitamin-D-Spiegel gibt. Genau aus diesem Grund könnte die Nahrungsergänzung mit Vitamin D3 eine bequeme Alternative zum direkten Sonnenlicht sein. Die amerikanische Regierung empfiehlt beispielsweise, pro Tag zwischen 400 und 600 IE Vitamin D über die Ernährung zu sich zu nehmen, was aber höchstwahrscheinlich unzureichend ist, wenn man die Ergebnisse der Vitamin-D-Forschung betrachtet. Viele Vitamin-D-Forscher nehmen an, dass 2000 IE pro Tag benötigt werden, speziell in den Wintermonaten. Eine Vitamin-D-Zufuhr von 2000 IE wurde schon sicher an Kindern zwischen 10 und siebzehn Jahren getestet. Tatsächlich bedurfte es auch einer Dosis von 2000 IE, um den üblichen Vitamin-D-Mangel der Kinder erst zu beheben.

In einer Studie mit übergewichtigen afroamerikanischen Kindern wurde herausgefunden, dass 57 % von ihnen einen Vitamin-D-Mangel aufwiesen, wohingegen bei der Kontrollgruppe dieser Wert mit 40 % beziffert wurde. Wie auch immer, eine einmonatige, tägliche Vitamin-D-Zufuhr von 400 IE half auch nicht dabei, den Vitamin-D-Spiegel in einen normalen Bereich zu hieven, was wiederum andeutet, dass die derzeitigen Empfehlungen der Regierung unzureichend sind.

Eine neue, mit jungen und gesunden Männern durchgeführte Studie kam zu dem Ergebnis, dass diese 700 - 800 IE Vitamin D pro Tag im Winter benötigen, um eine optimale Knochengesundheit zu gewährleisten. Sie können sich nun vorstellen, dass Senioren, die meisten Frauen, oder Menschen mit gesundheitlichen Problemen wie Skoliose sicherlich eine größere Menge benötigen könnten.

Meiner Meinung nach sollte ein Ansatz bei der Bestimmung der von Ihnen benötigten Vitamin-D-Zufuhr, auf klinischen Tests oder auf den Symptomen, die durch einen solchen Mangel angezeigt werden, basieren. Wie viel Vitamin-D ist optimal? Es gibt keinen Weg dies mit Sicherheit zu bestimmen, und die Antwort könnte von einigen Faktoren abhängig sein, wie:

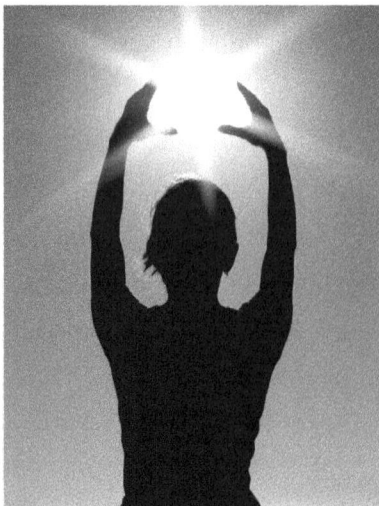

- ☐ Alter
- ☐ Körpergewicht
- ☐ Körperfettanteil
- ☐ Breitengrad (die Region, in der Sie leben)
- ☐ Hautfarbe
- ☐ Jahreszeit (Sommer oder Winter)
- ☐ Benutzung von Sonnencremes
- ☐ Zeitdauer, die Sie regelmäßig in der Sonne verbringen
- ☐ Ihr Gesundheitszustand

Als eine Faustregel kann folgendes gelten: Ältere Menschen brauchen mehr Vitamin D als jüngere, größere Menschen mehr als kleinere, schwerere Menschen mehr als leichte, nördliche Menschen mehr als Bewohner des Südens, dunkelhäutige Menschen mehr als hellhäutige, Sonnencreme-Benutzer mehr als Sonnencrememuffel und Kranke mehr als gesunde Menschen.

Wie Sie sehen können, sind viele Faktoren daran beteiligt, wie viel Vitamin D ein Individuum braucht. Es gibt keine festgelegte Formel, und der Bedarf an Vitamin D kann sich je nach Gesundheitszustand des Individuums ändern. Wenn Sie krank werden und unter einer Herzerkrankung, Krebs oder sogar Skoliose leiden, wie viel Vitamin D benötigt Ihr Körper dann, um wieder gesund zu werden? Keiner kennt die Antwort auf diese Frage, aber basierend auf den jüngsten Forschungsergebnissen von großangelegten Studien, empfehle ich folgende Wertebereiche:

Referenzbereiche für den Vitamin-D-Spiegel

Mangel	Optimalwert	Krebsbehandlung	Überschuss
< 50 ng/ml	50 – 65 ng/ml	65 – 90 ng/ml	>100 ng/ml

Den Vitamin-D-Spiegel überprüfen

Bevor Sie eine Nahrungsergänzung mit Vitamin D in Erwägung ziehen, wäre es ratsam, dass Sie Ihren Vitamin-D-Spiegel testen lassen. Dies wird am besten von einem ernährungsorientierten Arzt durchgeführt. Es ist sehr wichtig, dass dieser den richtigen Test bestellt, da es zwei Vitamin-D-Tests gibt — 1,25(OH)D und 25(OH)D.

25(OH)D ist der bessere Biomarker für den gesamten Vitamin-D-Status. Er ist auch der Biomarker, der am meisten über den gesamten Gesundheitszustand aussagt.

Der richtige Test ist 25(OH)D, oder wird auch 25-Hydroxy-Vitamin-D genannt.

Wenn Sie den obigen Test haben durchführen lassen, dann denken Sie daran, dass viele kommerzielle Labore alte, überholte Referenzbereiche verwenden.[77] Die obengenannten Werte sind die aktuellsten und basieren auf den Erkenntnissen großangelegter klinischer Forschungen. Aus Sicherheitsgründen ist es ratsam, Ihren Vitamin-D-Spiegel nur mit Hilfe eines ausgebildeten Mediziners zu optimieren. Die beste Quelle für Vitamin D ist aber immer noch die im normalen Sonnenlicht vorhandene UV-B-Strahlung.

4. Omega-3

Ein Nährstoff, der enorm wichtig für die Gesundheit ist, ist Omega-3, welcher dazu neigt, den meisten alltäglichen Nahrungsmitteln zu fehlen. Omega-3-Fettsäuren sind essentielle Fettsäuren, die von der Empfängnis an, über Schwangerschaft und Kindheit hinweg, und auch das ganze restliche Leben hindurch zweifelsohne notwendig sind.

Unsere Ernährung enthält generell zu viele Omega-6-Fette. Experten, die sich mit dem Verhältnis von Omega-6- zu Omega-3-Fettsäuren beschäftigen, nehmen an, dass dieses Verhältnis in frühmenschlicher Geschichte bei 1:1 lag. Bei den heutigen Menschen liegt dieses ernährungstechnische Verhältnis zwischen 20:1 und 50:1. Das optimale Verhältnis liegt höchstwahrscheinlich näher an dem ursprünglichen Verhältnis von 1:1. Für die Mehrheit von uns bedeutet das, dass wir die Omega-6-Fettsäuren, die wir zu uns nehmen, stark einschränken, und die Menge der Omega-3-Fettsäuren stark erhöhen müssen.

Es gibt drei Arten von Omega-3-Fettsäuren:

* alpha-Linolensäure (ALA) [Hinweis: ALA wird auch häufig als Abkürzung für alpha-Liponsäure verwendet — dies ist nicht dasselbe!]
* Eicosapentaensäure (EPA)
* Docosahexaensäure (DHA)

ALA ist in bestimmten Pflanzen wie Flachssamen, Walnüssen und wenig anderen Nahrungsmitteln vorhanden, wohingegen die nützlicheren Omega-3-Fettsäuren, EPA und DHA, aus dem Meer bezogen werden müssen.

Heutige Familien konsumieren generell eher kleine Mengen an Omega-3-Fettsäuren, welche hauptsächlich in Fischöl (und in ein paar anderen Nahrungsmitteln) gefunden werden können. Unser Konsum von Omega-6-Fettsäuren ist indes zu hoch geworden. Diese Fette kommt vor allem in Mais, Soja, Sonnenblumen, Margarine und anderen Pflanzenölen vor und werden heutzutage viel zu häufig benutzt. Zu den akzeptablen Ölen gehören unter anderem qualitativ hochwertiges Olivenöl aus erster Pressung, Kokosnussöl, Avocados, Biobutter, oder noch besser, Bio-Butter von grasgefütterten Kühen.

Eine andere Möglichkeit Ihr Verhältnis von Omega-6- zu Omega-3-Verhältnis zu verbessern, ist, die Art des Fleisches, die Sie essen, zu wechseln. Da praktisch alle Rinder mit Getreide gefüttert werden, das ihnen einen hohen Anteil an Omega-6-Fettsäuren beschert, wird sich Ihr Omega-6- zu Omega-3-Verhältnis, wenn Sie herkömmlich gezüchtetes Fleisch aus dem Supermarkt kaufen, für gewöhnlich verschlechtern.

Grasgefütterte Rinder tendieren dazu, dasselbe Omega-6- zu Omega-3-Verhältnis zu haben wie Fisch, der hier ein Verhältnis von 0,16 zu 1 besitzt. Dies ist das Verhältnis, dass die Wissenschaft als ideal für unsere Ernährung ansieht.

Omega-3-Fettsäuren sind wichtig für die Stärkung der Zellmembranen von Gewebe, das in Netzhaut, Gehirn und Sperma gefunden werden kann, und das als Schutz vor Erkrankungen des Rückgrats sowie des gesamten Körpers fungiert.

Omega-3:

- bekämpft Erkrankungen der Wirbelsäule wie rheumatoide Arthritis, Spondylitis ankylosans und Skoliose
- hält die normale Herzfunktion aufrecht
- hat entzündungshemmende Eigenschaften
- unterstützt das gesunde Wachstum und die normale Entwicklung des Nervensystems
- hält Cholesterin im Gleichgewicht
- stärkt das Immunsystem

5. Probiotika

Wussten Sie, dass:

- ungefähr 80 % Ihres Immunsystems im Magen-Darm-Trakt liegt
- 500 Bakterienarten in Ihnen leben
- Sie von 100 Billiarden Bakterien bewohnt werden — mehr als die zehnfache Menge der Zellen Ihres Körpers
- das Gewicht dieser Bakterien bis zu anderthalb Kilo beträgt

Wir haben es zwar schon an früherer Stelle besprochen, aber es schadet sicher nicht, zu erwähnen, dass einige Bakterien in unserem Körper sehr wohl gut für unsere Gesundheit sind. Das ideale Verhältnis zwischen nützlichen und schädlichen Bakterien sollte bei 85 zu 15 % liegen.

Probiotika erhöhen die Menge von nützlichen Bakterien in unserem Körper. Wenn Sie erst einmal aufgenommen wurden, frischen diese lebenden Mikroorganismen die Mikroflora unseres Verdauungstrakts auf. Diese Art der Auffrischung kann in einer ganzen Reihe von gesundheitsfördernden Funktionen resultieren, darunter z.B. eine verbesserte Unterstützung bei der Verdauung.

Geschichtlich betrachtet, benutzten Menschen fermentierte Nahrungsmittel wie Joghurt und Sauerkraut als Konservierungsmittel, um deren Verderblichkeit einzuschränken und ihre eigene Gesundheit sowie Darmgesundheit zu unterstützen. Im alten Indien war es üblich (so wie es heute noch

Brauch ist), ein auf Joghurt basierendes Getränk namens Lassi vor jeder Mahlzeit zu sich zu nehmen. Nach jeder Mahlzeit essen Sie wiederum eine kleine Portion Quark. Diese alten Traditionen basieren auf dem Prinzip, Sauermilch als ein probiotisches Liefersystem zu benutzen.

Die Bulgaren sind in ähnlicher Weise für ihre Langlebigkeit und ihren großen Verzehr von fermentierter Milch und Kefir bekannt. In asiatischen Kulturen sind eingelegte Fermentierungen von Kohl, Rüben, Auberginen, Gurken, Zwiebeln, Speisekürbis und Karotten immer noch üblich. Ich wundere mich oft, warum wir mit diesen guten Bräuchen aufhörten, und unter wessen Einfluss?

Die in unserer heutigen Ernährung tief verwurzelten, industriell verarbeiteten Nahrungsmittel können das Gleichgewicht der nützlichen Bakterien stören. Des weiteren werden viele Nahrungsmittel pasteurisiert oder keimfrei gemacht, wobei diese Prozesse alle Bakterien abtöten, darunter auch die nützlichen, die normalerweise in fermentierten und kultivierten Nahrungsmitteln gefunden werden können.

Ich rate Menschen nicht dazu, sich die überteuerten und überzuckerten "Wellness-Drinks", die von sich behaupten, nützliche Bakterien zu enthalten, zu kaufen — ihr hoher Zuckergehalt (manche Marken erhalten mehr davon als Cola!) verringert jedwedes probiotisches Niveau. Ich empfehle Ihnen jedoch, Ihr probiotisches Niveau mit einer qualitativ hochwertigen, probiotischen Nahrungsergänzung aufzufüllen, wenn Sie zu beschäftigt sind, um Ihre eigene fermentierte Nahrung herzustellen.

Da nützliche Bakterien immer öfter in unserer heutigen Ernährung fehlen, ist es enorm wichtig, unsere Nahrung mit Probiotika zu ergänzen. Dies verleiht dem Magen-Darm-Trakt einen zusätzlichen Vorteil, um die Vorzüge einer gesunden Ernährung zu maximieren.

Starterkulturen für Kefir und Gemüse

Wenn Sie ernsthaft Ihre Immunabwehr stärken, und Ihre tägliche Leistungsfähigkeit steigern wollen, dann ist die Aufnahme von traditionell fermentierten Nahrungsmitteln in Ihre Ernährung ein Muss. Obwohl sie nicht sehr bekannt sind, sind die gesundheitlichen Vorzüge dieser Nahrungsmittel enorm.

Tryptophan, eine der im Kefir vorhandenen Aminosäuren, ist sehr bekannt für seine entspannende Wirkung auf ein beanspruchtes Nervensystem. Da er auch in großen Mengen Kalzium und Magnesium liefert — die beide für das Nervensystem entscheidend sind — kann Kefir in der Ernährung einen beruhigenden Effekt auf Ihre Nerven haben.

Wie schon in einem früheren Abschnitt erläutert wurde, ist Kefir reich an den Vitaminen B12, B1 sowie Vitamin K und ist eine hervorragende Quelle für Biotin, einem B-Vitamin, dass den Körper bei der Absorption anderer B-Vitamine wie Folsäure, Pantothensäure und B12 hilft. Die vielen Vorteile einer ausreichenden und dauerhaften Vitamin-B-Zufuhr reichen von der Steuerung der normalen Funktion von Nieren, Leber und Nervensystem, bis hin zu gesund aussehender Haut, gesteigerter Leistungsfähigkeit und Langlebigkeit.

Kultivierte Nahrung war eine gesunde Hauptsäule in der Ernährung unserer Vorfahren. Nur ein Bruchteil ihrer Nahrung wurde überhaupt gekocht — rohe Nahrung voller Enzyme machte den Großteil ihrer Ernährung aus. Die modernen Methoden, nämlich die Pasteurisierung und das Hinzufügen von Chemikalien zur Schnellfermentierung von Produkten wie Joghurt und Käse haben diese einst enzymreichen Nahrungsmittel getötet und in Gifte verwandelt, die unsere Verdauung lähmen und schlussendlich unsere Gesundheit gefährden.

Kultivierte Nahrungsmittel helfen dabei, das natürliche Gleichgewicht unseres Verdauungstrakts wiederherzustellen. Durch die alte Kunst der Fermentierung werden diese

Nahrungsmittel teilweise von nützlichen Enzymen, Pilzen und guten Bakterien verarbeitet — und stellen deren Nährstoffe so schnell dem Körper zur Verfügung. Neben verbessertem Geschmack und Nährwert halten kultivierte Nahrungsmittel noch eine Vielzahl medizinischer Belohnungen bereit. Wenn Sie enzymreiches, rohes Gemüse essen, dann geben Sie Ihrem Körper die Möglichkeit Enzyme herzustellen, um sich selbst zu verjüngen, anstatt ein Großteil dieser Enzyme für die Verdauung zu verwenden.

Sie können sehr leicht selber kultiviertes Gemüse herstellen, indem Sie Kohl oder eine Mischung aus Kohl und anderem Gemüse zerkleinern und das Ganze eng in einen luftdichten Behälter packen — und es anschließend einige Tage lang bei Raumtemperatur fermentieren lassen. Während der Fermentierung vermehren sich die nützlichen Bakterien schnell, um Zucker und Stärke in Milchsäure umzuwandeln.

Wenn der anfängliche Prozess erst einmal von statten gegangen ist, dann können Sie die Aktivität der Bakterien verlangsamen, indem Sie das kultivierte Gemüse in den Kühlschrank stellen. Die Kälte schränkt die Fermentierung enorm ein, wird sie aber nicht vollständig stoppen. Sogar wenn das Gemüse monatelang in Ihrem Kühlschrank liegt, wird es nicht verderben; stattdessen wird es mit der Zeit geschmackvoller — ähnlich wie guter Wein.

Darüber hinaus verringern die im Gemüse vorhandenen, nützlichen Bakterien sofort den pH-Wert, indem sie eine saurere Umgebung herstellen, in der sich die Bakterien besser vermehren können. Das Gemüse wird weich, geschmackvoll und leicht "eingelegt". Die Enzyme des kultivierten Gemüses helfen außerdem bei der Verdauung von mit ihm zusammen verzehrten Nahrungsmitteln, da sie die Aufspaltung von Kohlenhydraten und Proteinen unterstützen.

Heutzutage sind diese traditionell fermentierten Produkte mit Hilfe von Starterkulturen, die eine Vielzahl für Kefir oder Gemüsefermente geeignete Bakterien enthalten, viel einfacher herzustellen. Ich kann Ihnen diese Starterkulturen nur wärmstens empfehlen, da so sichergestellt ist, dass Ihre Milch oder Ihr Gemüse den Fermentierungsprozess mit einem widerstandsfähigen Bakterienstrang beginnt, der außerdem noch giftige Bestandteile der Nahrung eliminiert und eine Vielzahl potentieller Pathogene, die während der Fermentierung auftreten können, zerstört.

6. Vitamin K: das vergessene Vitamin

Vitamin K kann nachweislich:

- der Entwicklung von Knochenkrankheiten wie Skoliose oder Osteoporose vorbeugen
- bei der Vorbeugung von Gelenk- und Knorpelschäden sowie Osteoarthritis, und der Behandlung letzterer, helfen[78]
- als Bindemittel für das Kalzium und die Knochenmatrix dienen, indem es beide "zusammenklebt"
- als Vorbeugung sowie als Behandlungsmittel für bestimmte Krebsarten dienen[79]
- die Entwicklung von Arteriosklerose (Verkalkung der Arterien) und zusätzlich noch Erkrankungen der Herzkranzgefäße und Herzinfarkte verhindern[80]
- für ein besseres Gedächtnis sorgen

Vitamin K ist anders als andere Vitamine. Es kann keine toxische Menge im Körper erreichen (Sie können nicht zu viel Vitamin K zu sich nehmen), und es agiert ähnlich wie ein Hormon. Vitamin K ist ein mächtiges Antioxidans und kann dabei helfen, die Anzeichen der Alterung zu reduzieren.

Was ist nun die empfohlene Dosis von Vitamin K? Das letzte Wort ist hier noch nicht gesprochen, aber es finden noch Forschungen über dieses wichtige Vitamin statt, sodass die tägliche empfohlene Menge noch unbekannt ist. Man weiß jedoch bereits, dass die meisten Erwachsenen bis zu einem gewissen Grad einen Mangel davon haben. Studien zeigen, dass Kinder eine höhere Wahrscheinlichkeit für einen Mangel haben, da sie noch im Wachstum sind. Tatsächlich wurden vor kurzem sogar Empfehlungen ausgesprochen, neugeborenen Säuglingen eine intramuskuläre Injektion mit Vitamin K zu verabreichen, um einem Vitamin-K-Mangel vorzubeugen. Vitamin K gelangt nicht gut in die Gebärmutter, wodurch es den meisten Säuglingen an diesem wichtigen Vitamin mangelt. Die Injektion unterstützt die gesunde Knochenentwicklung und verhindert Blutungen, da Vitamin K der natürlichen Blutgerinnung hilft.[81]

Auch diejenigen mit einer Fehlfunktion des Darmes könnten hier einen Mangel haben, da die Darmflora nur unzureichende Mengen an Vitamin K herstellt.

Was sind die besten Quellen für Vitamin K? Dunkelgrünes Blattgemüse und Fett von grasgefütterten Tieren sind hier zwei gute Möglichkeiten. Natto, Käse und Gänseleber haben auch einen hohen Vitamin-K-Gehalt.

Diejenigen, die ihre Ernährung mit Vitamin K ergänzen wollen, sei es, um eine Erkrankung zu behandeln oder dass ihr Zugang zu Nahrungsmitteln mit hohem Vitamin-K-Gehalt erschwert ist, werden feststellen, dass es in zwei Formen erhältlich ist:

- MK-4 (Menachinon-4) — ein synthetisches Ergänzungsmittel, dass günstiger als MK-7 ist
- MK-7 (Menachinon-7) — ein Natto-Extrakt

Bisher haben noch keine Studien diese beiden miteinander verglichen, weshalb nicht bestimmt werden kann, welches nun das bessere ist, aber der Vorzug eines natürlichen Extraktes vor eines synthetischen ist im allgemeinen die bessere Wahl.

Warnhinweis: Vitamin K kann bekanntermaßen die blutverdünnenden Eigenschaften von Warfarin (Coumadin) stören. Patienten, die diese Medikamente einnehmen, sollten nur auf Anraten ihres Arztes eine Nahrungsergänzung mit Vitamin K vornehmen.

Alle Arten von Vitamin K sind fettlöslich; daher sollten Sie es, damit Ihr Körper das Vitamin K auch absorbieren kann, immer mit ein wenig Fett zu sich nehmen. Eine gute Anfangsdosis wären 45 mg pro Tag, da die Forschung hier schon eine Steigerung des Knochenmineralgehalts nachgewiesen hat.[82] Um weitere Vorzüge bei der Gesundheit von Knochen und Arterien zu genießen, wird eine Nahrungsergänzung mit 100 mg Vitamin K pro Tag empfohlen.

Teil 3

Korrigierende Übungen für Skoliose

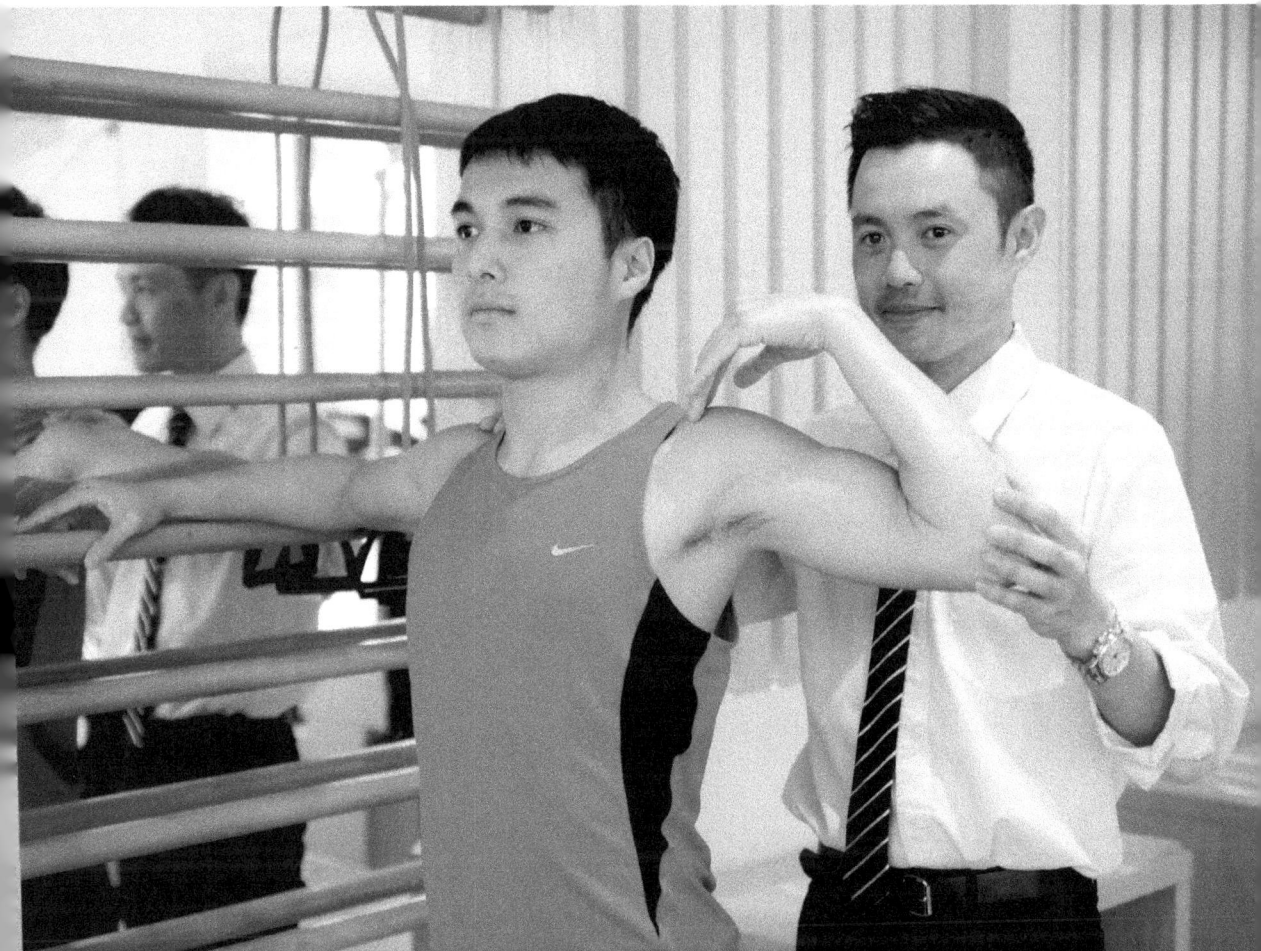

Wie Ihre Wirbelsäule Funktioniert

> *Eine Unze Handeln ist soviel wert wie eine Tonne Theorie.*
>
> — **Friedrich Engels**

Lassen Sie mich Ihnen, bevor ich Ihnen ein paar der wichtigsten Techniken, die Ihnen dabei helfen, Ihre persönliche, speziell auf den Zustand ihrer Wirbelsäule zugeschnittene Sport-/Fitnesstherapie zu erstellen, vorstelle, erst einmal in diesem Kapitel erklären, wie unsere Wirbelsäule funktioniert.

- Eine von Skoliose betroffene Wirbelsäule wird nicht nur anders aussehen als eine normale Wirbelsäule, sondern auch anders funktionieren. Wir werden beide Aspekte in diesem Abschnitt besprechen.
- Darüber hinaus werde ich Ihnen die Rollen von Wirbeln, Bandscheiben, Rückenmark, Kreuzbein, Becken und Muskeln näher darstellen, die Ihr Rückgrat in einer normalen Anordnung halten.
- Anschließend werde ich Ihnen mit der Hilfe von Illustrationen die Biomechanik der Wirbelsäule erklären, das heißt, wie ihre Wirbelsäule arbeitet und regeneriert. Zu guter Letzt wird die Wichtigkeit von Sport und guter Biomechanik für die Knochengesundheit von Skoliosepatienten vor und nach operativen Eingriffen behandelt.

Denken Sie daran, dass es mein Ziel ist, Ihnen dabei zu helfen Ihre Rückenhaltung zu verbessern, Ihre aerobe Fitness zu fördern, Ihren Bewegungsbereich und Ihre Stärke zu maximieren und Ihnen Wege aufzuzeigen, wie Sie Ihre Skoliose erfolgreich meistern können. Abgesehen davon, dass das von mir im diesem Teil des Buches entworfene Übungsprogramm Ihnen dabei helfen wird, Ihre Schmerzen und Entzündungen in die Schranken zu weisen, kann es Ihnen auch noch den Tagesablauf einer normalen Person mit den gängigen Aktivitäten ermöglichen. Therapeutische Übungen, wie sie im Buch beschrieben werden, können dabei helfen, die körperlichen Fähigkeiten des Patienten zu maximieren, darunter z.B. Flexibilität, Stabilität, Koordination und Fitness. Im Großen und Ganzen verwendet dieses Programm folgende Zusammenstellung von Übungen:

Flexibilität

Flexibilitätsübungen helfen dabei, sichere Bewegungen zu erzeugen. Angespannte Muskeln verursachen Ungleichgewichte bei den Bewegungen des Rückgrats und somit eventuell auch Verletzungen. Sanfte Dehnübungen steigern die Flexibilität, lindern Schmerzen und reduzieren das Risiko von Folgeverletzungen.

Stabilisierung

Die "Kern"-Muskeln, die Sie trainieren werden, liegen näher an der Körpermitte und agieren als Stabilisatoren. Diese wichtigen Muskeln werden trainiert, um die Wirbelsäule sicher anzuordnen und um sie stabil zu halten, wenn Alltagsaktivitäten ausgeführt werden. Diese Muskeln bilden eine stabile Basis, von der aus die Gliedmaßen sich mit hoher Genauigkeit bewegen können. Wenn die Stabilisatoren ihre Funktion nicht erfüllen, dann könnte die Wirbelsäule von den täglichen Aktivitäten überbeansprucht sein.

Koordination

Starke Muskeln müssen koordiniert sein. Sobald die Kraft der Rückenmuskeln wächst, muss auch deren Zusammenwirken trainiert werden. Das Erlernen jedweder körperlicher Aktivität benötigt Übung. Die Muskeln müssen trainiert werden, damit die körperliche Aktivität unter Kontrolle ist. Rückenmuskeln die extra darauf trainiert werden, sichere Bewegungen zu kontrollieren, verringern das Risiko von Folgeverletzungen.

Fitnesstraining

Eine bessere Fitness wirkt unterstützend bei der Korrektur von Wirbelsäulenproblemen. Das Fitnesstraining kann sichere Formen aeroben Trainings enthalten, darunter Schwimmen, Gehen auf dem Laufband und die Benutzung eines Crosstrainers oder Steppers.

Funktionelles Training

Chiropraktiker setzen oft funktionelles Training ein, wenn Patienten Hilfe dabei benötigen, bestimmte Tätigkeiten einfacher und sicherer auszuüben. Typische Ansatzpunkte sind hier beispielsweise Haltung, Körpermechanik und Ergonomie.

Körperhaltung

Sorgfältig auf Ihre eigene Körperhaltung zu achten, kann die Beanspruchung von Gelenken und dem die Wirbelsäule umgebende Weichgewebe reduzieren. Wenn erst einmal Stärke und Kontrolle mit Hilfe der Stabilisierungsübungen gewonnen werden, dann ist es auch einfacher die geeignete Körperhaltung und Körperausrichtung zu beherzigen und diese bei allen Tätigkeiten anzuwenden.

Körpermechanik

Tägliche Aufgaben wie von einem Stuhl aufstehen, aus dem Bett aufstehen, den Müll rausbringen, die Wäsche zum Trocknen aufhängen und Zähneputzen sollten mit dem Verständnis der Körpermechanik einfach und reibungslos auszuführen sein.

Ergonomie

Sogar kleine Veränderungen bei den Möbeln, die Sie benutzen; dem Stuhl, auf dem Sie sitzen, dem Winkel der Armlehne und der Richtung Ihres Bettes, können viel dazu beitragen, die Probleme, die die Skoliose betreffen, zu lösen. All dies gehört zu einem neuen Zweig der Wissenschaft namens Ergonomie.

Um zu verstehen, wie die Skoliose eine Wirbelsäule nach rechts oder nach links krümmen kann, müssen Sie erst verstehen, wie eine normale Wirbelsäule aussieht.

Zunächst einmal gibt es vier Abschnitte bei ihrer Wirbelsäule:

Die Anatomie ihrer Wirbelsäule

Halswirbelsäule: Dies ist Ihr Hals, der an der Schädelbasis anfängt. Sie enthält sieben kleine Knochen (Wirbel), welche die Ärzte C1 bis C7 nennen (das 'C' bedeutet cervical). Die Nummern 1 bis 7 geben die Lage des Wirbels wieder. C1 ist dem Schädel am nächsten, während C7 der Brust am nächsten ist.

Brustwirbelsäule: Ihr mittlerer Rücken hat 12 Wirbel, die T1 bis T12 bezeichnet werden (das 'T' bedeutet thorakal). Die Wirbel Ihrer Brustwirbelsäule sind mit Ihren Rippen verbunden, was diesen Teil der Wirbelsäule relativ steif und stabil macht. Ihre Brustwirbelsäule ist daher nicht so beweglich wie andere Abschnitte der Wirbelsäule zum Beispiel der Halswirbelsäule.

Lendenwirbelsäule: Sie haben fünf Wirbel in Ihrem unteren Rücken, die L1 bis L5 bezeichnet werden (das 'L' steht für lumbal). Dies sind die größten und stärksten Wirbel, da sie einen großen Teil ihres Körpergewichts tragen. Die Lendenwirbel sind außerdem Ihre letzten "echten" Wirbel; unter diesem Abschnitt sind ihre

Wirbel nur noch zusammengewachsen. Tatsächlich könnte sogar schon L5 mit einem Teil Ihres Kreuzbeins verwachsen sein.

Kreuz-und Steißbein: Das Kreuzbein besteht aus fünf Wirbeln, die bis zum Erwachsenenalter üblicherweise zu einem Knochen zusammenwachsen; das Steißbein (oder auch Coccyx) besteht aus vier (manchmal auch fünf) zusammengewachsenen Wirbeln.

Ihre Wirbelsäule, auch Rückgrat genannt, besteht aus 24 einzelnen Knochen — Ihren Wirbeln. Zwischen den Wirbeln befinden sich Ihre Bandscheiben, die wie Kissen oder Stoßdämpfer funktionieren. Jede Bandscheibe besteht aus einem reifenähnlichen, äußeren Band (Anulus fibrosus) und einer gelähnlichen inneren Substanz (Nucleus pulposus).

Zusammen bilden Wirbel und Bandscheiben einen schützenden Tunnel (Spinalkanal) für das Rückenmark und die Spinalnerven. Das Rückenmark läuft vom Gehirn an den größten Teil des Rückgrats hinunter. Nerven zweigen sich in bestimmten Abständen vom Rückenmark ab und treten an Öffnungen, die foramen heißen, heraus. Von dort aus führen die Nerven zu verschiedenen Teilen Ihres Körpers und ermöglichen Ihnen, sich zu bewegen und Empfindungen wie Hitze, Kälte, Schmerz und Druck zu fühlen.

Zusätzlich zu den Knochen, Nerven und Bandscheiben, welche diese Knochen dämpfen und schützen, wird Ihre Wirbelsäule außerdem noch von Bändern und Muskeln unterstützt.

Posterior (Rückansicht)
Wirbelsäulenansicht

Lateral (Seitenansicht)
Wirbelsäulenansicht

Halswirbel
C1-C7

Halswirbelsäulen-
Bogen

Brustwirbel
T1-T12

Thorakale
Krümmung

Lendenwirbel
L1-L5

Lumbale
Krümmung

Kreuzbein
S1-S5

Steißbein

Kreuzbeinkrümmung

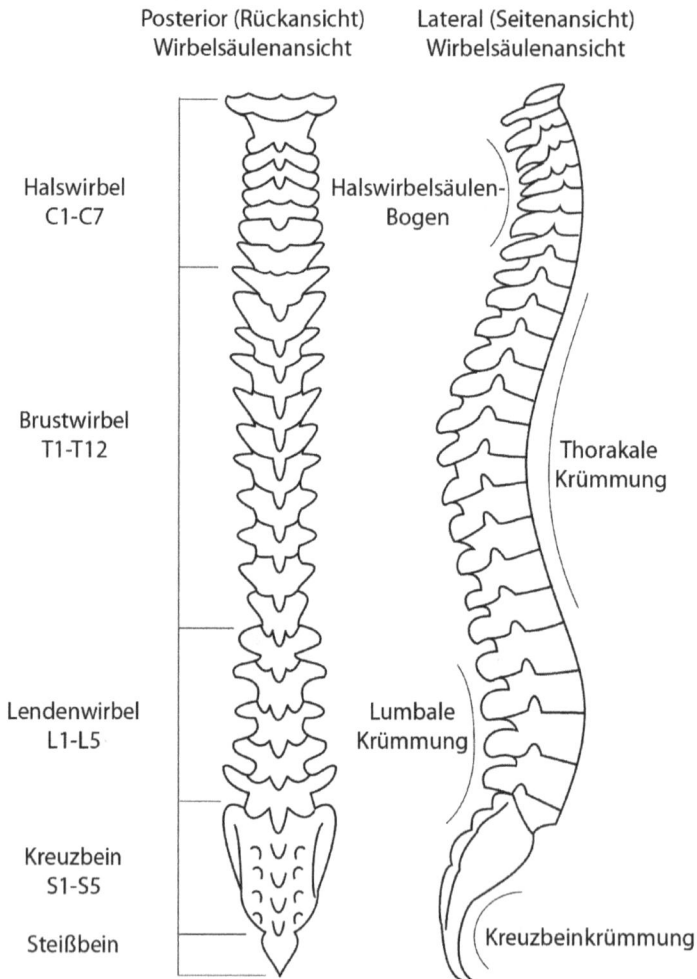

Abbildung 9: Anatomie der Wirbelsäule

Veränderungen von Muskeln und Bändern bei Skoliose

Die Aktion, die von Muskeln ausgeführt wird, ist es, sich zusammenzuziehen; mit anderen Worten, Muskeln können nur in eine Richtung ziehen. Wenn Sie sich die Muskeln als Tau vorstellen, dann ist es einfach sich zu verbildlichen, wozu Ihre Muskeln fähig sind: Wenn Sie an einem Tau ziehen, dann ist es stark und vermag sehr schwere Gewichte zu tragen; wenn Sie jedoch ein Tau zusammendrücken, dann wird es sich einfach wölben. Muskeln haben die bemerkenswerte Fähigkeit sich bei Belastung zusammenzuziehen oder auszudehnen. Bei einer verkrümmten

Wirbelsäule (Skoliose) neigen die Muskeln auf der konkaven Seite der Krümmung dazu, verkürzt zu sein, während die Muskeln auf der konvexen Seite gedehnt sind.

So wie sich nie zwei Wirbelsäulenverkrümmungen gleichen, so unterscheiden sich auch die Muskeln, die der Wirbelsäule ihr einzigartiges Aussehen verleihen. Durch die Beispiele in den Abbildungen 10 und 11 wird gezeigt, wie das Zusammenspiel von hypertonen (überaktiven) Muskeln eine Rolle bei verschiedenartig geformten Krümmungen spielen kann. Abbildung 10 zeigt beispielsweise eine nach rechts gewölbte c-förmige Verkrümmung. Man kann sehen, dass die Rautenmuskeln, der Trapezmuskel, der vordere Deltamuskel und

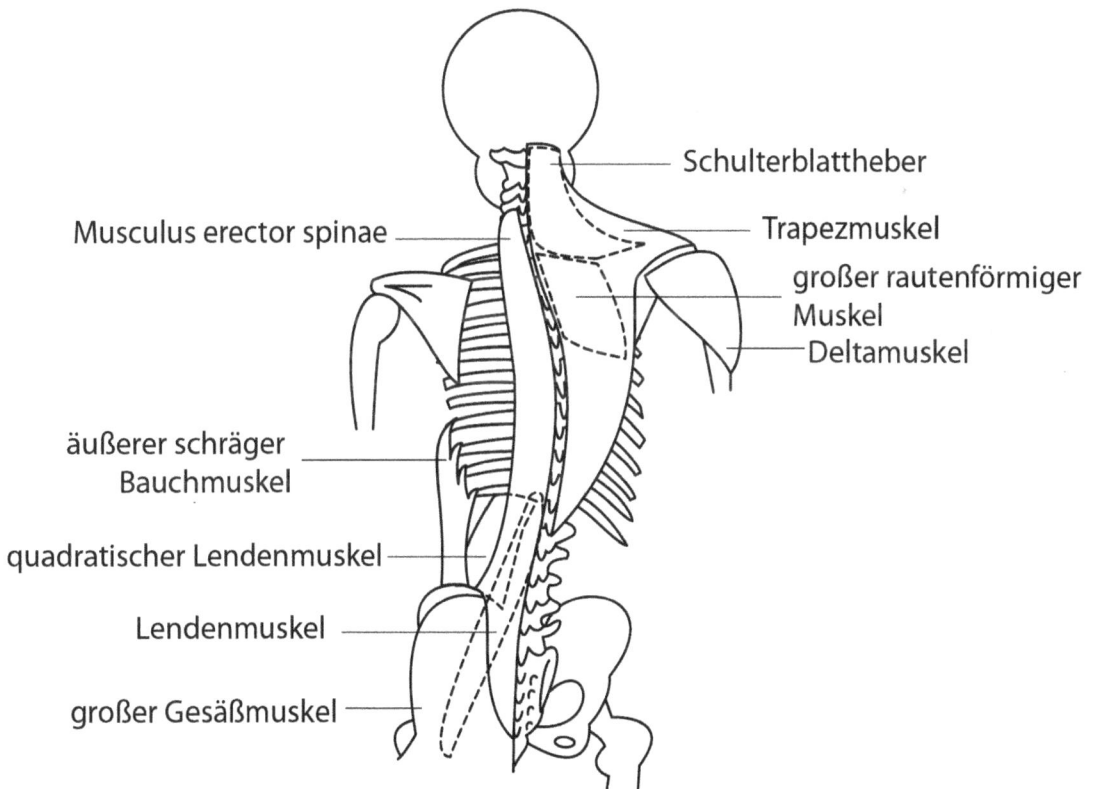

Abbildung 10: Muskeln, die bei einer c-förmigen Skoliose dazu neigen, hyperton zu sein

die Schulterblattheber auf die Wirbelsäule einwirken und sie nach rechts ziehen. Der linke Erektor, der Lendenmuskel und der quadratische Lendenmuskel sowie die Gesäßmuskeln wirken auf die untere Hälfte der Wirbelsäule ein und ziehen sie in die mittlere Position zurück. Die Einwirkung (und die entgegengesetzten Einwirkungen) der Muskeln verleihen dem Rückgrat die für diese Form von Skoliose so charakteristische C-Form.

Abbildung 11 hingegen zeigt eine s-förmige Skoliose. Eine s-förmige Skoliose bezieht mehr Muskelgruppen mit ein, da es im Wesentlichen zwei einzelne Kurven sind. Sie können sehen, dass je nach Richtung der Krümmung(en) und deren Lage in der Wirbelsäule (d.h. oberer oder unterer Rücken), verschiedene Muskeln mit einbezogen werden.

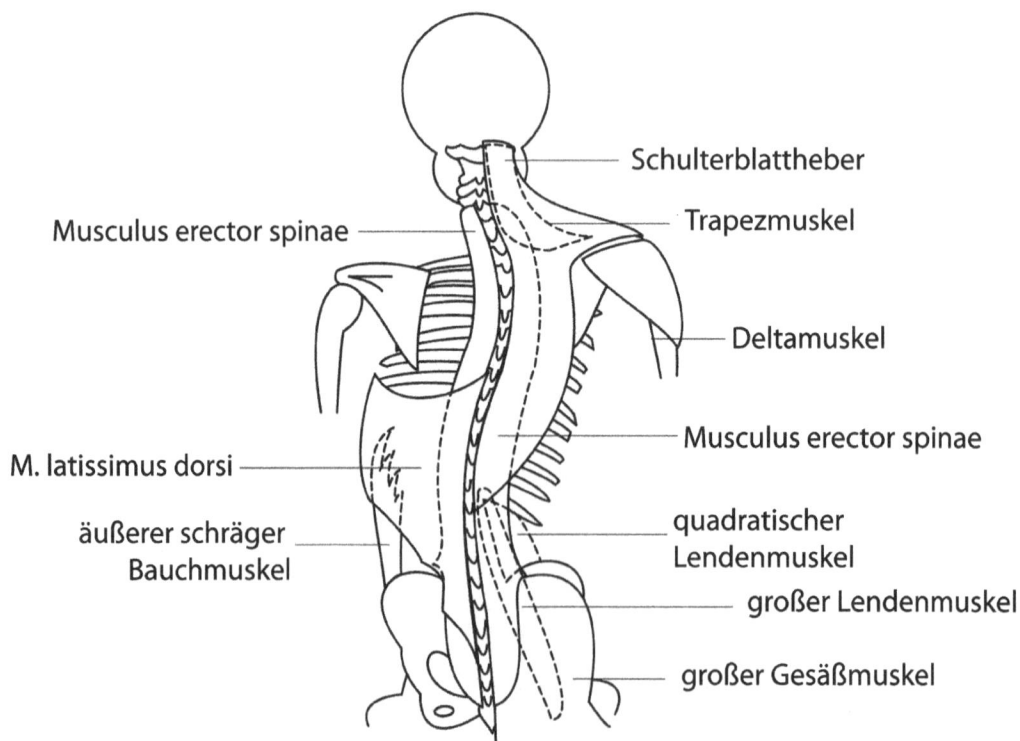

Abbildung 11: Muskeln, die bei einer s-förmigen Skoliose dazu neigen, hyperton zu sein

Wo passen da die Bänder rein? Zuallererst ist es wichtig zu wissen, was Bänder sind, und welchem Zweck sie dienen.

Bänder sind Bindegewebe, welches Knochen zusammenhält, die ein Gelenk bilden. Sie bestehen aus faserigem Gewebe, welches über eine gewisse Dehnbarkeit verfügt. Sie helfen dabei, zu kontrollieren, wie viel Spielraum ein Gelenk hat und stabilisieren das Gelenk so, dass die Knochen nicht zu weit aus ihrer normalen Anordnung heraus geraten.

Generell werden die Bänder an der konkaven Seite einer Krümmung eher angespannt sein, als auf der konvexen Seite. Bänder spielen eine sehr wichtige Rolle bei der Stabilisierung der Wirbelsäule. Ihre Bänder arbeiten mit Ihren Muskeln zusammen, um Ihre Wirbelsäule in einer möglichst geraden Position zu halten. Wenn Sie unter Skoliose leiden, müssen diese Bänder und Muskeln doppelt so hart arbeiten, um ihren Job zu erfüllen, was wiederum zu Verspannungen und Schmerzen führen kann.

Das Einzeichnen Ihrer Skoliose

Um Ihre Skoliose korrigieren zu können, müssen Sie zuerst herausfinden, welche Muskeln sich angespannt, und welche sich gedehnt anfühlen. Das Folgende ist ein Beispiel des Rückens einer Person mit s-förmiger Skoliose, auf dem die Muskelanspannungen und Positionen der Verkrümmung eingezeichnet sind (Abb. 12). Befolgen Sie die untengenannten Schritte, um Ihre eigene Skoliose in Abbildung 13 einzuzeichnen und Ihre Skoliose so genauer zu verstehen.

Auf diese Art sollten Sie vorgehen:

Als erstes zeichnen Sie Ihre Skoliose — basierend auf Ihren jüngsten Röntgenaufnahmen — in Abbildung 13 ein. Wenn Sie keine Röntgenaufnahmen haben, lassen Sie sich von einer anderen Person mit deren Finger, nach den Erhebungen der Wirbel tastend, die Wirbelsäule entlangfahren.

Als nächstes zeichnen Sie die Gebiete mit Muskelanspannung mit einem **XXX** ein. Greifen Sie, wenn nötig, auf die Abbildungen 10 und 11 zurück, da die üblichen Muskelanspannungen von sowohl c- als auch s-förmiger Skoliose hier eingezeichnet sind.

Abbildung 13 wird wichtig bei der Erstellung des persönlichen Übungsprogramms für Ihre Wirbelsäule sein.

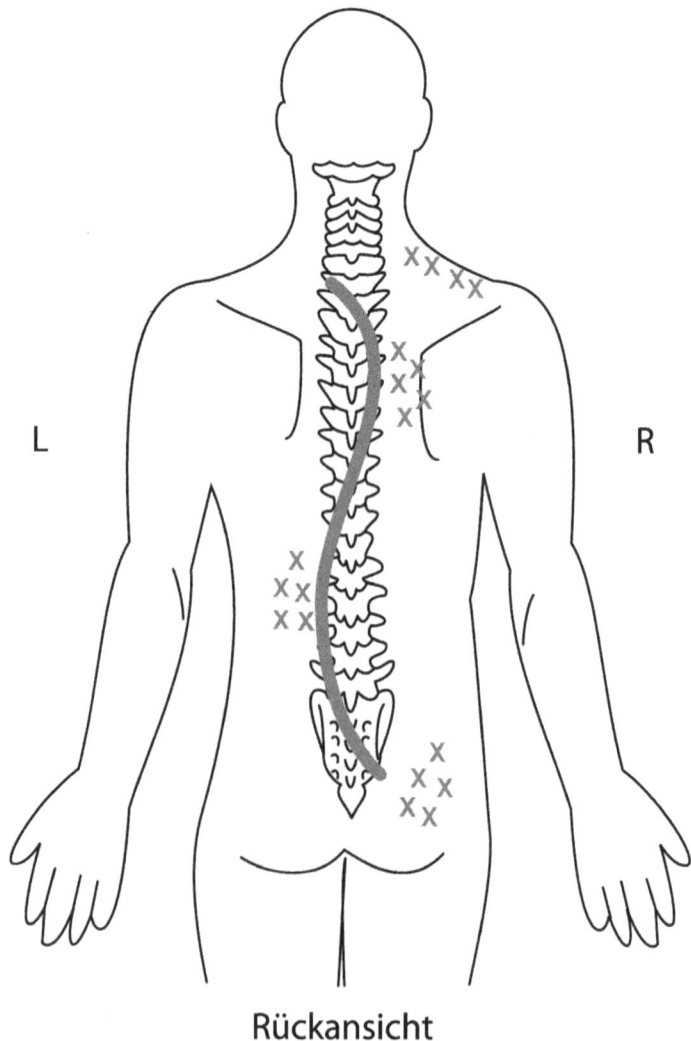

Rückansicht

Abbildung 12: Beispiel einer Skoliose-Karte, die anzeigt, wo die Person Spannung fühlt

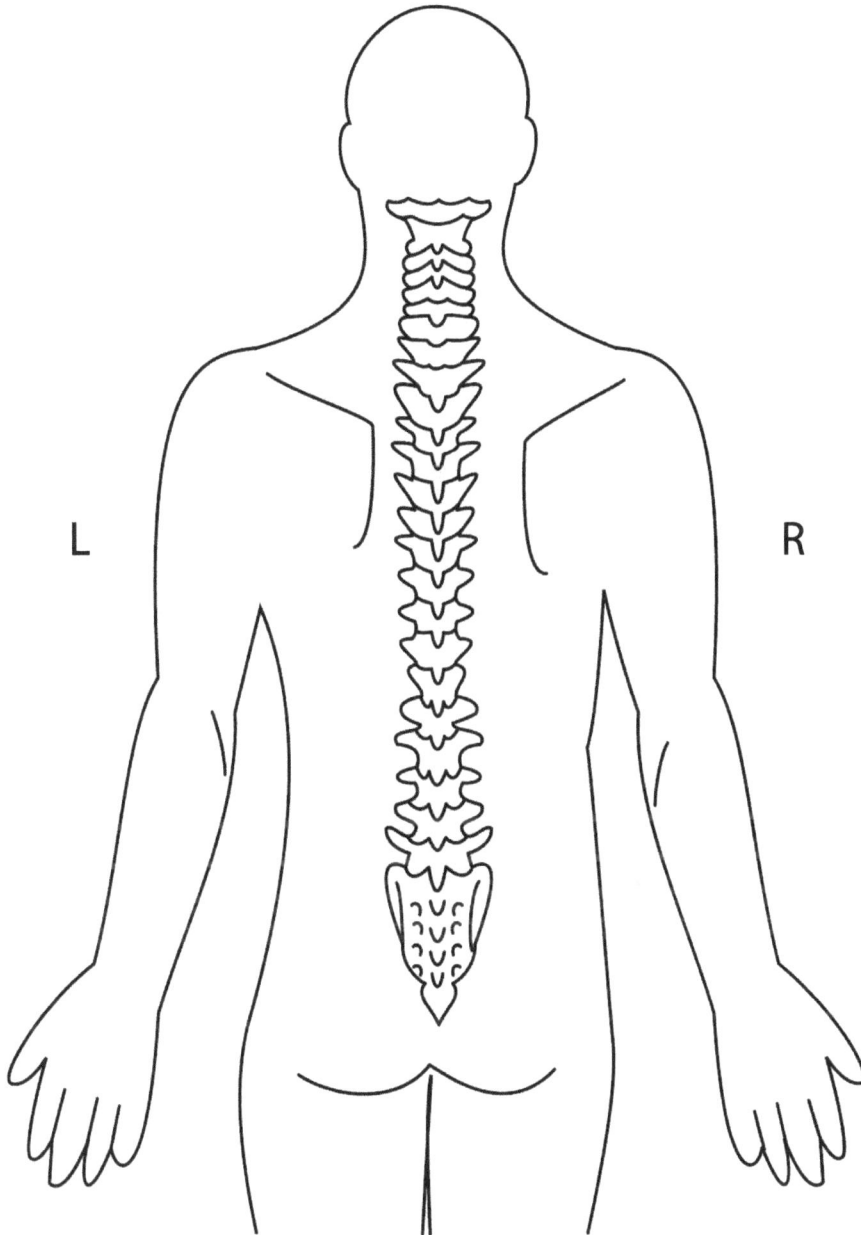

L   R

Rückansicht

Abbildung 13: Benutzen Sie das Schaubild, um Ihre eigene Skoliose einzuzeichnen

Die Symptome Ihrer Skoliose einzeichnen

Um in der Lage zu sein, Ihre Skoliose korrigieren zu können, ist es wichtig herauszufinden, welche Muskeln betroffen sind und die Stellen Ihres Rückens zu identifizieren, an denen Sie am häufigsten Symptome wie Schmerz, Taubheit oder Kribbeln verspüren. Nehmen Sie die im Buch bereitgestellten Schaubilder zu Hilfe.

Sie können später auf diese Schaubilder zurückgreifen; ich glaube stark daran, dass Sie, wenn Sie eine Ihrem Metabolic Type® entsprechende Diät befolgen und das Übungsprogramm nach den in diesem Buch entworfenen Prinzipien durchführen, eines Tages frei von den Schmerzen und den Unannehmlichkeiten sein werden, die Sie derzeit plagen.

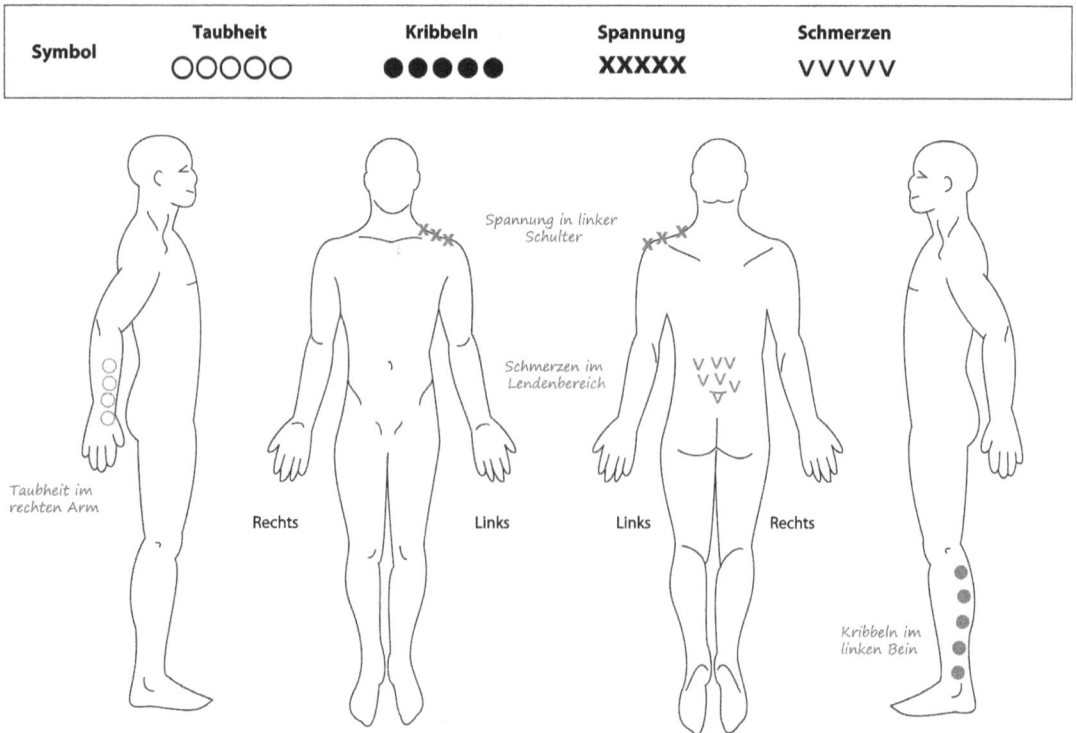

Abbildung 14: Beispiel für das Einzeichnen ihrer Symptome

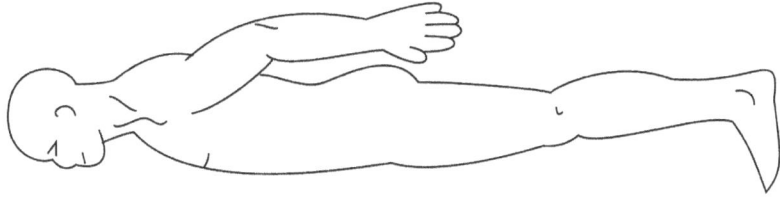

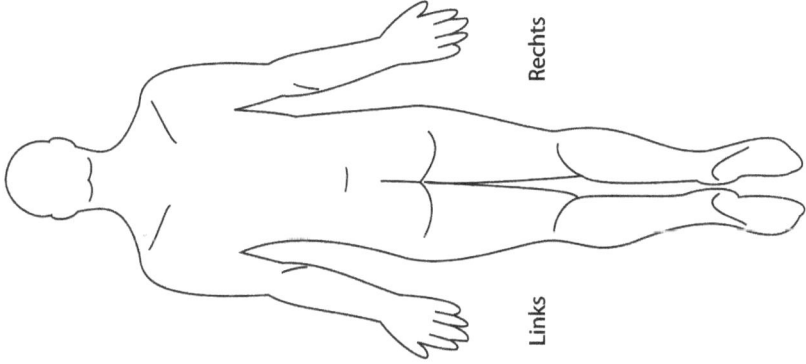

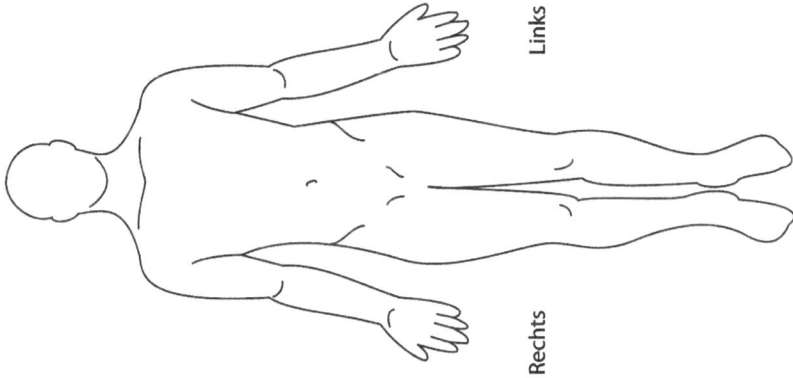

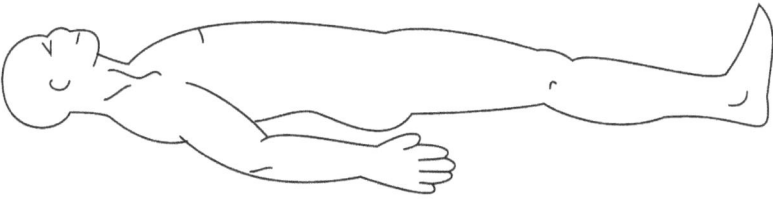

Symbol	Taubheit	Kribbeln	Spannung	Schmerzen
	OOOOO	●●●●●	XXXXX	VVVVV

Abbildung 15: Benutzen Sie das Schaubild, um Ihre Symptome einzuzeichnen

Links · Rechts · Hinten · Links · Vorne · Rechts

Können Übungen bei meiner Skoliose helfen?

Die Antwort ist ein wiederhallendes "ja!". Ich habe es immer wieder in meiner Praxis gesehen: Stärkung und Dehnung spielen eine wichtige Rolle bei der Korrektur von Skoliose. Im Jahre 2008 zeigte eine umfangreiche Überprüfung von 19 wissenschaftlichen Veröffentlichungen, die 1654 behandelte Patienten und 688 Kontrollen enthielten, dass „alle Studien die Wirksamkeit von Übungen bei der Verringerung des Fortschrittgrads (hauptsächlich in der Frühpubertät) und/oder der Verbesserung der Cobb-Winkel (um das Ende des Wachstums herum) bestätigten. Außerdem zeigte sich, dass Übungen auch effektiv die Verschreibungen von Korsetten reduzierten."[83]

In den letzten fünf Jahren wurden acht weitere wissenschaftliche Arbeiten in der ganzen Welt (Asien, Vereinigte Staaten und Osteuropa) veröffentlicht, die alle den Wert von Übungen bei der Behandlung von Skoliose bestätigt haben, und die zeigen, dass das Interesse an Übungen bei der Behandlung von Skoliose nicht ausschließlich in Westeuropa gilt. Diese Studien bestätigen und stärken die vorherigen. Die Beweise, die bis heute von ihnen gesammelt wurden, zeigen, das die Übungen für die jugendliche idiopathische Skoliose nicht nur bei der Vorbeugung von Skoliose hilfreich ist, sondern auch bei deren Korrektur!

Rückentwicklungen oder Verletzungen der Wirbelsäule rückgängig machen

Ein weitverbreiteter Mythos ist der, dass man, wenn erst einmal ein Wirbelsäulenschaden, wie eine Beschädigung der Bandscheiben oder der Nerven, eingetreten ist, entweder einen operativen Eingriff benötigt oder dazu verdammt ist, für den Rest seines Lebens unter Schmerzen, Schwäche und anderen Organfehlfunktionen zu leiden.

Dies könnte nicht weiter von der Wahrheit entfernt liegen. Indem Sie ein paar der Tipps aus diesem Buch befolgen und einen regelmäßigen Übungsplan in Ihr Leben integrieren, können Sie nicht nur ihre Wirbelsäule heilen, sondern manchmal den Prozess des Wirbelsäulenschadens rückgängig machen. Wie rehydrieren und regenerieren sich die Bandscheiben? Die Bandscheiben benötigen drei Dinge, um zu regenerieren: Bewegung, Wasser und Nährstoffe. Es ist ein wohlbekannter, wissenschaftlicher Fakt, dass die Wirbelsäule eines Erwachsenen an bis zu 20 mm Höhe pro Jahr wegen des Flüssigkeitsverlustes der Bandscheiben verlieren kann. Während des Schlafens wird einiges der Flüssigkeit und somit auch der verlorenen Größe zurückgewonnen, aber nicht wirklich alles, was dazu führt, dass wenn eine Person 60 wird, diese schon ziemlich viel an Bandscheibenflüssigkeit und Knochenflexibilität eingebüßt haben kann. Tatsächlich kann schon ein Verlust von nur 12 Prozent Bandscheibenflüssigkeit die Höhe der Bandscheiben um bis zu 50 Prozent senken!

Da die Bandscheiben zu fast 88 Prozent aus Wasser bestehen, ist eine geeignete Hydrierung enorm wichtig für die Versorgung, Schmierung und Funktion aller Gelenkknorpel, Bänder, Sehnen sowie für die Nährstoffversorgung und die Abfallproduktentsorgung der Bandscheiben.

Wie auch immer, wenn Menschen älter werden, verbringen sie mehr Zeit im Sitzen und entwickeln so fortschreitende, degenerative Rückenmarks- und Haltungsschäden, wodurch sie letztendlich einen großen Teil der natürlichen Beweglichkeit ihres Rückgrats verlieren. So fangen die Bandscheiben an, Flüssigkeit und Höhe zu verlieren. Dies ist auch der Hauptgrund, warum chronische Schmerzen des unteren Rückens dazu tendieren aufzutreten, wenn jemand eher für längere Zeitspannen vor Fernseher oder Computer sitzt, als spazierenzugehen oder Sport zu treiben. Wenn eine Person für längere Zeit vor dem Computer oder Fernseher sitzt, dann dehydrieren die Bandscheiben, wodurch die Löcher, aus denen die Nerven austreten, kleiner werden sodass diese letztendlich eingeklemmt werden können. Wenn dies geschieht, dann treten chronische Schmerzen auf, die schon bald zu einem ernsteren Verlust von Muskelfunktion und –gefühl führen, je nach dem welcher spezielle Nerv auf dem entsprechenden Abschnitt der Wirbelsäule betroffen ist.

Die Forschung hat gezeigt, dass die Flüssigkeit, wenn wir eine Belastung und Entlastung in unserer Wirbelsäule erzeugen, wieder zurück in die Bandscheibe gesaugt wird und letztere somit aktiv hydriert werden kann. Belastungs- und Entlastungszyklen sind nichts weiter als sich abwechselnder Zug und Druck während die Wirbelsäule Bewegung durchläuft. Einfach gesagt — Ihre Wirbelsäule profitiert unheimlich von körperlichen Aktivitäten, egal ob es nun Spazierengehen oder Schwimmen ist.

Falls Sie früh anfangen, wenn die Wirbelsäule jung, geschmeidig und beweglich ist, und die Auswirkungen der Skoliose noch nicht so fortgeschritten sind, dann könnte es sehr bald für Sie möglich sein, dass Ihre Wirbelsäule so stark regeneriert, dass ein gewisser Grad der Korrektur bzw. der Heilung eintritt.

Fallstudie: Übernehmen Sie die Kontrolle über Ihre Wirbelsäule

Als Cher 13 war, bemerkten ihre Eltern zu deren Beunruhigung, dass sie humpelte. Sie erkannten, dass ihr linkes Bein kürzer als das rechte war. Auf Anraten einer mit der Familie befreundeten, älteren Krankenschwester, ging die Jugendliche zu einem Arzt, der dies als Skoliose diagnostizierte. Dies war das erste Mal, dass die Eltern von dieser Krankheit hörten. Sie hatte eine c-förmige Krümmung von 38 Grad im Lendenbereich. Ihr Rücken war den ganzen Tag lang in ein Korsett aus Hartplastik gezwängt. Es half bei dem Rückenproblem, aber verursachte ein anderes — es nagte ernsthaft am Selbstbewusstsein des Teenagers. Sie hasste das Korsett und die Einschränkungen, die es für ihren Lebensstil und ihre Kleiderwahl mit sich brachte. Sie musste eine um zwei Nummern zu große Schuluniform anziehen, die ziemlich schrecklich an ihr aussah! Den Hänseleien der Mitschüler ausgesetzt, zog sie sich immer mehr zurück. Sie wurde extrem schüchtern und verschlossen.

Schlimmer noch, sie konnte noch nicht einmal die Hälfte der Sportübungen, die ihr der Sportlehrer vorgab, absolvieren, da diese, zusammen mit den rauen Kanten des Korsetts, Blutergüsse verursachten. Sie musste zwei Schultaschen tragen. Sie benötigte täglich fünf Stunden für den Schul- und Nachhauseweg, und sie erinnert sich noch immer an das Schamgefühl, als sie, in ihrem Korsett schweißgebadet, durch die heiße Nachmittagssonne ging. Im Laufe der Jahre lernte sie, mit ihrer verkrümmten Wirbelsäule zu leben — sich Kleidung auszusuchen, die ihren asymmetrischen Körper verstecken, und sie gab die Hoffnung auf, dass sie jemals behandelt werden könnte.

Im April 2006 bekam sie ernsthafte Rückenschmerzen und war für fast eine Woche ans Bett gefesselt. Sie überlegte sich, nach Australien überzusiedeln, als ihre Schwester ihr einen Zeitungsausschnitt über mein Seminar mitbrachte. Nachdem sie im Internet recherchiert hatte, entschied sie sich, ihre Übersiedelung zu verschieben und meiner Behandlung eine Chance zu geben.

Die vor Behandlungsbeginn angefertigten Röntgenbilder zeigten, dass sich ihre Krümmung über die Jahre wirklich auf 55 Grad verschlechtert hatte und schon andere Regionen, wie z.B. ihren Hals, beeinträchtigte. Im nächsten halben Jahr verpasste sie trotz ihrer vielen Büroarbeit keine einzige Sitzung mit mir. Die anfängliche Behandlung war unangenehm, aber nach zwei Monaten begann sich ihr Körper, an das ganze Ziehen und Dehnen zu gewöhnen. Sie machte einfach mutig weiter, und ihr Körper profitierte Schritt um Schritt davon und wurde beweglicher. Sie fing an, sich viel leistungsfähiger zu fühlen.

Am Ende der Behandlung offenbarten neue Röntgenaufnahmen, dass sich ihre Skoliose um 15 Grad verbessert hatte. Außerdem erzählte sie mir, dass ihr Vater mit der Digitalkamera Fotos von ihrem Rücken gemacht hatte, und sogar er den Unterschied erkennen konnte.

„Für mich bedeutet die gesamte Erfahrung der Behandlung viel mehr als die 15 Grad, um die meine Wirbelsäule korrigiert wurde. Ich fühlte mich unter vielen verschiedenen Gesichtspunkten gesegnet, und ich lernte daran zu glauben, dass es für jedes Problem eine Lösung gibt."

— Cher C. (33 Jahre)

KAPITEL 13

Verbesserung der Körperhaltung

> *Körperhaltung ist der Schlüssel zum Leben.*
>
> — **Mark Twain**

Einmal kam ein ziemlich besorgter Vater zu mir und sagte: „ Dr. Lau, bei meiner 14-jährigen Tochter wurde Skoliose diagnostiziert. Die Ärzte meinten, es könne nichts unternommen werden. Wir sollten einfach nur abwarten und Tee trinken und später eventuell eine Operation in Betracht ziehen, falls sich die Krümmung ihres Rückens verschlimmert. Sie hat starke Schmerzen, und wir fragen uns, was wohl das Beste für sie wäre. Können Sie uns helfen?"

Das erste was ich ihnen sagte, war, dass sie mit dem Warten aufhören sollen. Dies ist nämlich wirklich das schlechteste, was man machen kann. Stattdessen sollten sie als verantwortungsbewusste Eltern auftreten und schnell handeln. Später saß ich mit ihnen zusammen und erzählte ihnen von der Evolution.

Ich versuchte ihnen leicht verständlich zu erklären, dass, als unsere Vorfahren auf allen Vieren liefen, deren abdominalen und thorakalen (Brust) Organe von der Wirbelsäule herunterhingen. In diesem Fall wurde ihre Wirbelsäule von den Vorder- und Hinterbeinen gestützt.

Als der Mensch jedoch anfing aufrecht zu stehen und zu gehen, da entwickelten sich seine Hinterbeine zu einem starken Unterstützungssystem für den Rest des Körpers, und das war der

Zeitpunkt, an dem sich alles änderte. Nun lagen alle Organe vor der Wirbelsäule, sodass es eine potentielle Gefahr gab, nach vorne zu fallen. Daher entwickelten sich die Rückenmuskeln im Laufe der Evolution, um dieses Manko zu kompensieren und funktionieren wie Flaschenzüge, welche die Wirbelsäule gerade und aufrecht halten. Heute fungiert die Wirbelsäule eher als Oberfläche, an der die Muskeln befestigt sind. Wenn sich die Wirbelsäule verdreht, krümmt oder beugt, dann werden diese Bewegungen durch Muskelkontraktionen verursacht.

Dieselben Muskeln der Wirbelsäule können als Folge von schlechter Haltung, Geburtskomplikationen, zu viel Sitzen, einseitigen chronischen Rückenschmerzen, ernährungstechnischen Ungleichgewichten, Mineralmangel, genetischen Problemen, Fehlbildung des Hüftgelenks und einigen anderen Faktoren verkrampft sein.

Ich erklärte ihnen außerdem, dass Skoliose oft mit der Verkrampfung von Muskeln auf einer Seite der Wirbelsäule anfängt. Dies bringt die Wirbelsäule dazu, sich zu dieser Seite hin zu krümmen, wodurch sich die Bänder und Muskeln weiterhin verhärten, und die Wirbelsäule schief wird. Letzen Endes entwickelt sich die s-förmige Krümmung, wenn eine andere, in der unteren Region befindliche Gruppe von Muskeln auf der entgegengesetzten Seite verkrampft. Die obere und untere Krümmung drücken immer mehr gegeneinander und verformen so unerbittlich die Wirbelsäule.

All dies lässt erahnen, dass es umso besser wird, je früher Sie die Skoliose behandeln. Gottseidank erkannten die Eltern dieses Mädchens, dass die Warterei keine ideale Vorgehensweise war und begannen sofort und ohne viel Aufhebens mit der Behandlung.

Skoliose, Körperhaltung und Körperausrichtung

Im frühen 19. Jahrhundert wurde schlechte Haltung als ein Zusatzfaktor bei der Entstehung von Skoliose erachtet. In den Vereinigten Staaten galt Körperhaltungstraining als ein wichtiges Mittel bei der Behandlung dieser Erkrankung. Als jedoch Korsettierung und chirurgische Eingriffe populärer wurden, war es nicht mehr in Mode.

Durch meine Praxiserfahrung habe ich gelernt, wie wichtig die Korrektur der Körperhaltung für den Skoliosepatienten ist. Immer wieder betone ich bei meinen Patienten die Wichtigkeit der richtigen Haltung und Ausrichtung des Körpers, die den Methoden ähnlich ist, welche in antiken Medizinbüchern beschrieben werden. Heutzutage haben wir nur neue Namen für diese uralten Techniken: "Ergonomie" und "Körperausrichtung", aber die zugrunde liegende Prämisse ist die gleiche.

Einige Studien, die einen starken Zusammenhang zwischen Skoliose und Körperhaltung bestätigen, wären unter anderem:

- Das Anbinden der Wirbelsäule an einer Seite verursacht Skoliose bei Kaninchen.[84]
- In einer russischen Studie wurde Biofeedback eingesetzt, um Haltungsschäden zu korrigieren[85] und Wirbelsäulen zu begradigen.
- Eine 1979 in Polen durchgeführte Studie fand heraus, dass Körperhaltungstraining und Sporttherapie eine Rolle bei der Vorbeugung und Behandlung von Skoliose spielten.[86]
- Eine 2001 in Hong Kong durchgeführte Studie zeigte vielversprechende Resultate bei der Skoliosebehandlung mit Körperhaltungstraining.[87] Laut den Autoren der Studie, „konnte eine langandauernde, aktive Kontrolle der Wirbelsäule durch die Rückenmuskeln des Patienten erzielt werden."
- Entsprechend einer wissenschaftlichen Veröffentlichung in der medizinischen Fachzeitschrift Spine, legen Studien aus Japan und Schweden nahe, dass eine Störung des Gleichgewichts der Haltung bei idiopathischer Skoliose

existiert.[88] In diesem Sinne ist es nicht weiter verwunderlich, dass diese obengenannten Studien aus Russland, Polen und Hong Kong positive Ergebnisse durch Haltungskorrektur bei Skoliose zeigten.

Schließlich und endlich hält eine gute Körperhaltung nicht nur die Muskeln im Gleichgewicht, sondern auch die Körperausrichtung. Eine schlechte Köperhaltung hingegen, belastet unnötig die Gelenke, überspannt Muskeln und Bänder und führt somit oft zu Schmerzen. Darüber hinaus unterstützt eine schlechte Körperhaltung die inneren Organe nicht ausreichend, wodurch die Blutzirkulation behindert und eine Fehlfunktion erzeugt wird. Wenn eine schlechte Körperhaltung vorhanden ist, dann wird in jedem Fall ein Dehnungs-Programm, welches die verkürzten Muskeln länger macht, und ein Übungsprogramm, welches die schwachen und lockeren Muskeln strafft und welches im zweiten Teil des Buches näher ausgeführt wird, benötigt.

Wie entwickeln Sie eine schlechte Körperhaltung?

In Wahrheit gibt es viele Faktoren, welche die Körperhaltung beeinflussen können und die von täglichen Gewohnheiten bis zu genetischer Veranlagung und zu Grunde liegenden Erkrankungen wie Skoliose, Osteoporose, Arthritis oder sogar schmerzauslösenden Krankheiten, bei der die Patienten gewohnheitsmäßig eine schlechte Haltung einnehmen, reichen.

Wie auch immer, so wie es sich mit den meisten, in diesem Buch vorhandenen Informationen verhält, müssen wir uns wieder auf das Grundlegende konzentrieren. Wir waren einst Jäger und Sammler, die sich darauf ausgerichtet entwickelt haben, ihre Tage mit Wandern und anderen körperlichen Aktivitäten wie nach Beeren suchen oder Beute verfolgen zu verbringen. Wir sind aber schon lange nicht mehr das, wozu wir eigentlich entwickelt worden waren. Wir sind nicht darauf ausgerichtet, unsere Tage sitzend und auf Monitore oder Straßen starrend zu verbringen, oder für jedwede andere Aktivitäten unseres modernen Lebens, die so weit von unseren Vorfahren entfernt sind.

Tipps für eine richtige Körperhaltung

Eine gute Körperhaltung ist eine Haltung, bei der die Anordnung so zentriert ist, dass das Gewicht auf alle Gelenke des Körpers gleichmäßig verteilt ist. Bei Gelenken in Normalstellung entspannen die Muskeln, und unnötige Spannungen können gelöst werden. Eine gute Körperhaltung ist die mechanisch effizienteste Anordnung für den Körper.

Zu einer guten Körperhaltung gehören:

- eine gerade Linie von Ihren Ohren, Schultern, Hüften, Knien und Fußgelenken
- der Kopf ist zentriert
- Schultern, Hüften und Knie sind jeweils in gleicher Höhe

Höhe. Einige der verbreitetsten Haltungsfehler sind unter anderem:

- ein nach vorn gebeugter Kopf
- abgerundete Schultern
- gebogener unterer Rücken oder flacher Rücken
- übermäßige, vordere Neigung des Beckens (nach hinten abstehend)
- übermäßige, hintere Neigung des Beckens (hervorstehender Bauch/hervorstehendes Becken)

Testen Sie Ihre Haltung

Um zu ermitteln, ob Sie eine gute Körperhaltung haben, führen Sie einfach folgende Tests aus:

Der Wand-Test

Stellen Sie sich so an die Wand, dass Ihr Hinterkopf die Wand berührt, und Ihre Fersen 10 cm von der Fußleiste entfernt sind. Wenn Sie mit Ihrem Po die Wand berühren, dann stecken Sie Ihre Hand zwischen den unteren Rücken und der Wand, und anschließend zwischen Hals und Wand. Wenn Sie zwischen

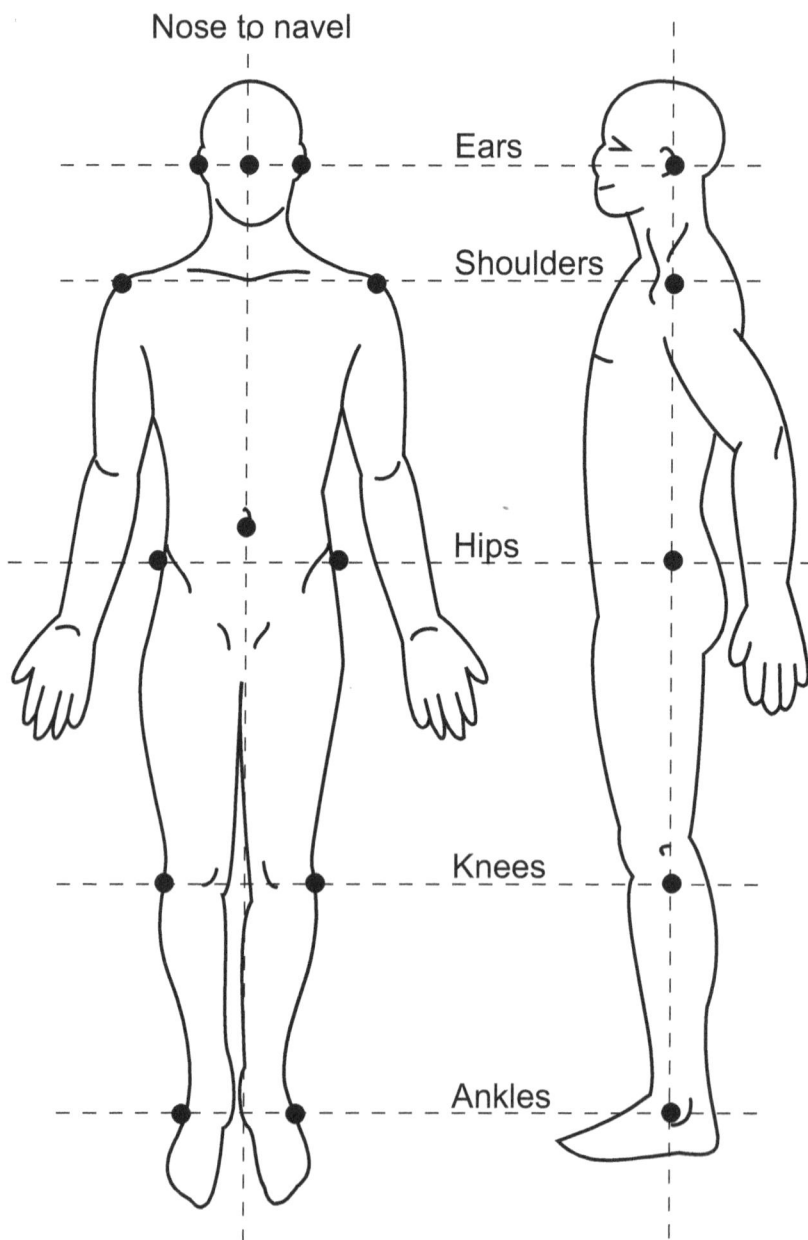

Abbildung 16: Überprüfen Sie Ihre Körperhaltung
vor einem großen Spiegel

anderthalb und drei Zentimetern Raum am unteren Rücken, und drei Zentimeter Raum am Hals haben, dann sind Sie nah dran, eine hervorragende Körperhaltung zu haben.

Der Spiegel-Test

Sie können diese einfache Checkliste vor einem großen Spiegel abarbeiten, oder lassen es einen Freund oder den Partner für Sie machen. Beantworten Sie diese Fragen, und benutzen Sie Abbildung 16 auf der nächsten Seite, um zu sehen ob:

1. Ihr Kopf gerade ist   ja/nein
2. Ihre Schultern sind eben   ja/nein
3. Ihre Hüften sind eben   ja/nein
4. Ihre Kniescheiben sind nach vorn gerichtet   ja/nein
5. Ihre Fußgelenke sind gerade   ja/nein

Betrachten Sie sich nun von der Seite (oder lassen Sie sich von jemand anderem überprüfen) und achten Sie auf folgendes:

1. Ihr Kopf ist eher gerade, als nach vorn oder hinten geneigt   ja/nein
2. Ihr Kinn ist parallel zum Boden   ja/nein
3. Ihre Schultern und Ohren liegen auf jeweils einer Linie   ja/nein
4. Ihre Knie sind gerade   ja/nein
5. Es gibt eine leicht nach vorn geneigte Krümmung zu ihrem unteren Rücken hin   ja/nein

Wenn Sie auf drei oder mehr Fragen mit "nein" geantwortet haben, dann ist Ihre Körperhaltung nicht in einer idealen Anordnung.

Wie man eine schlechte Haltung korrigiert

Ungleichgewichte bei der Körperhaltung können ein Anzeichen für Ungleichgewichte der Wirbelsäule sein. Das Absolvieren der Übungen in den folgenden Kapiteln wird jedwedes Muskelungleichgewicht korrigieren und Ihnen dabei helfen, eine gute Körperhaltung zu erlangen. Hier sind zwei Tipps, die Ihre Körperhaltung sofort verbessern können:

1. Stellen Sie sich vor, Sie hätten zwei Ballons an den oberen Teil Ihrer Brustmuskeln angebracht, und diese würden ihn gen Himmel ziehen. Dies sollte sofort Ihre eingefallenen Schultern sowie Ihren nach vorne übergebeugten Kopf korrigieren. Ziehen Sie vorsichtig Ihr Kinn zurück, sodass sich ihr Hals leicht verlängert.

2. Zu guter Letzt ziehen Sie Ihre Schulterblätter zu Ihrer Wirbelsäule zurück, und dann zur Rückenmitte. Das tun Sie deswegen, weil Sie, wenn Sie nämlich Ihre Schultern nach hinten ziehen, höchstwahrscheinlich auch die oberen Trapezmuskeln betätigen, welche die Schultern anheben. Hier ist das Problem, dass diese Muskeln bei den meisten Menschen überbeansprucht und verspannt sind, weil Sie dort ihren Stress zurückhalten. Deshalb wollen wir sie nicht noch verspannter machen. Ziehen Sie Ihre Schulterblätter zurück und herunter, um Ihre Schultern zu entspannen und Ihre Brustmuskeln zu dehnen.

Persönliche Geschichten: Jura-Absolvent mit Skoliose

„Bei mir wurde 1994 eine leichte Skoliose festgestellt. Sie rechtfertigte keinen operativen Eingriff, aber verursachte gelegentlich Rückenschmerzen sowie ein leichtes Hinken beim Gehen. 2005 hörte ich von einer nicht-chirurgischen Behandlung, die sich auf die Korrektur von Skoliose konzentrierte. Ich war natürlicherweise skeptisch, da diese Behandlung damals noch nicht so bekannt war. Innerhalb weniger Monate regelmäßiger Beratungen verbesserte sich mein Zustand stetig unter seiner Anleitung. Seine ganzheitliche Behandlung beinhaltete Ratschläge zu Ernährung und Lebensstil. Manche Ratschläge schienen damals ziemlich radikal und nur schwer akzeptabel zu sein, aber Bücher und Zeitungsartikel bestätigten schon bald unabhängig ihre Wirksamkeit. Dr. Laus Behandlung legt die Verantwortung für das eigene Wohlbefinden in die Hände der Patienten. Daher profitieren Patienten, die diszipliniert, entschlossen und empfänglich für neue Ideen sind, am meisten von der Zeit in seiner Behandlung."

— *Daryl L. (26 Jahre)*

Dehnübungen zur Ausbalancierung des Körpers

Das Leben ist wie Fahrradfahren. Um das Gleichgewicht zu halten, müssen Sie sich ständig bewegen.

— **Albert Einstein**

Unsere Vorfahren lebten ein sehr viel aktiveres Leben, als die meisten von uns es heute tun. Von der industriellen Revolution bis zum heutigen Tag haben die Maschinen immer mehr Aufgaben aus unserem täglichen Leben übernommen. Wir dagegen, verbringen immer mehr Zeit im Sitzen. Wir fahren anstatt zu gehen, benutzen den Aufzug anstatt Treppen zu steigen und sitzen an Schreibtischen anstatt hart auf den Feldern zu arbeiten. Dadurch sind unsere Muskeln und Knochen schwächer und weniger gut ausgebildet, und somit anfälliger für Verletzungen und Krankheiten.

Die meisten von uns wissen, dass Bewegung enorm wichtig für die Gesundheit ist. Da wir viel weniger körperliche Aktivitäten betreiben als in längst vergangenen Tagen, ist es umso wichtiger zu lernen, wie man sich richtig dehnt. Dehnübungen sind die Brücke zwischen der Welt des Sitzens und der Welt der körperlichen Aktivität. Man kann nicht einfach direkt von einem sitzenden Lebensstil zu einem aktiven gehen, ohne diese Brücke zu überqueren, zumindest nicht ohne das Risiko von Verletzungen. Das Dehnen hält Ihre Muskeln geschmeidig, bereitet Sie auf Bewegung vor und hilft Ihnen beim Übergang von

Inaktivität zu energischer Aktivität, ohne eine zu große Belastung zu verursachen.

Muskelverspannungen aufspüren

Lassen Sie uns diesen Abschnitt mit einer Selbstdiagnose beginnen. Markieren Sie in Abbildung 13 des vorherigen Kapitels, an welchen Stellen Ihres Rückens die Muskeln verspannt sind, d.h. die Stellen Ihres Rückens, die sich unangenehm anfühlen, wenn sie gedehnt werden. Stellen Sie sich, um dies zu bewerkstelligen, gerade und mit seitlich herunterhängenden Armen hin, und bewegen Sie diese ausgestreckt nach vorne, bis sie über Ihren Kopf ragen. Führen Sie das ganze mit geradem Rücken durch.

Fühlen Sie einige verspannte Stellen? Gab es irgendwelche Beschwerden in Ihrem unteren Rücken? War die rechte Seite Ihres unteren Rückens angespannter als die linke Seite? War Ihre linke Schulter schwieriger zu bewegen als Ihre rechte? Gab es einen Druck in Ihrem Rücken während dieser Bewegung?

Als nächstes führen Sie die am Ende dieses Abschnitts aufgelisteten Dehnübungen aus und konzentrieren sich dabei auf die Stellen Ihrer Wirbelsäule zwischen Hals und unterem Rückenbereich, die sich am verspanntesten anfühlen. Wiederholen Sie jeden Satz langsam, während Sie schrittweise die Dauer der Dehnung steigern.

Die einzige Möglichkeit, wie Sie und Ihr Gesundheitszustand vom Dehnen und den Übungen profitieren können, ist, genau zu verstehen, wie genau Ihr Körper im Ungleichgewicht ist. Genauer gesagt, müssen Sie wissen, welche Muskelgruppen verspannt sind, welche Muskelgruppen schwach sind und wie diese Ungleichgewichte Ihren Körper als Ganzes beeinflussen.

Ihr Primärziel muss sein, Ihren Köper wieder in ein Gleichgewicht zurückzuführen, damit sich Ihre Skoliose verbessert. Wenn eine Muskelgruppe zu stark oder zu angespannt ist, und Ihre Knochen aus der richtigen Position herausgezogen werden, dann werden letztendlich auch Ihre Gelenke nicht korrekt funktionieren. Ihre Gelenke werden solange Abnutzung erleiden, bis jede Bewegung schmerzhaft sein wird.

Es gibt über 600 Muskeln, die Ihrem Rücken seine Beweglichkeit verleihen, und fast alle spielen irgendeine Rolle bei der Gesundheit und der Funktionsweise Ihrer Wirbelsäule, wobei alle diese Muskeln ziemlich regelmäßig trainiert werden müssen.

Denken Sie auch daran, dass Ihre Muskeln Ihr Becken in viele verschiedene Richtungen bewegen können. Wenn Ihr Becken in einer anormalen Stellung ist, so als ob eine Seite hinauszuragen scheint (uneben), dann könnte die Wirbelsäule nachziehen, was zu einer anormalen Krümmung führt. Diese anormale Krümmung wird im Laufe der Zeit dafür sorgen, dass Ihre Erkrankung schmerzhaft und schrittweise schlimmer wird.

Schließlich und endlich haben wir, ungeachtet unseres Alters, Geschlechts, Gewichts oder unserer Fitness, alle Ungleichgewichte, und wir alle müssen verstehen, dass Dehnübungen und Bewegung eine sehr wichtige Rolle dabei spielen können, wie wir leben, und wie gesund wir beim Älterwerden sein werden. Wenn Sie erst einmal das Konzept der Ungleichgewichte erfasst haben, dann müssen Sie nur noch feststellen, wo diese in Ihrem Körper auftreten. Wenn Sie eine Muskelgruppe dehnen, die eigentlich nicht gedehnt werden muss, dann wird das Ungleichgewicht niemals korrigiert werden.

Warnhinweise für die Übungen

Es gibt allerdings noch ein paar Vorsichtsmaßnahmen, die erwähnt werden müssen, bevor Sie versuchen, mit irgendeiner Übung anzufangen:

- Zeichnen Sie all Ihre angespannten und schwachen Muskeln in das Schaubild, das in diesem Kapitel zur Verfügung gestellt wird, ein, bevor Sie anfangen.

- Seien Sie sich wie ein Athlet bewusst, welche Muskeln Stärkung brauchen und welche Dehnübungen Sie benötigen. Als Faustregel empfehle ich, die Dehnübungen auf beiden Seiten des Körpers durchzuführen und aufzuschreiben, welche Muskeln sich verspannt anfühlen. Denken Sie daran: kein Mensch ist wie der andere, und genauso gleicht keine Skoliose der anderen.
- Trainieren Sie die in diesem Abschnitt ausgeführten, korrekten Stärkungs- und Dehntechniken, und stellen Sie sicher, dass die betroffenen Stellen trainiert werden.

Beginnen Sie damit, Dehnübungen einzubeziehen, die die Verspannung in allen Bereichen Ihrer Wirbelsäule lösen, bis beide Seiten sich gleich und im Gleichgewicht anfühlen.

Das Dehnen des hinteren Oberschenkelmuskels ist auch wichtig, da seine Verspannung die Bewegungsfreiheit des Beckens einschränkt. Dies führt zu einem Ungleichgewicht des Beckens, was zu einer Belastung am unteren Rücken führen kann. Es gibt eine Vielzahl von Dehnübungen für den hinteren Oberschenkelmuskel, darunter die in diesem Buch vorgestellte. Suchen Sie sich eine aus, mit der Sie sich wohl fühlen.

Aktivitäten wie Yoga oder Pilates beziehen sowohl Dehnen als auch Entspannen mit ein, was die Spannung in stark belasteten Muskeln reduziert. Beim Yoga muss man schonende Körperstellungen für ungefähr zehn bis 60 Sekunden einnehmen. Innerhalb einer Stellung spannen sich bestimmte Muskeln an, während andere gedehnt werden, was die Entspannung und Beweglichkeit der Muskeln und Gelenke fördert. Pilates hilft bei der Stärkung und Formung der Kernmuskeln Ihres Rückens, Abdomens und der Beine. Beide werden als gute Übungen betrachtet, welche die Wirbelsäule gleichzeitig stabil und beweglich halten, und ich empfehle Sie regelmäßig zur Erhaltung der Wirbelsäule nach einer Korrektur. Schauen Sie sich nach Trainern um, die mit Skoliose vertraut sind oder sich auf sie spezialisiert haben.

Jedwede Aktivität, die übermäßige Stöße oder starke Einwirkung auf die Wirbelsäule verursacht, sollte vermieden werden. Dies schließt dynamische Sportarten wie Querfeldeinlaufen, Skifahren und Reiten aus. Schwimmen wiederum ist eine hervorragende körperliche Aktivität, die bei manchen Patienten die Unannehmlichkeiten der Skoliose lindert. Während Sie im Wasser sind, probieren Sie eines der folgenden Dinge aus:

- Benutzung eines Rudergeräts oder echtes Rudern
- Machen Sie Radfahrbewegungen mit Ihren Beinen.
- Befestigen Sie Gewichte an ihre Fußgelenke, wenn Sie schwimmen.
- Heben Sie die Beine an, wenn Sie seitlich liegen oder sich am Beckenrand oder einem befestigtem Objekt festhalten.

Die grundsätzliche Empfehlung ist hier, jeden Tag körperlich aktiv zu sein und zwei- bis dreimal in der Woche aerob zu trainieren (z.B. zügiges Gehen, Radfahren, Schwimmen). Wenn Sie einen vorwiegend sitzenden Lebensstil hatten, dann machen Sie zwischen den Trainingstagen ein oder zwei Tage Pause. **Trainieren Sie niemals zu viel.** Erholung ist außerdem ein wichtiger Teil des Heilungsprozesses, da hier die Muskeln und Knochen regenerieren.

Die am weitesten verbreitete, minimale Dauer eines Trainings sind 20 Minuten (welches nicht das Auf- und Abwärmen beinhaltet). Das Maximum wäre eine Stunde, je nach Übung, die Sie auswählen. Wenn Sie Anfänger sind, sollten Sie es zu Anfang mit zehn Minuten versuchen.

Die richtige Dehnungstechnik

Dehnen hört sich einfach an, kann aber zu Verletzungen führen, wenn es nicht richtig ausgeführt wird. Es kann nicht oft genug betont werden, dass das Verständnis der korrekten Dehnungstechniken entscheidend ist. Das Dehnen sollte niemals als Wettbewerb betrachtet und übertrieben werden. Es ist nicht das Ziel, bis zur Schmerzgrenze zu dehnen, sondern die

Muskelspannung zu verringern. Das Dehnen sollte entspannend und wärmend sein und herauszufinden, wer sich am weitesten dehnen kann sollte niemals Ziel sein — dies führt nur zu Schmerzen und Verletzungen. Wir halten als Fazit fest, dass Dehnübungen, wenn sie korrekt ausgeführt werden, Spaß machen sollen.

Sie sollten sich generell einen Trainingsplan aussuchen, der:

1. **Speziell auf Ihre Bedürfnisse ausgerichtet ist und zu Ihrem Tagesablauf passt.**

   Sind Sie gesund und körperlich aktiv? Oder haben Sie die vergangenen fünf Jahre eher einen sitzenden Lebensstil gehabt? Sind Sie ein professioneller Sportler? Oder erholen Sie sich von einer ernsthaften Verletzung? Leiden Sie häufig unter Schmerzen, Qualen und Gelenksteifheit an irgendeiner Stelle Ihres Körpers? Bei all diesen Szenarien müsste der Trainingsplan anders, und speziell auf Ihre Bedürfnisse zugeschnitten sein.

2. **Führen Sie eine spezielle Überprüfung des Bereiches oder der Muskelgruppe durch, die gedehnt werden muss.**

   Sind die Muskeln bereit? Gibt es irgendeinen Schaden an Gelenken, Bändern und Sehnen, usw.? War die Stelle vor kurzem verletzt, oder erholt sie sich immer noch von einer Verletzung?

   Wenn die zu dehnende Muskelgruppe nicht zu 100 % gesund ist, dann vermeiden Sie das Dehnen an dieser Stelle insgesamt. Arbeiten Sie an der Erholung und Wiederherstellung, bevor Sie sich an spezielle Dehnübungen begeben.

3. **Vergessen Sie nicht, sich vor dem Dehnen aufzuwärmen.**

   Indem Sie die Temperatur der Muskeln steigern, helfen Sie ihnen, sich locker, geschmeidig und biegsam zu machen. Dies ist äußerst wichtig, um zu garantieren, dass der maximale Nutzen aus dem Dehnen geholt werden kann.

4. **Dehnen Sie sich vorsichtig und langsam (vermeiden Sie es, zu federn).**

   Sich langsam und vorsichtig zu dehnen, hilft Ihren Muskeln zu entspannen, was die Dehnübungen wiederum angenehmer und nützlicher macht. Außerdem hilft es Ihnen, Muskelzerrungen und –risse zu vermeiden, die durch schnelle, ungelenke Bewegungen verursacht werden können.

5. **Dehnen Sie sich NUR bis zum Spannungspunkt.**

   Dehnen ist KEINE Aktivität, die schmerzvoll sein soll; es sollte angenehm, entspannend und sehr nützlich sein. Manche Menschen glauben, dass Sie konstant Schmerzen verspüren müssen, damit sie das meiste aus ihren Dehnübungen rausholen können. Dies ist einer der größten Fehler, die Sie beim dehnen machen können.

6. **Atmen Sie langsam und normal.**

   Viele Menschen halten unterbewusst ihren Atem an, während Sie sich dehnen. Dies verursacht Spannung in Ihren Muskeln, was es wiederum sehr schwer macht, sich korrekt zu dehnen. Um dies zu vermeiden, denken Sie daran, während Ihrer Dehnübungen langsam und tief zu atmen. Das entspannt Ihre Muskeln, fördert den Blutfluss und steigert die Sauerstoff- und Nährstoffversorgung Ihrer Muskeln.

Der Dehnreflex

Haben Sie jemals etwas Heißes berührt? Ihr Köper wird die Hand innerhalb eines Wimpernschlages von der Quelle des Schmerzes zurückziehen, ohne dass Sie dies bewusst beeinflussen könnten. Dies ist ein automatischer Reflex Ihrer Nerven als Antwort auf einen Schmerzreiz.

Ihre Muskeln besitzen einen ähnlichen Reflex, nämlich einen Schutzmechanismus, der verhindert, dass sie unbeabsichtigt verletzt werden. Wenn Sie Ihre Muskeln zu weit dehnen, dann spannt der Körper als Antwort darauf dieselben Muskeln, die Sie versuchen zu dehnen, an!

Es ist sehr wichtig auf seinen Körper zu hören und seinen Signalen Aufmerksamkeit zu schenken. Wenn Sie Ihre Muskeln übermäßig dehnen, dann wird der Dehnreflex aktiviert, und das Ergebnis wird Schmerz sein. So teilt Ihr Körper Ihnen mit, dass Sie es übertreiben. Wenn Sie weiter über die Schmerzgrenze hinaus dehnen, dann wird innerhalb Ihrer Muskeln Narbengewebe aufgebaut, was wiederum zu einem schrittweisen Verlust der Elastizität führt. Wenn Sie unter Skoliose leiden, dann ist wirklich das allerletzte was Sie tun wollen, die Muskeln, die Ihre Wirbelsäule unterstützen, zu schädigen. Beherzigen Sie deshalb die Signale Ihres Körpers, und überdehnen Sie Ihre Muskeln nicht.

Keine Siege ohne Opfer

Vielen von uns wurde von frühster Kindheit an die Idee eingetrichtert, dass Trainieren ohne Schmerzen nicht nutzbringend ist, und dass wir es, falls wir uns nicht bis an die Schmerzgrenze bringen, auch nicht richtig versuchen.

Dies ist vollkommen falsch und kann gefährlich sein. Dehnübungen sollten, sofern sie korrekt ausgeführt werden, niemals Schmerzen verursachen, sondern sich angenehm und entspannend anfühlen.

Dehnübungen

Im nächsten Abschnitt werden einige Dehnübungen, die ich meinen Patienten mit Skoliose empfehle, beschrieben. Es werden Ihnen außerdem Darstellungen dieser verschiedenen Dehnübungen bereitgestellt, die Ihnen dabei helfen, diese Übungen auch korrekt auszuführen.

Viele dieser dargestellten Dehnungen sollten für 20-30 Sekunden gehalten werden, sofern nichts anderes angegeben ist. Wie auch immer, je mehr Sie sich an die Ausübung dieser Dehnübungen gewöhnen und je mehr Sie im Einklang mit Ihrem Körper sind, desto mehr könnten Sie sich dazu geeignet fühlen, selbst zu bestimmen, wie lange Sie eine bestimmte Dehnung halten, um einen maximalen Effekt zu erzielen. Wenn Sie sich beispielsweise sehr biegsam fühlen und keine Rückenbeschwerden durch Ihre Skoliose haben, dann könnte es auch ausreichen, eine Dehnung nur 5-15 Sekunden zu halten. Wenn Sie sich jedoch sehr steif fühlen und wegen Ihrer Skoliose Rückenschmerzen verspüren, dann müssten Sie die Dehnungen eventuell länger halten, um Ihre Muskeln aufzuwärmen. Denken Sie daran: Jeder ist anders, und es ist wichtig, dass Sie auf Ihren Körper hören. Dehnen Sie nur bis zu dem Punkt, an dem Sie Spannung in Ihren Muskeln fühlen, und keinen Schmerz.

Beugung des seitlichen Nackens

Befolgen Sie die unten erläuterten Schritte:

- Setzen Sie sich gerade hin.
- Sie können sich am Ende eines Bettes oder an einem Bett festhalten und sich dann davon weg lehnen, bis die Schulter heruntergedrückt ist. Stellen Sie sicher, dass Sie die ganze Zeit eine aufrechte Haltung haben.

- Benutzen Sie nun Ihre entgegengesetzte Hand, um Ihren Kopf sanft von der "verankerten" Schulter wegzuziehen.
- Atmen Sie ein, und drücken Sie Ihren Kopf für fünf Sekunden sanft gegen Ihre Hand.
- Atmen Sie aus, und lehnen Sie sich sofort noch weiter weg, während Sie Ihre Schulter herunterdrücken. Schließlich bewegen Sie Ihren Kopf und Hals sanft noch weiter von der Schulter weg.
- Halten Sie diese Dehnung für 20-30 Sekunden.

Nackendrehungen

- Setzen Sie sich aufrecht hin.
- Drehen Sie Ihren Kopf zu einer Seite hin.
- Legen Sie die andere Hand auf Ihre Wange
- Atmen Sie ein, und drehen Sie Ihren Kopf sanft in Ihre Hand hinein, während Sie mit dieser dagegenhalten.
- Schauen Sie in die Richtung, in die Sie sich drehen.

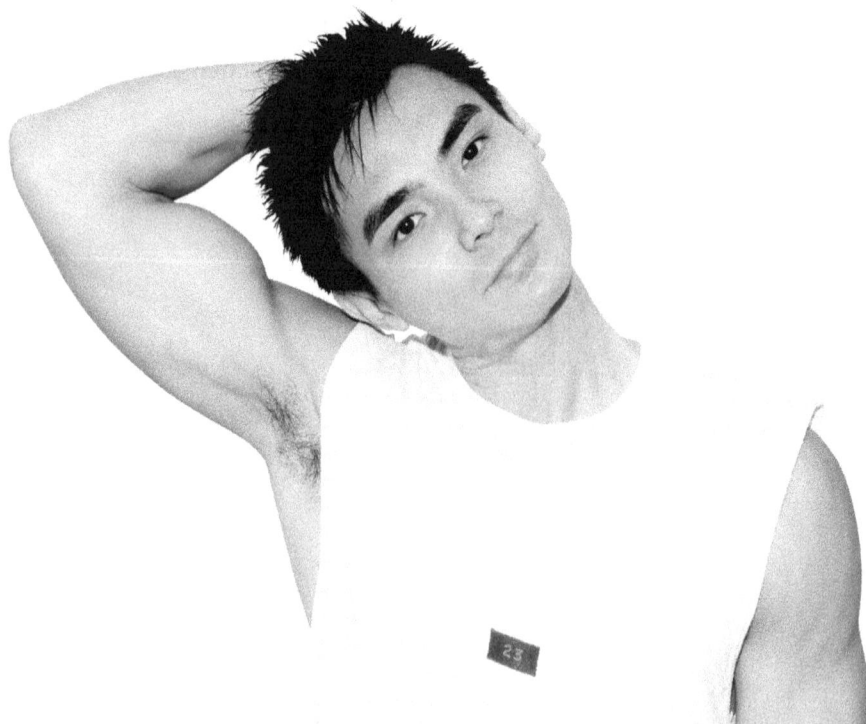

Abbildung 17: Beugung des seitlichen Nackens

- Halten Sie diese Stellung für 20-30 Sekunden bei, und atmen Sie aus, während Sie nach hinten schauen und Ihren Kopf in die Dehnung drehen.

Nackenstrecker

- Nehmen Sie eine aufrechte Position ein, entweder sitzend oder stehend, und lassen Sie ihren Kopf auf Ihre Brust fallen.
- Legen Sie eine Hand auf Ihren Hinterkopf und die andere unter Ihr Kinn.
- Halten Sie Ihr Kinn fest, und dehnen Sie sanft Ihren hinteren Nacken, indem Sie Ihren Kopf in Richtung Brust ziehen.

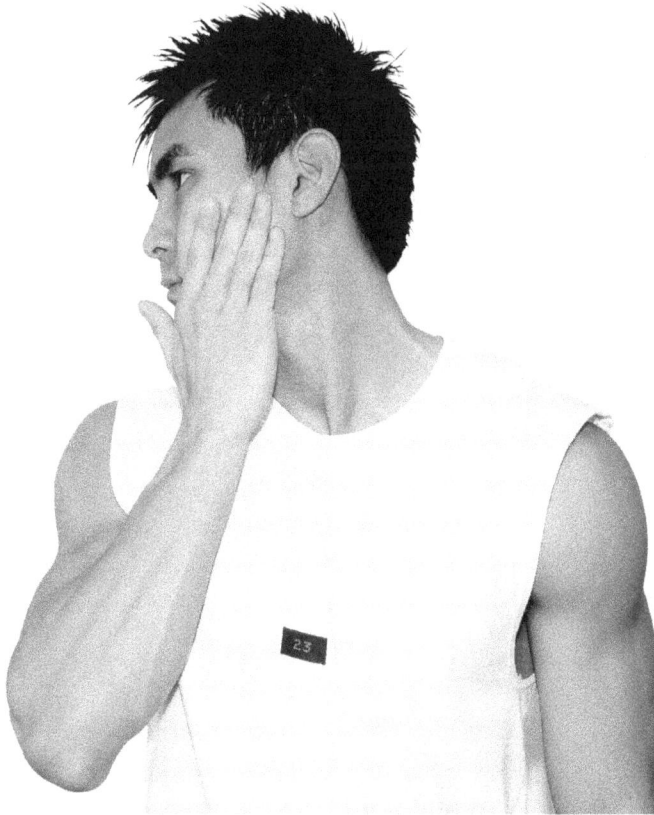

Abbildung 18: Nackendrehungen

- Holen Sie tief Luft, und drücken Sie Ihren Kopf leicht gegen Ihre Hand, ohne dass dieser sich bewegt.
- -Entspannen Sie sich nach fünf Sekunden, während Sie ausatmen, und bewegen Sie dabei langsam Ihren Kopf in Richtung Brust.
-

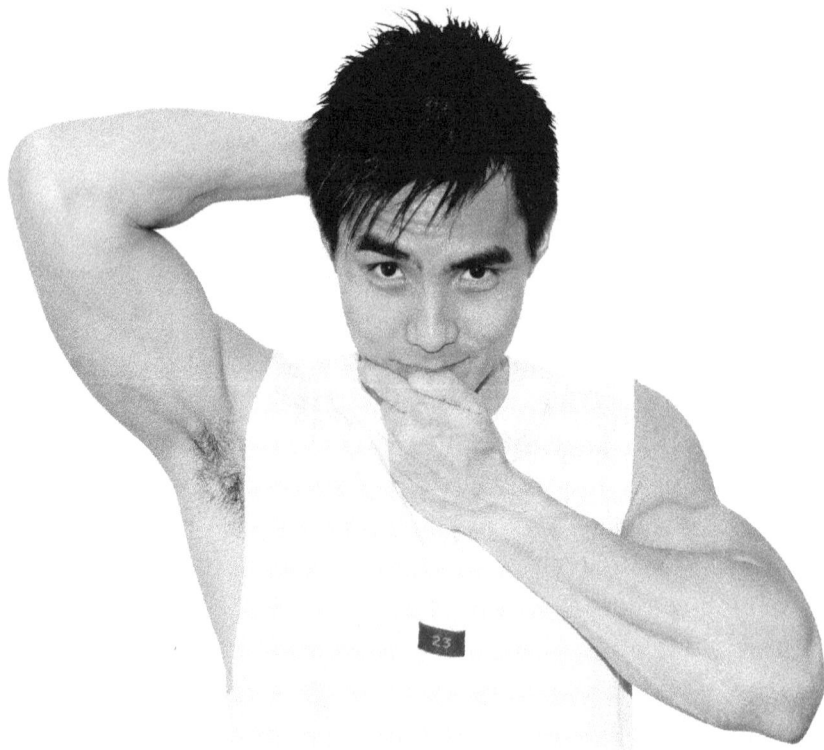

Abbildung 19: Nackenstrecker

- Holen Sie tief Luft, und halten Sie diese Stellung für fünf Sekunden. Schauen Sie beim Ausatmen so weit an der Schulter herunter, der Sie entgegengesetzt sind, wie es Ihnen ohne Mühe möglich ist.

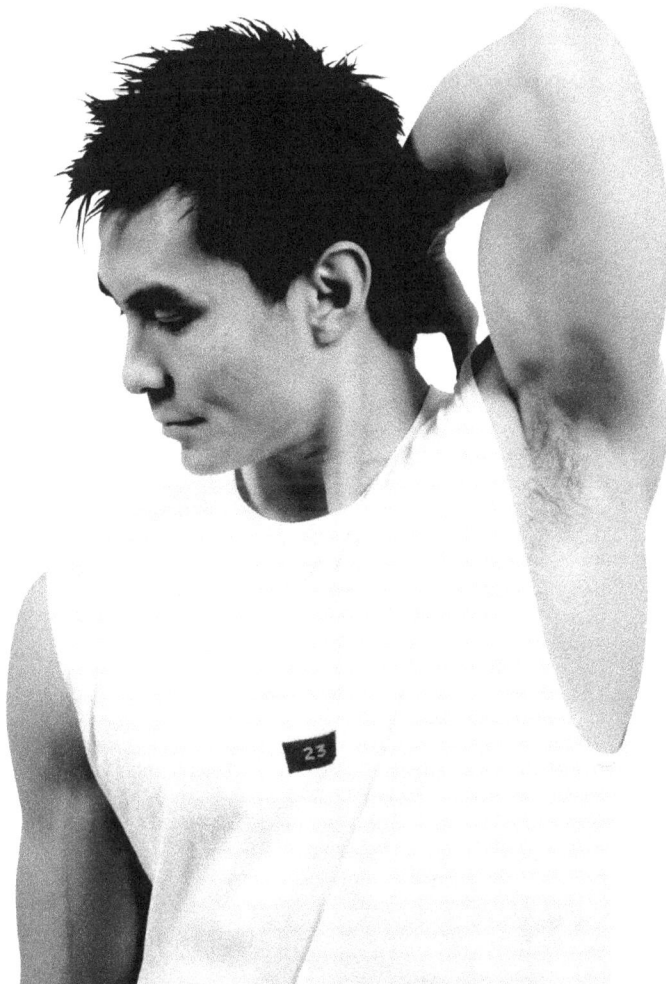

Abbildung 20: Dehnung des Schulterblatthebers

Längsdehnung mit Handtuch

- Stellen Sie sich gerade und bequem hin, und halten Sie, wie im Bild dargestellt, ein Handtuch hinter Ihrem Rücken.
- Ziehen Sie das Handtuch am unteren Ende herunter, bis Sie eine bequeme Spannung fühlen.
- Bleiben Sie mit Ihrem unteren Arm in dieser Stellung.
- Atmen Sie ein, während Sie versuchen, mit dem oberen Arm den unteren Arm, der Widerstand bietet, nach oben zu ziehen.
- Es sollte sich hier **mehr** auf die Seite konzentriert werden, auf der die Skoliose die Muskeln verspannter macht.

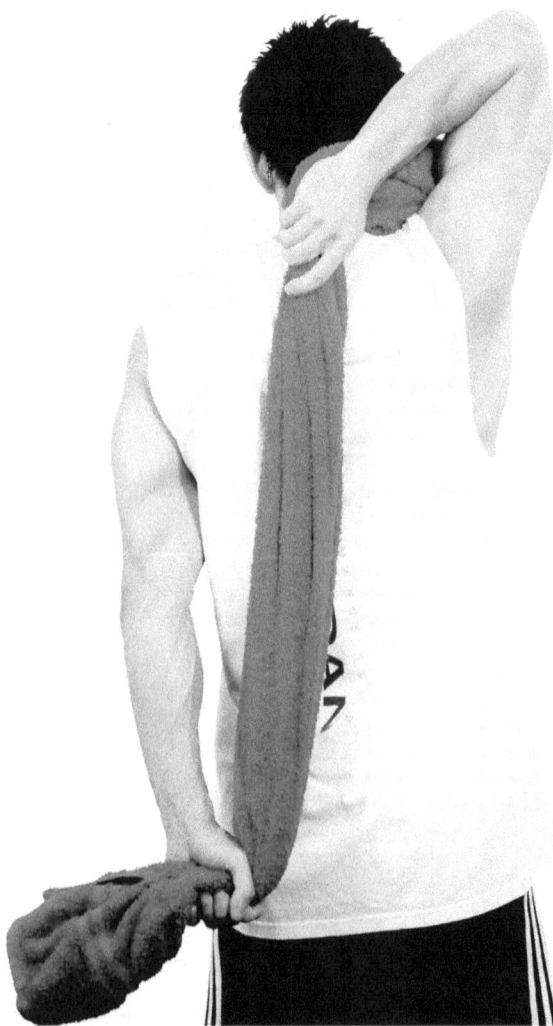

Abbildung 21: Längsdehnung mit Handtuch

Dehnung des Rautenmuskels

- Knien Sie sich vor den Gymnastikball, und legen Sie Ihren Ellbogen auf ihn.
- Umgreifen Sie mit dem auf dem Ball ruhenden Arm Ihren Körper.
- Drücken Sie den Ellbogen in den Ball, um die Muskeln zwischen den Schulterblättern zu dehnen, während Sie den Ball mit der anderen Hand festhalten.
- Um die Dehnung zu intensivieren, rollen Sie den Ball mit der entgegengesetzten Hand.
- Halten Sie diese Stellung für 20-30 Sekunden.

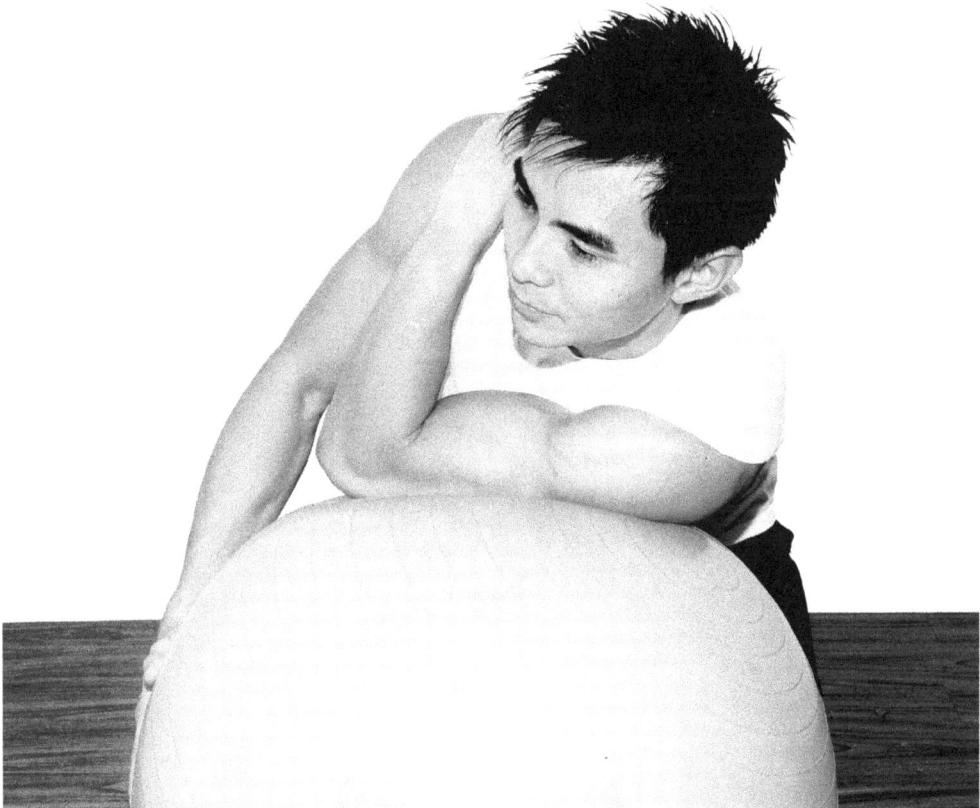

Abbildung 22: Dehnung des Rautenmuskels

Über-Kopf-Dehnung mit zusammengefalteten Händen

- Stellen Sie sich hin, die Füße in Schulterbreite auseinander.
- Strecken Sie ihre Arme mit gefalteten Händen über Ihrem Kopf aus, und stellen Sie sicher, dass Ihre Ellbogen gerade, und Ihre Daumen nach hinten gerichtet sind.
- Drücken Sie Ihre Arme für 20-30 Sekunden nach hinten.

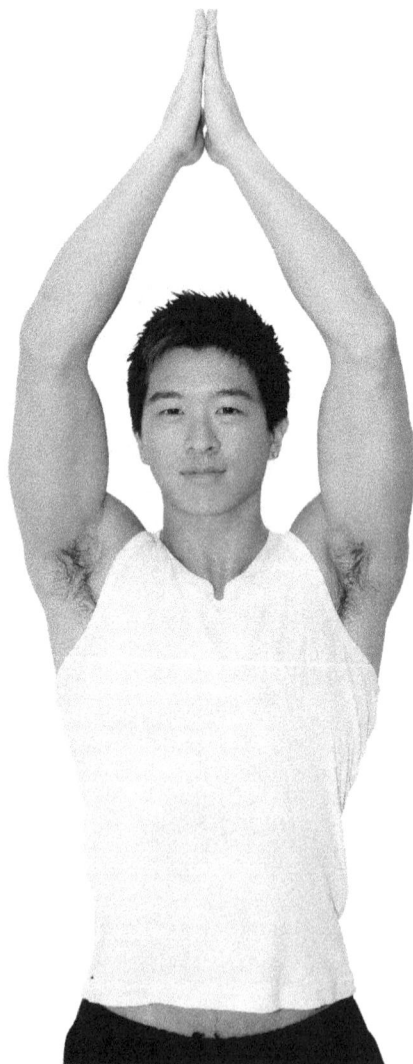

Abbildung 23: Über-Kopf-Dehnung mit zusammengefalteten Händen

Über-Kopf-Dehnung mit umgedrehten Handflächen

- Stellen Sie sich hin, die Füße in Schulterbreite auseinander.
- Drehen Sie die Hände um, sodass die Handflächen nach oben zeigen.
- Drücken Sie Ihre Arme für 20-30 Sekunden nach hinten.

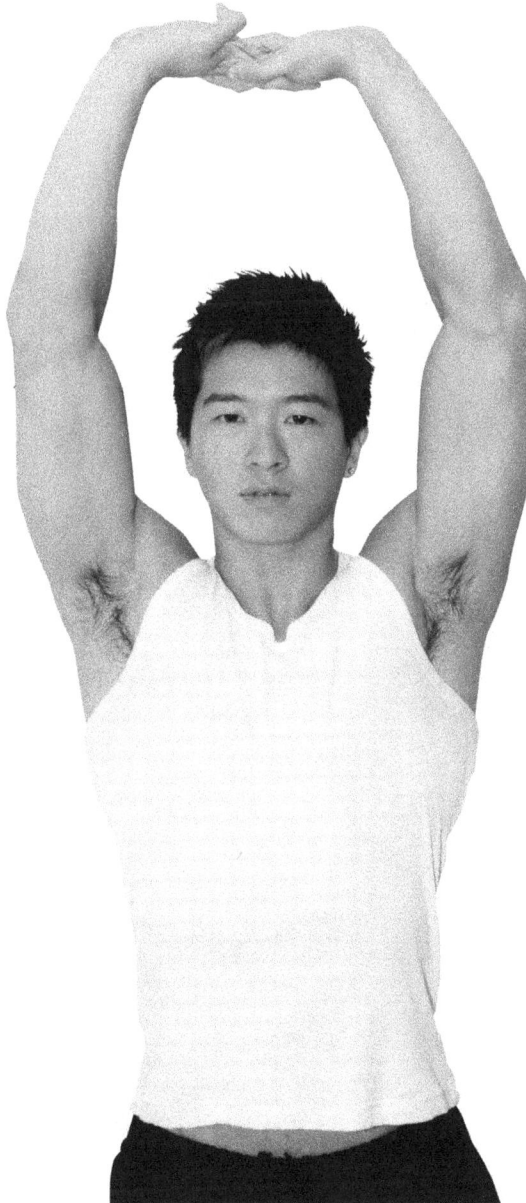

Abbildung 24: Über-Kopf-Dehnung mit umgedrehten Handflächen

Seitliche Rumpfbeugen im Knien

- Setzen Sie sich auf Ihre Fersen.
- Lehnen Sie sich nach vorne, sodass Ihr Unterleib auf Ihren Oberschenkeln ruht.
- Strecken Sie Ihre Arme nach vorn aus, sodass ihre Hände flach auf dem Boden liegen.
- Neigen Sie anschließend den Rumpf seitlich von der Wölbung weg, indem Sie die Hände zur konvexen Seite der Kurve hin bewegen.
- Halten Sie diese Stellung für 20-30 Sekunden, um ausreichend gedehnt zu sein.

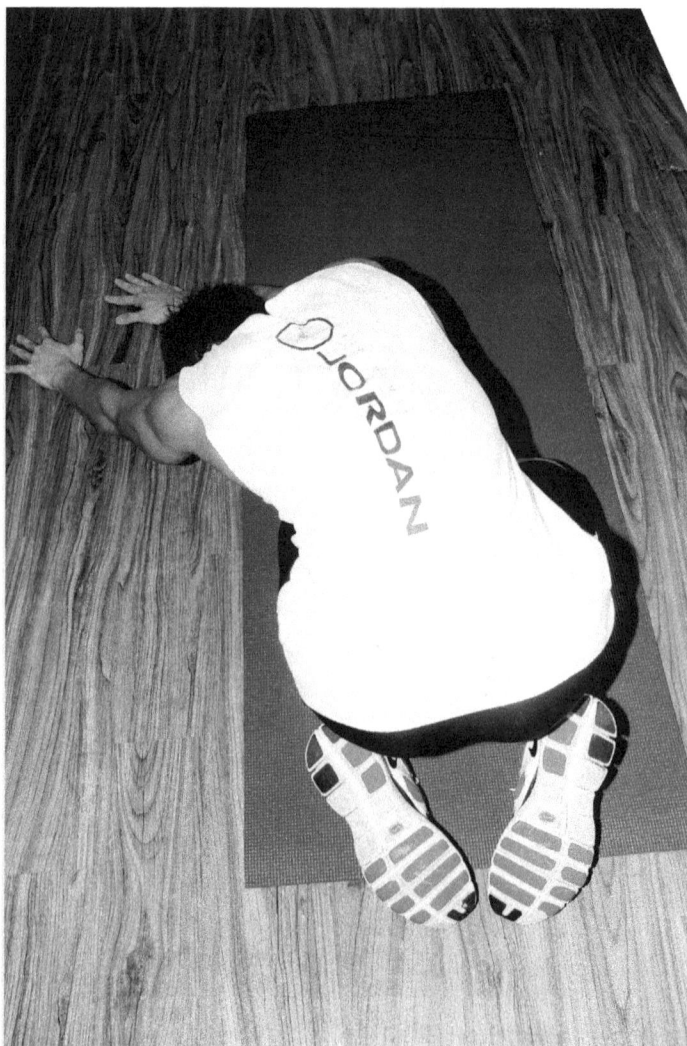

Abbildung 25: Seitliche Rumpfbeugen im Knien

Thorakale Seitenbeuge (auf derm Tischkante)

- Legen Sie sich seitlich auf einen Tisch.
- Legen Sie ein zusammengerolltes Handtuch an den Scheitelpunkt der thorakalen Krümmung, und strecken Sie Ihren oberen Arm über Ihrem Kopf aus.
- Stabilisieren Sie das Becken oder die Lendenwirbelsäule mit Hilfe einer anderen Person, um eine S-Kurve zu erzielen.
- Halten sie diese Stellung mit heruntergedrücktem Kopf/Arm so lange wie möglich ~ 1 min, steigern Sie sich schrittweise auf bis zu 5 min.

Warnhinweis: Wenn Ihnen wegen der hängenden Position des Kopfes schwindelig wird, dann hören Sie mit dieser Dehnübung auf.

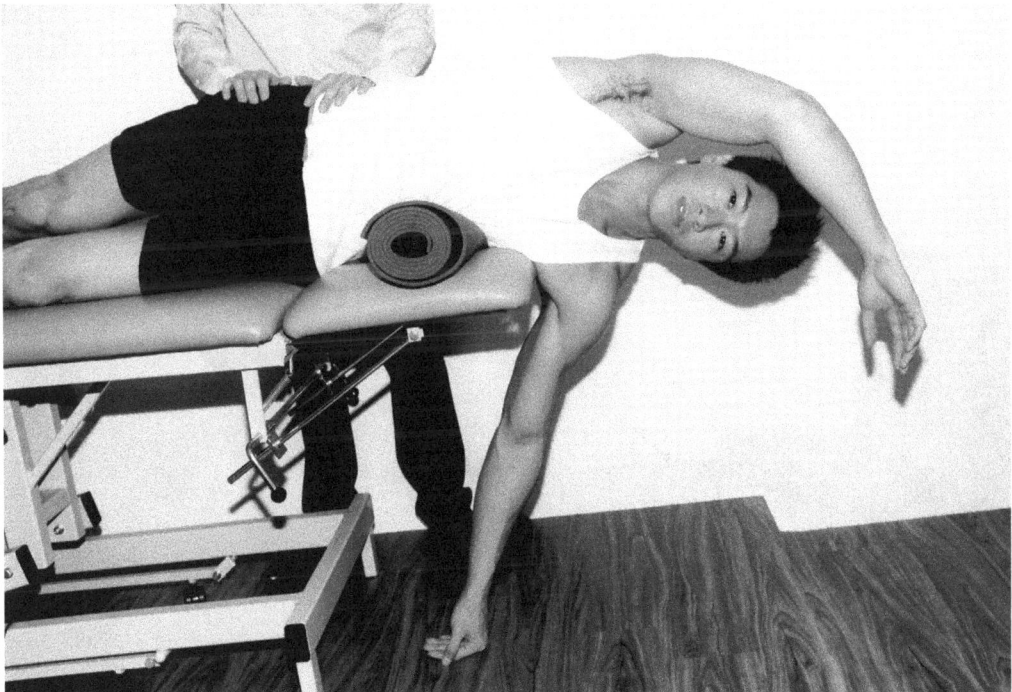

Abbildung 26: Thorakale Seitenbeuge (auf dem Tisch)

Lumbale Seitenbeuge (auf der Tischkante)

- Legen Sie sich seitlich über die Kante eines Tisches hinaus. Legen Sie ein zusammengerolltes Handtuch an den Scheitelpunkt der lumbalen Krümmung, und strecken Sie Ihren oberen Arm über Ihren Kopf aus.
- Stabilisieren Sie mit Hilfe einer anderen Person das Becken.
- Halten sie diese Stellung mit heruntergedrücktem Kopf/Arm so lange wie möglich ~ 1 min, steigern Sie sich schrittweise auf bis zu 5 min.

Warnhinweis: Wenn Ihnen wegen der hängenden Position des Kopfes schwindelig wird, dann hören Sie mit dieser Dehnübung auf.

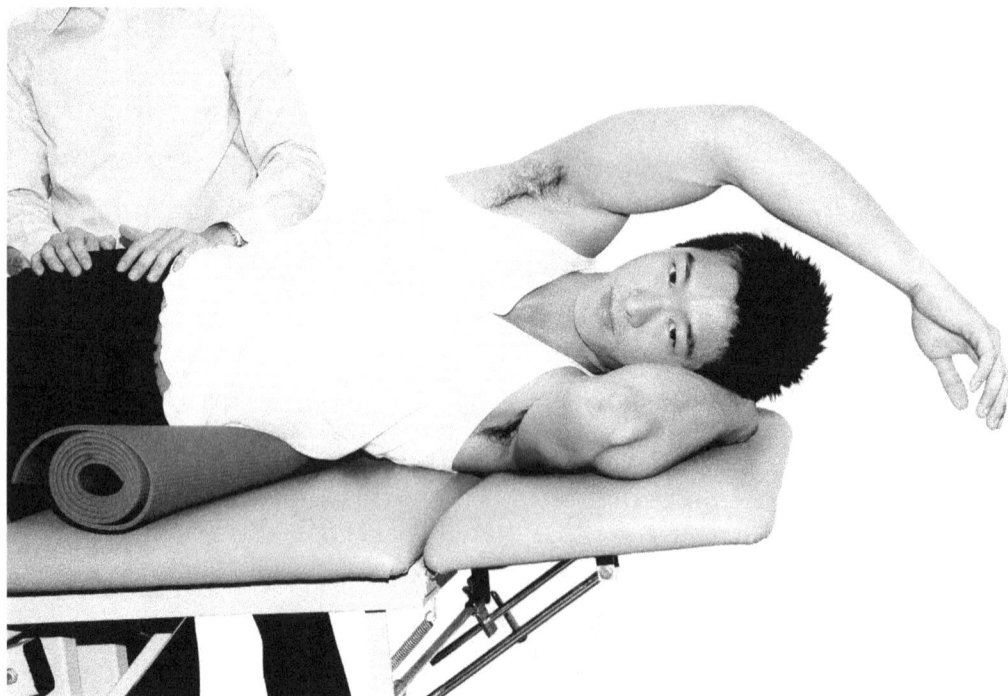

Abbildung 27: Lumbale Seitenbeuge (auf der Tischkante)

Lumbale Skoliose-Dehnung

- Nehmen Sie sich einen Tisch oder eine Matte, und legen Sie sich auf Ihren Bauch.
- Halten Sie sich an der Tischkante fest, oder verschränken Sie Ihre Arme vor sich.
- Heben Sie Hüften und Beine zusammen, und mit etwas Unterstützung von jemand anderem an, und bewegen Sie sie zu der konvexen Seite der Krümmung im unteren Rückenbereich hin.
- Führen Sie das Ganze insgesamt dreimal aus, wobei Sie die Stellung jedesmal für 30 Sekunden halten.

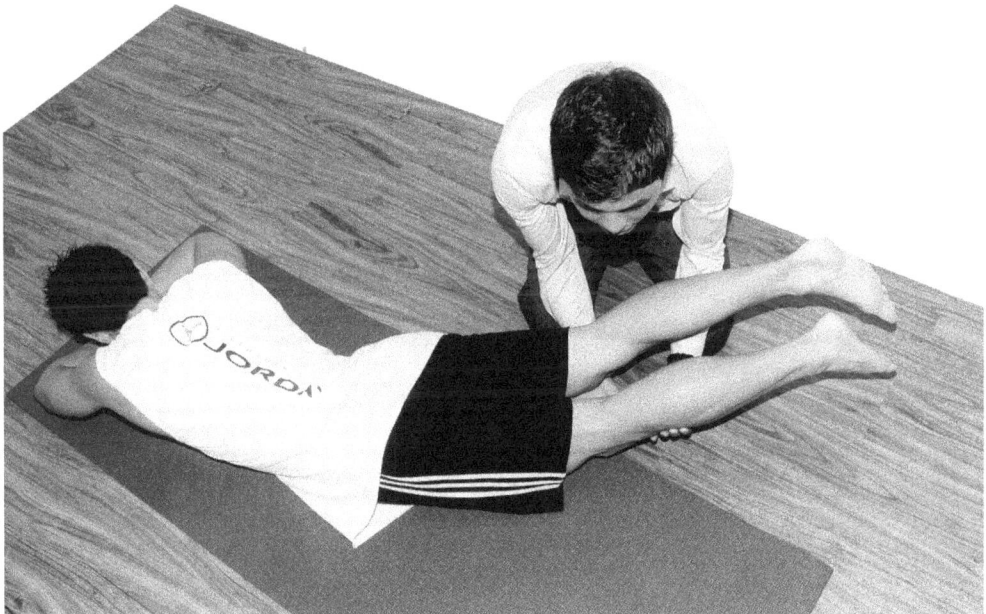

Abbildung 28: Lumbale Skoliose-Dehnung (Beine bewegen sich zur Seite)

Rumpfdrehung

- Legen Sie sich mit angewinkelten Beinen auf Ihren Rücken.
- Ihre Unterschenkel sollten entspannt sein. Legen Sie eine Hand auf Ihren Oberschenkel, während Sie mit dem anderen ausgestreckten Arm die Balance halten.
- Lassen Sie Ihre Beine langsam zu dieser Seite hin fallen, bis Sie eine angenehme Dehnung in Ihrem unteren Rücken verspüren. Atmen Sie ein, und reduzieren Sie sanft den Halt, den ihr Arm bietet, um Ihre Rumpfmuskulatur zu aktivieren.
- Halten Sie diese Stellung für 30 Sekunden, und führen Sie sie nochmal auf der anderen Seite aus. Absolvieren Sie diese Dehnübung solange, bis Sie mit Ihren Oberschenkeln bequem den Boden berühren, oder überhaupt keine Fortschritte mehr in Ihrem Bewegungsradius erzielen.

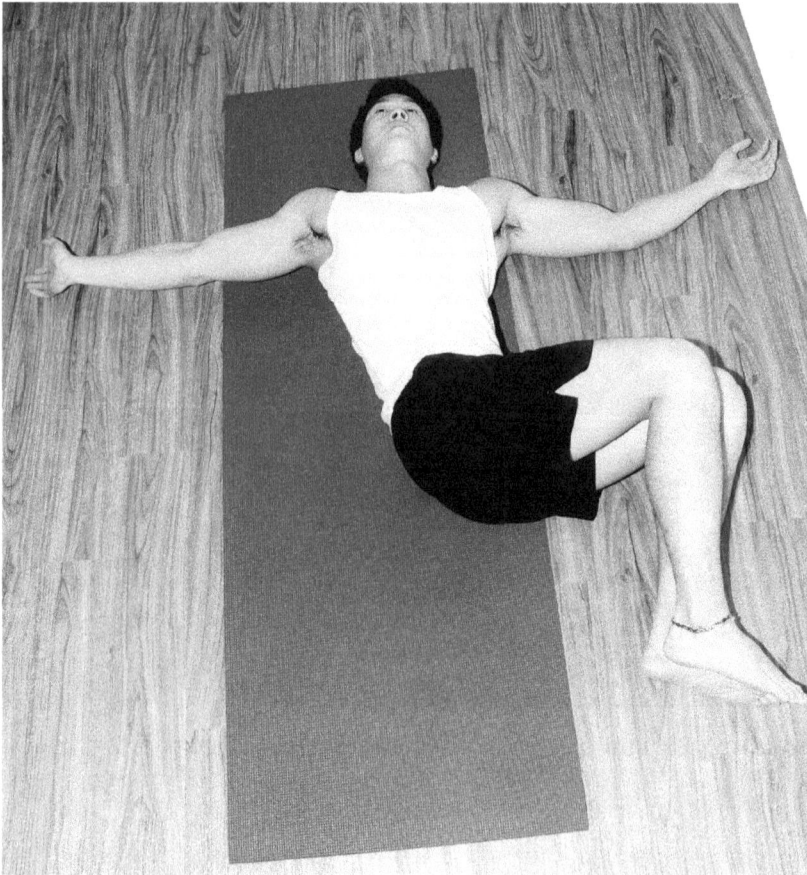

Abbildung 29: Rumpfdrehung

Mittlerer Rücken und Bauchmuskeln

- Achten Sie darauf, diese Übung auf einer rutschfesten Oberfläche auszuführen. Hören Sie sofort auf, wenn Ihnen schwindelig ist.
- Setzen Sie sich auf einen Gymnastikball. Lassen Sie Ihre Beine nach vorn schreiten, und sich selbst nach hinten lehnen, bis Sie auf dem Ball liegen.
- Strecken Sie Ihre Arme über Ihrem Kopf aus. Strecken Sie Ihre Beine langsam aus, um die Dehnung zu intensivieren. Halten Sie diese Stellung für eine Minute.

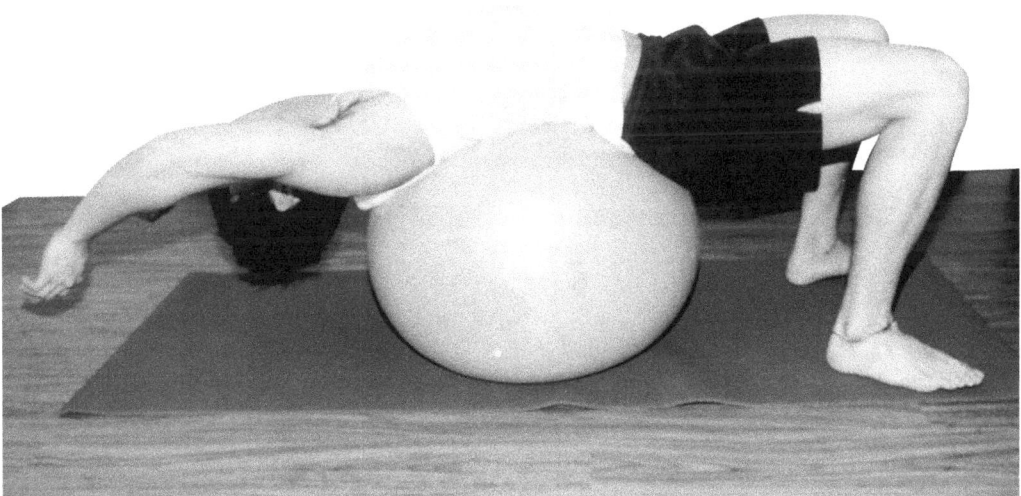

Abbildung 30: mittlerer Rücken und Bauchmuskeln

Hintere Oberschenkelmuskeln

- Greifen Sie mit beiden Händen ein Bein unterhalb des Knies, und richten Sie das angewinkelte Bein auf, bis es senkrecht zum Boden verläuft.
- Beugen Sie Ihre Zehen in Richtung Schienbein zurück, und strecken Sie langsam Ihr Bein aus, ohne dass sich der Oberschenkel in Ihren Händen bewegt oder sich Ihr Rücken vom Boden weg bewegt.
- Führen Sie diese Dehnung bequem für 30 Sekunden aus.

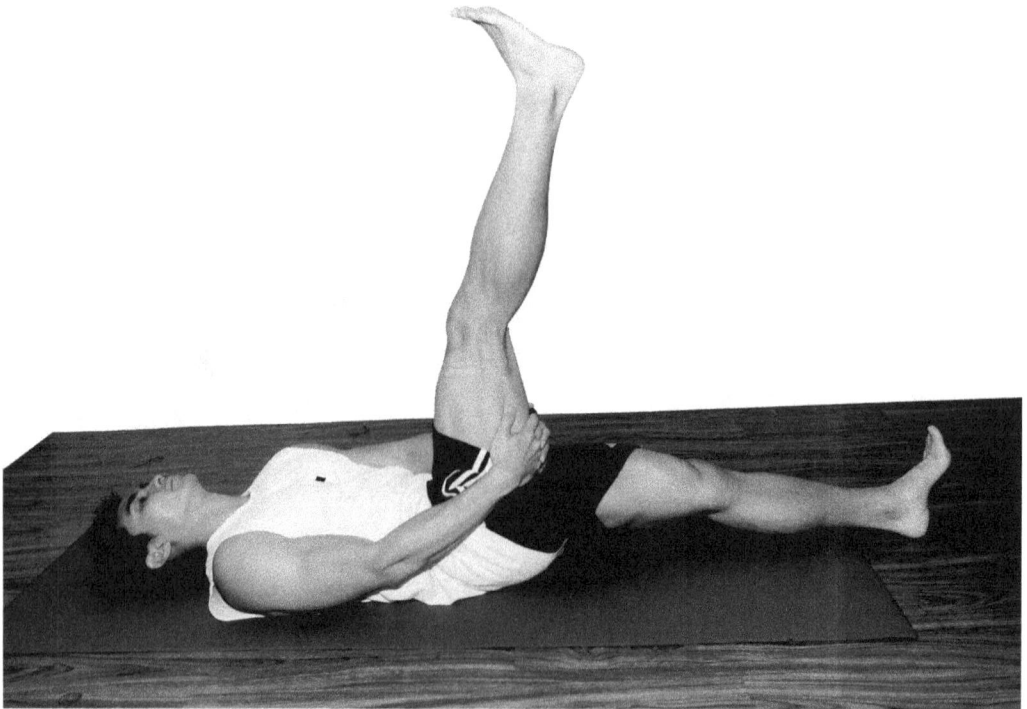

Abbildung 31: hintere Oberschenkelmuskeln

Dehnung mit Iliotibial-Band

- Stellen Sie sich neben eine Wand, das äußere Bein ein Schritt nach vorn. Dies ist das Bein, das Sie dehnen werden, wie im nebenstehenden Bild gezeigt wird.
- Halten Sie beide Füße flach auf dem Boden.
- Stützen Sie sich mit dem inneren Arm an der Wand ab, während Sie die andere Hand auf Ihre Hüfte legen.
- Drücken Sie Ihre Hüfte direkt in Richtung Wand, und, während sie sich zur Wand bewegen, auch noch leicht nach unten.
- Sie sollten nun in der Hüfte und in dem Bein, das an der Wand steht, eine Dehnung nach außen verspüren
- Wenn Sie die Dehnübung korrekt ausführen, dann wird das Herunternehmen der Hand von der Hüfte die Dehnung in der Hüfte aufheben. Sie sollten nicht Ihren unteren Rücken dehnen.
- Halten Sie die Stellung für 30 Sekunden. Dehnen Sie jede Seite bis zu dreimal.

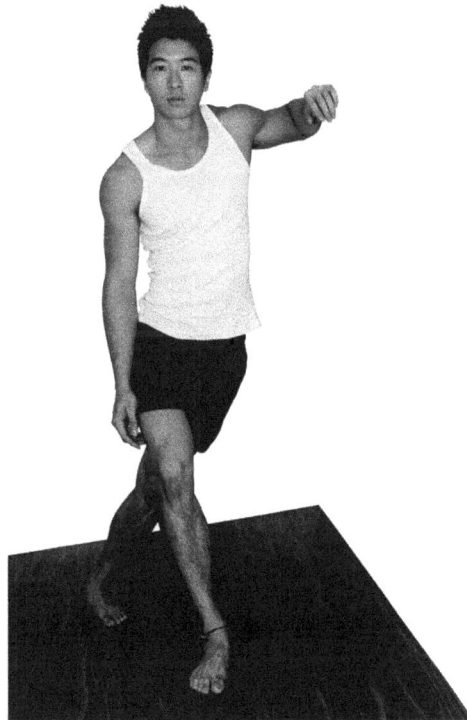

Abbildung 32: Dehnung des Iliotibial-Bandes sowie äußeren Oberschenkels

Häufig sind die hinteren Oberschenkelmuskeln an einer Seite verspannter als an der anderen, was zu Verletzungen dieser Muskeln führen kann. Die Verspannung tritt als Folge eines geneigten Beckens, welches mit Skoliose im Zusammenhang steht, auf, und auf der lockereren Seite der hinteren Oberschenkelmuskeln verursacht eine eng- und x-beinige Anordnung, die auch als Jarrete oder Hyperextension bezeichnet wird, wiederum ganz eigene, spezielle Probleme. Daher ist es sehr wichtig, sich von einem Chiropraktiker oder Physiotherapeuten beraten zu lassen, bevor man sich entscheidet, welches Übungsprogramm man für seinen speziellen Zustand aussucht.

KAPITEL 15

Kernstabilitätsübungen

Bewegung ist eine Medizin, die Veränderungen bei den körperlichen, emotionalen und geistigen Zuständen einer Person bewirken kann.

— **Carol Welch**

Der Kern, auf den ich mich in diesem Abschnitt beziehe, ist Ihr Rumpf inklusive Ihrer inneren Organe. Viele Menschen glauben, dass die Extremitäten den Großteil der Arbeit verrichten, und der Rumpf lediglich ein Drehpunkt ist, der die Bewegung der Gliedmaßen ermöglicht, aber in der Realität ist das Gegenteil der Fall: Ohne einen starken Kern wären wir nicht in der Lage, viele der täglichen Aufgaben zu verrichten.

Der Kern ist in der Tat Ihr Nukleus, die Lebenskraft von Stabilität und Stärke. Es ist der Baumstamm Ihres Körpers, der den Zweigen, Blättern, Wurzeln, usw. Halt gibt (denken Sie an die Baum-Analogie aus Kapitel 6).

Der "Kern" besteht aus vielen verschiedenen, den gesamten Rumpf entlanglaufenden Muskeln, welche die Wirbelsäule und Becken stabilisieren. Er bietet eine solide Grundlage für die Bewegung der Gliedmaßen. Ein Übungsprogramm zur Stärkung des Kerns zielt daher auf die Muskelgruppen ab, die es Ihnen ermöglichen, aufrecht zu gehen und sich auf zwei Beinen zu bewegen. Diese Muskeln unterstützen die Kontrolle von Bewegungen, verlagern das Körpergewicht und bewegen sie in jede Richtung. Es ist unnötig, zu erwähnen, dass ein starker Kern die Belastung von gewichtstragenden Funktionen gleichmäßig verteilt, und somit den Rücken vor Verletzungen schützt.

Damit Ihre Wirbelsäule gerade angeordnet und gestützt wird, müssen die Muskeln, die den Kern bilden, ausgeglichen sein, um es der Wirbelsäule zu ermöglichen, schwere Lasten zu tragen. Wenn Sie sich nur darauf konzentrieren, eine Muskelgruppe innerhalb des Kerns zu stärken, dann können Sie die Wirbelsäule destabilisieren, indem Sie sie aus der geraden Anordnung bringen. Stellen Sie sich die Wirbelsäule als Angelrute vor, die von muskulären Spanndrähten gestützt wird. Wenn alle Drähte gleichmäßig belastet werden, bleibt die Rute gerade.

Lassen Sie uns einen Blick auf die Funktionsweise des Kerns werfen, um die Wichtigkeit dieses Körpergebiets würdigen zu können.

Die Funktionen der Kernstabilisatoren

Stützung der Wirbelsäule

Der Kern gleicht einem Korsett aus Muskeln und Bindegewebe, das die Wirbelsäule umschließt und verankert. Wenn Ihr Kern stabil und ausgeglichen ist, dann bleibt Ihre Wirbelsäule auch dann aufrecht, während der Körper sich um sie herumdreht und es ihr so ermöglicht, schwere Lasten zu tragen.

Schutz Ihres zentralen Nervensystems und der inneren Organe

Der Kern bildet ein schützendes Schild für Ihr Rückenmark und Ihre inneren Organe. Die knochige Säule Ihres Rückgrats beherbergt das Rückenmark, während der Brustkorb und die Bauchmuskeln als eine Art Schild dienen, um Ihre inneren Organe vor Stößen oder Einbrüchen zu schützen.

Stützung der inneren Organe

Der Kern beherbergt alle inneren Organe bis auf die wichtigen Organe des Kopfes, wie Gehirn und Augen. Wenn entscheidende Muskeln des Kerns nicht mehr richtig funktionieren, dann lässt auch die Stützung Ihrer inneren Organe nach, und ihre Funktion wird beeinträchtigt. Dies ist sehr wichtig für Skoliosepatienten, da, sobald die Krümmung wächst, innere Organe zusammengedrückt werden können.

Grundlage der Bewegung

Der Kern ist die Grundlage der Bewegung für Ihren Körper. Wenn der Kern nicht richtig funktioniert, dann werden Sie sowohl sehr wahrscheinlich Schmerzen in Gliedmaßen und Rücken verspüren, als auch einem höheren Verletzungsrisiko ausgesetzt sein.

Wie man die Kernmuskeln erkennt

Die Liste der Muskeln, die den "Kern" bilden, ist ziemlich willkürlich, und verschiedene Experten ordnen dieser Kategorie verschiedene Muskeln zu. Die folgende Liste beinhaltet sowohl die am häufigsten genannten Kernmuskeln, als auch die weniger bekannten Gruppen:

- **Musculus rectus abdominis** — Entlang der Vorderseite des Unterleibs gelegen, ist dies die bekannteste Bauchmuskelgruppe und wird wegen Ihres Aussehens bei sportlichen und dünnen Individuen oft als "Sixpack" bezeichnet.
- **Musculus erector spinae** — Diese Muskelgruppe verläuft von Ihrem Hals bis zu Ihrem unteren Rücken.
- **Musculi multifidi** — Unter dem Musculus erector spinae entlang der Wirbelsäule gelegen, dehnen diese die Wirbelsäule aus und drehen sie.
- **Musculus obliquus externus abdominis** — an der Seite und an der Vorderseite des Abdomens gelegen.

- **Musculus obliquus internus abdominis** — läuft in entgegengesetzter Richtung unter dem Musculus obliquus externus abdominis entlang.
- **Musculus transversus abdominis** — Unter den Obliquus-Muskeln gelegen, ist er der tiefstgelegene aller Bauchmuskeln und ist zum Schutz und zur Stabilität um die Wirbelsäule herumgewickelt.
- **Gluteus medius und minimus** — liegen an der Seite der Hüfte.
- **Gluteus maximus, hintere Oberschenkelmuskeln, Musculus piriformis** — auf der Rückseite der Hüfte in Höhe des Oberschenkels gelegen.

Ein gutes Trainingsprogramm für den Kern sollte alle wichtigen Muskeln, die die Wirbelsäule betonen, umschließen, aber sich nicht auf die Bauchmuskeln konzentrieren.

Was stört die Funktion der Bauchmuskeln?

Obwohl es viele Gründe dafür gibt, warum die den Kern stabilisierenden Muskeln schwach werden, habe ich drei übliche Ursachen, welche auch an dem verräterischen und oft gesehenen Bier- oder Blähbauch mitwirken, angeführt:

1. **Ernährung/Lebensstil** — Der Konsum von Nahrungsmitteln oder Getränken, auf die Sie allergisch sind, wird die Unterleibsfunktionen beeinflussen. Alles, was eine Entzündung in einem inneren Organ, welches mit dem Nervensystem kommuniziert und einen Bauchmuskel kontrolliert, verursacht, wird diesen Muskel schwächen oder ihn unempfänglich für Übungen machen. Andere Ursachen von Entzündungen, welche die Bauchmuskeln beeinträchtigen können, sind Stress, Alkohol, Medikamente, Zusatz- und Konservierungsstoffe sowie künstliche Farbstoffe.

2. **Dekonditionierung** — auch als Detraining bekannt, ist eine Bezeichnung die sich auf den Fitnessverlust bezieht,

der durch Verringerung des Trainings oder der Übungen verursacht wird. Viele Menschen hören manchmal aus den unterschiedlichsten Gründen mit dem Training auf. Krankheiten, Verletzungen, Urlaub, Arbeit, Reisen und soziale Verpflichtungen können Trainingspläne oftmals durchkreuzen.

3. **Rückenschmerzen** — Nerven, welche die Gelenke der Wirbelsäule versorgen, ernähren außerdem auch die um die Wirbelsäule herum liegenden Muskeln. Daher kann alles, was Schmerzen in der Wirbelsäule verursacht, auch die Muskeln stören und umgekehrt.

Testen Sie die Abläufe Ihres Kerns

Es gibt einige Übungen, um die Stärke Ihrer Bauchmuskeln festzustellen und die um Ihre Wirbelsäule gewickelten Kernmuskeln aufzubauen. Der Sporttrainer Brian Mackenzie bietet den folgenden Stärke- und Stabilitätstest für die Kernmuskeln an, den ich auch schon bei meinen Patienten angewendet habe, und der meiner Meinung nach sehr effektiv ist. Das Ziel des Stärke- und Stabilitätstests für die Kernmuskeln ist, die Stärke und Ausdauer Ihres Kerns im Laufe der Zeit zu beurteilen. Er wird ausführlicher auf den folgenden Seiten beschrieben.

Bevor Sie anfangen

Um sich für diese Beurteilung vorzubereiten, brauchen Sie:

- eine ebene Oberfläche
- eine Trainingsmatte
- eine Armbanduhr oder Uhr mit Sekundenzeiger, um den Test durchzuführen

Stärke- und Stabilitätstest für die Kernmuskeln

Stufe 1: Plank-Übung

- Beginnen Sie, indem Sie sich mit dem Gesicht nach unten auf den Boden oder eine Trainingsmatte legen. Platzieren Sie ihre Ellbogen und Unterarme unterhalb Ihrer Brust.
- Stemmen Sie sich hoch, indem Sie mit Ihren Zehen und Unterarmen eine Brücke bilden.
- Halten Sie Ihren Rücken gerade, und lassen Sie Ihre Hüften nicht auf den Boden sacken.
- Halten Sie diese Stellung für 60 Sekunden.

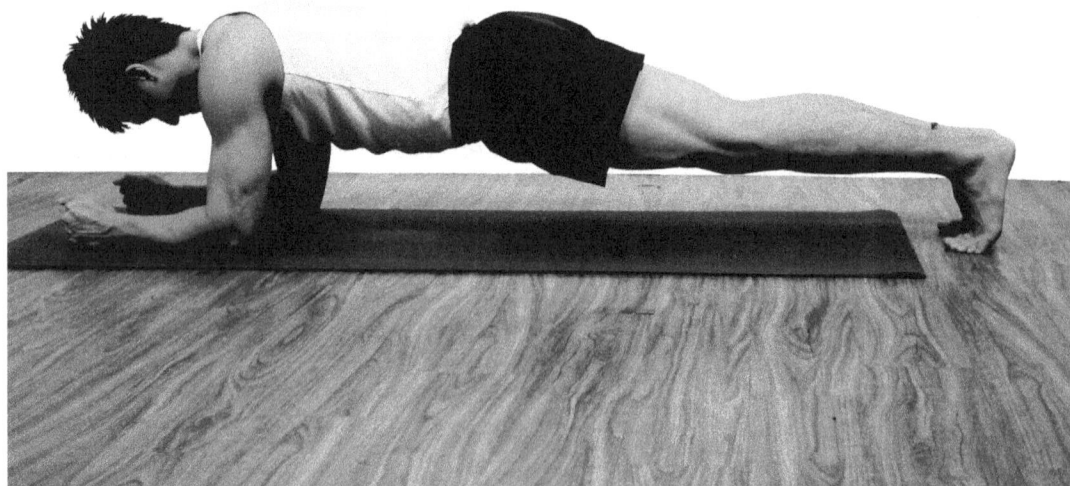

Abbildung 33: Stufe 1 – Die Plank-Übung in der Ausgangsstellung

Stufe 2: Plank-Übung mit Heben des Arms

- Nehmen Sie Ihren rechten Arm vom Boden. Halten Sie diese Stellung für 15 Sekunden.
- Nehmen Sie den rechten Arm wieder herunter und heben Sie den linken Arm vom Boden.
- Halten Sie diese Stellung für 15 Sekunden.

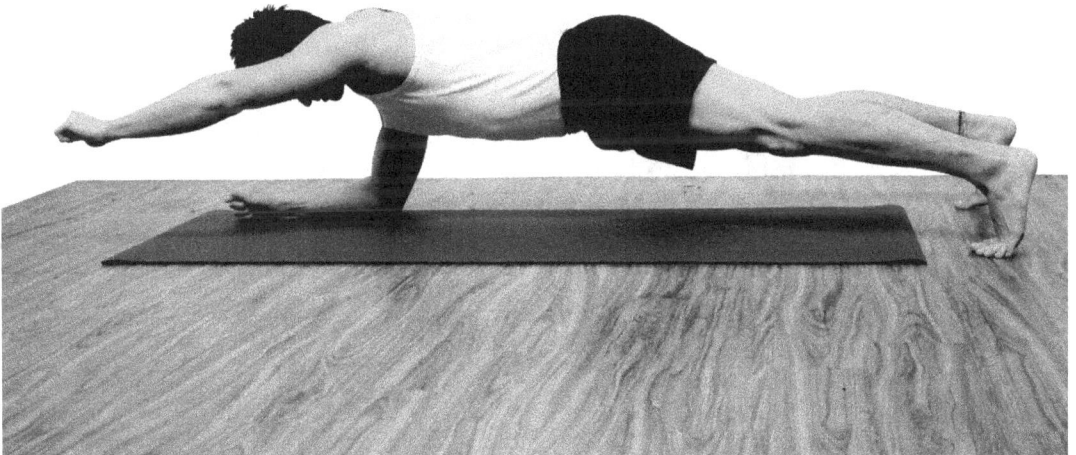

Abbildung 34: Stufe 2 – Plank-Übung mit Heben des Arms

Stufe 3: Plank-Übung mit Heben des Beins

- Setzen Sie den linken Arm wieder auf den Boden, und heben Sie das rechte Bein vom Boden.
- Halten Sie die Position für 15 Sekunden.
- Setzen Sie Ihr rechtes Bein wieder ab, und heben Sie das linke Bein an.
- Halten Sie diese Stellung für 15 Sekunden.

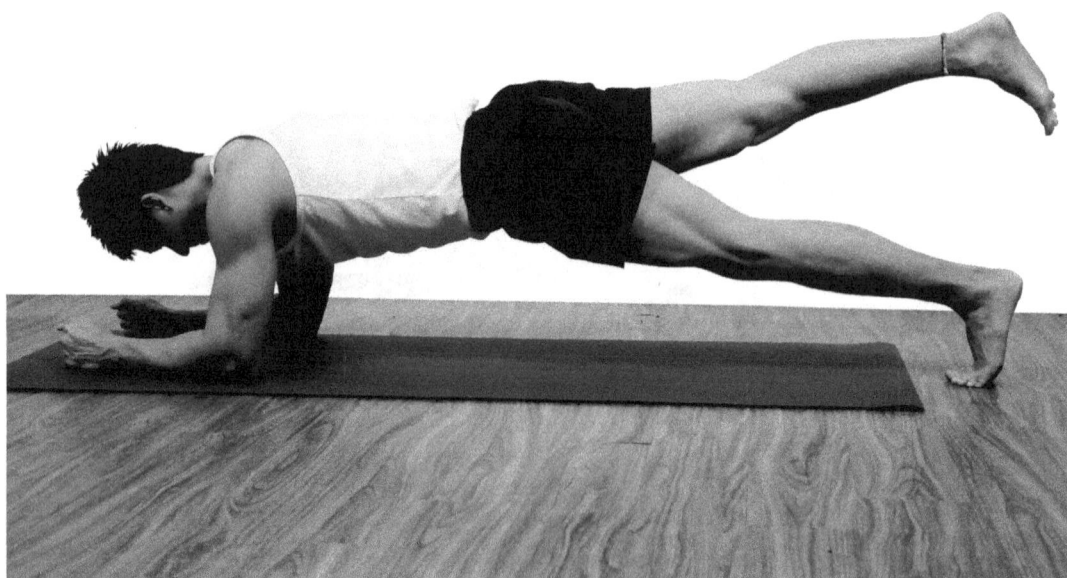

Abbildung 35: Stufe 3 – Plank-Übung mit Heben des Beins

Stufe 4: Plank- Übung mit entgegengesetztem Heben von Arm und Bein

- Heben Sie gleichzeitig Ihr linkes Bein und Ihren rechten Arm vom Boden.
- Halten Sie diese Stellung für 15 Sekunden.
- Setzen Sie ihr linkes Bein und Ihren rechten Arm wieder auf den Boden.
- Heben Sie gleichzeitig Ihr rechtes Bein und Ihren linken Arm vom Boden.
- Halten Sie diese Stellung für 15 Sekunden.
- Kehren Sie wieder zur Ausgangsstellung der Plank-Übung zurück.
- Halten Sie diese Stellung für 30 Sekunden.

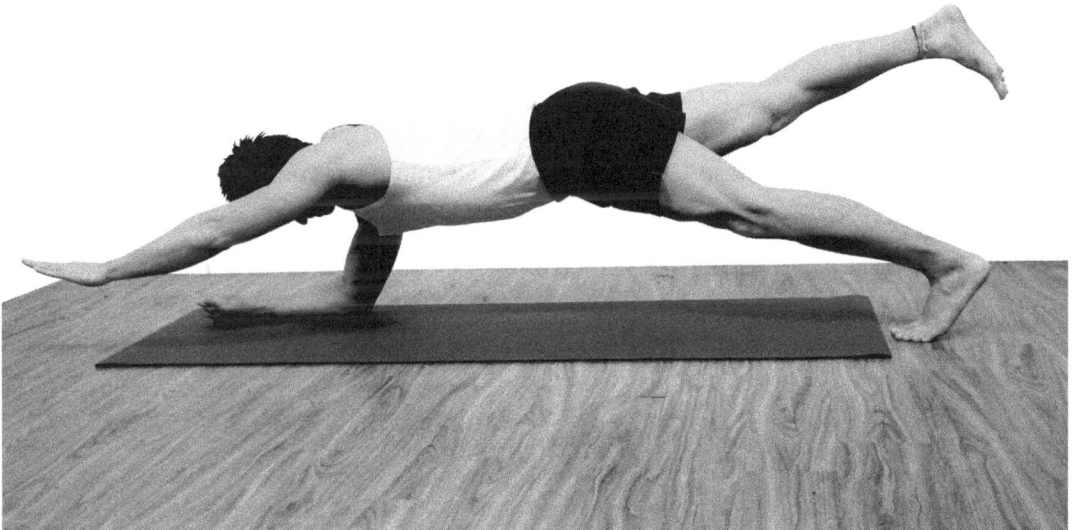

Abbildung 36: Stufe 4 - Plank-Übung mit entgegengesetztem Heben von Arm und Bein

Ihr Zeugnis

☐ **Gute Kernstärke**

Gratulation, wenn Sie den Test vollständig absolvieren können! Sie haben eine wirklich ausgezeichnete Stabilität Ihres Kerns und sind bereit, um mit den Stabilitätsübungen der Kernmuskeln weiterzumachen.

☐ **Schlechte Kernstärke**

Falls Sie den Test nicht vollständig absolvieren können, benötigt Ihre Kernstärke eine Verbesserung. Eine schlechte Kernstärke führt nicht nur zu unnötigen Rumpfbewegungen, sondern auch zu einem Schwanken bei abrupten Bewegungen. Dies resultiert in verschwendeter Energie und einer schlechten Biomechanik. Eine gute Kernstärke bedeutet hingegen, dass Sie sich mit hoher Effizienz, Geschmeidigkeit und ohne Muskelzittern bewegen können.

Der nächste Handlungsschritt

Wenn Sie den Test nicht absolvieren können, dann trainieren Sie diese Übung drei oder viermal pro Woche bis Sie sich steigern, bevor Sie mit der nächsten Stufe anfangen. Meistern Sie jeden Schritt der Plank-Übung, bis Sie ihn bequem durchführen können.

Wenn Sie Ihre Ergebnisse im Laufe der Zeit vergleichen, dann werden Sie Verbesserungen oder Verschlechterungen bei der Kernstärke feststellen.

Wenn Sie erst einmal in der Lage dazu sind, den Stabilitätstest des Kerns zu absolvieren, dann empfehle ich Ihnen, mit den Stabilitätsübungen des Kerns für Anfänger und Fortgeschrittene weiterzumachen, die auf unterschiedliche Bereiche Ihres Kerns abzielen.

Bevor Sie anfangen

Was Sie benötigen werden:

- eine Trainingsmatte
- einen Gymnastikball

Kernstabilitätsübungen für Anfänger

Training der unteren Bauchregion

- Legen Sie sich mit angewinkelten Beinen, die Fußsohlen flach auf dem Boden, auf den Rücken.
- Platzieren Sie Ihre Hand unter Ihren unteren Rücken, direkt unterhalb der Höhe Ihres Bauchnabels.
- Atmen Sie aus, ziehen Sie Ihren Bauchnabel in Richtung Ihrer Wirbelsäule und erhöhen Sie sanft den Druck auf Ihrer Hand, indem Sie Ihren unteren Rücken auf dem Boden abflachen.
- Halten Sie diese Stellung bis sie unbequem wird oder für bis zu 10 Sekunden, machen Sie anschließen eine Pause von 10 Sekunden.
- Wiederholen Sie das Ganze zehnmal.
- Versuchen Sie, während Sie diese Übung absolvieren, den gesamten Körper zu entspannen, indem Sie den Druck nur auf Ihrer Hand halten und sich darauf konzentrieren, Kiefer, Hals, Schultern, Rumpf und Beine zu lockern.

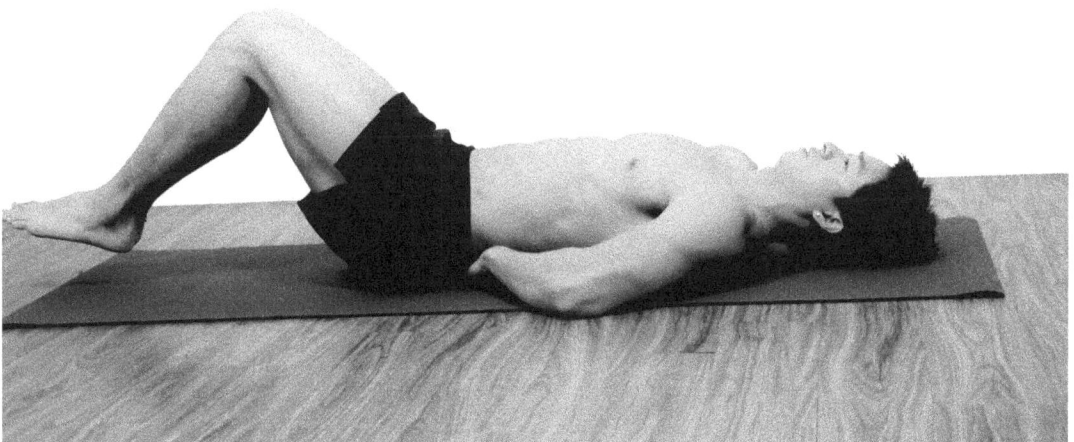

Abbildung 37: Training der unteren Bauchregion

Training der unteren Bauchregion mit Heben des Beins

- Legen Sie sich mit angewinkelten Beinen, die Fußsohlen flach auf dem Boden, auf den Rücken.
- Platzieren Sie Ihre Hand unter Ihren unteren Rücken, direkt unterhalb der Höhe Ihres Bauchnabels.
- Atmen Sie aus, ziehen Sie Ihren Bauchnabel in Richtung Ihrer Wirbelsäule und erhören Sie sanft den Druck auf Ihrer Hand, indem Sie Ihren unteren Rücken auf dem Boden abflachen.
- Heben Sie einen Fuß vom Boden, bis Ihr Oberschenkel senkrecht zum Boden verläuft, während Sie den Druck auf der Hand aufrechterhalten.
- Setzen Sie den Fuß wieder auf den Boden zurück, und führen Sie dieselbe Bewegung mit dem anderen Bein aus.
- Wechseln Sie die Beine ab, und führen Sie das Ganze 10 bis zwanzigmal solange aus, wie der Druck auf der Hand beibehalten werden kann.
- Um den Schwierigkeitsgrad zu erhöhen, können Sie das angehobene Bein ausstrecken.

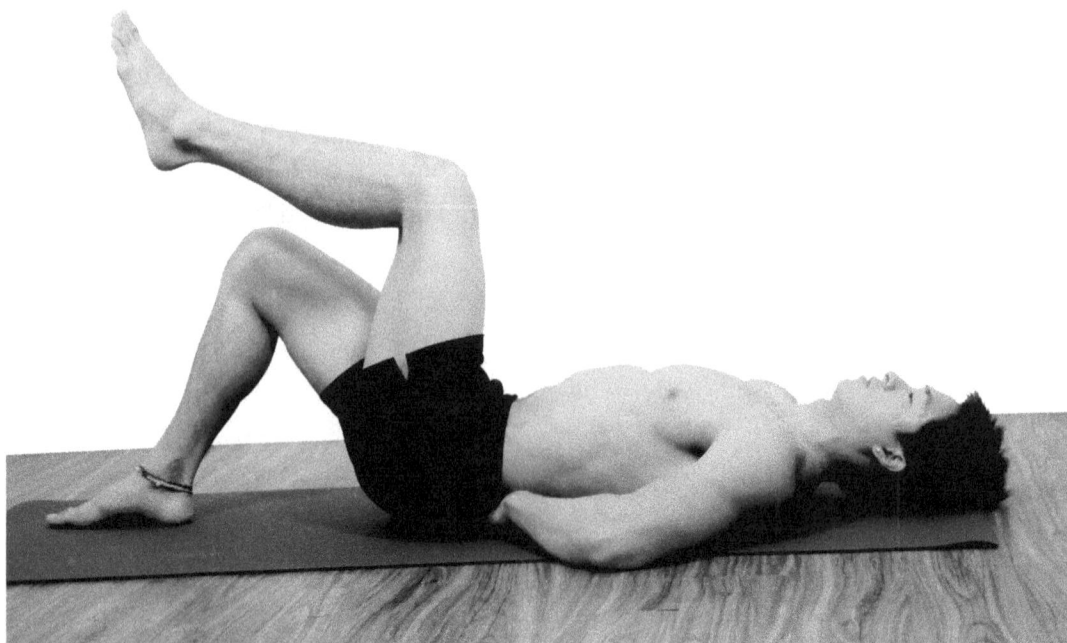

Abbildung 38: Training der unteren Bauchregion mit Heben des Beins

Bauch-Vakuum auf vier Beinen

- Knien Sie sich, die Hüften über Ihren Knien und die Schultern über Ihren Händen, hin.
- Halten Sie ihre Wirbelsäule in einer bequemen Position und in einer neutralen Ausrichtung ohne Belastung, nehmen Sie einen tiefen Atemzug und lassen Sie Ihren Bauch in Richtung Boden fallen.
- Atmen Sie aus, und ziehen Sie Ihren Bauch ein, während Sie Ihren Rücken in der Ausgangsstellung halten.
- Halten Sie diese Stellung, bis sie unbequem wird.
- Wenn Sie einatmen müssen, dann entspannen Sie Ihre Bauchdecke sobald die Luft einströmt, und wiederholen Sie die Übung zehn mal.

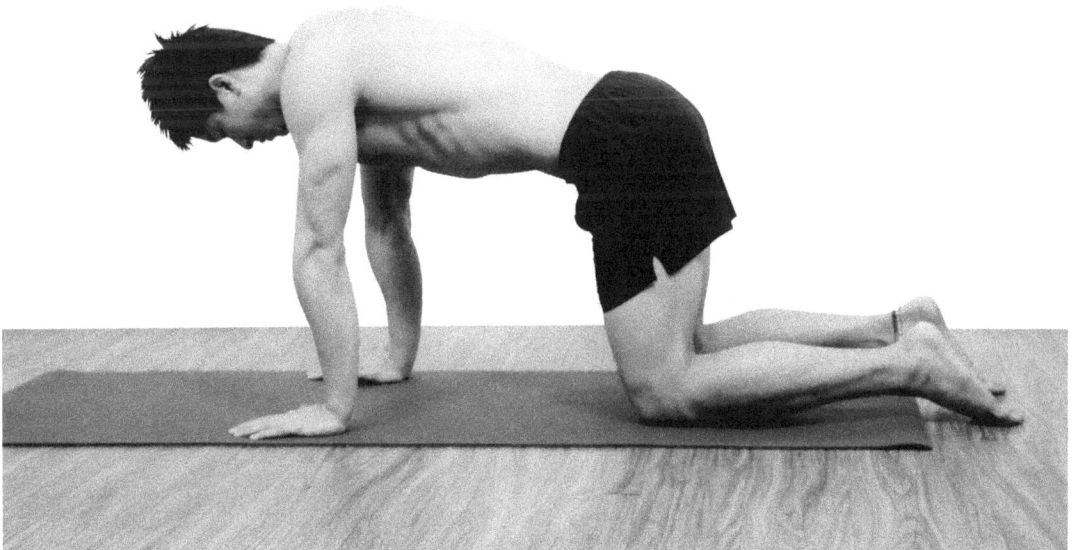

Abbildung 39: Bauch-Vakuum auf vier Beinen

Kernübungen für Fortgeschrittene

**Training
der unteren
Bauchregion mit
doppeltem Heben
des Beins**

- Legen Sie sich mit angewinkelten Beinen, die Fußsohlen flach auf dem Boden, auf den Rücken.

- Platzieren Sie Ihre Hand unter Ihren unteren Rücken, direkt unterhalb der Höhe Ihres Bauchnabels.

- Atmen Sie aus, ziehen Sie Ihren Bauchnabel in Richtung Ihrer Wirbelsäule, und erhören Sie sanft den Druck auf Ihrer Hand, indem Sie Ihren unteren Rücken auf dem Boden abflachen.

- Heben Sie beide Füße vom Boden, bis Ihre Schenkel senkrecht zum Boden verlaufen, während Sie den Druck auf der Hand beibehalten.

- Atmen Sie aus, und ziehen Sie den Bauch ein, während Sie beide Beine wieder auf den Boden setzen.

- Falls diese Übung zu einfach werden sollte, dann können Sie Ihre Beine ausstrecken, um den Schwierigkeitsgrad zu erhöhen.

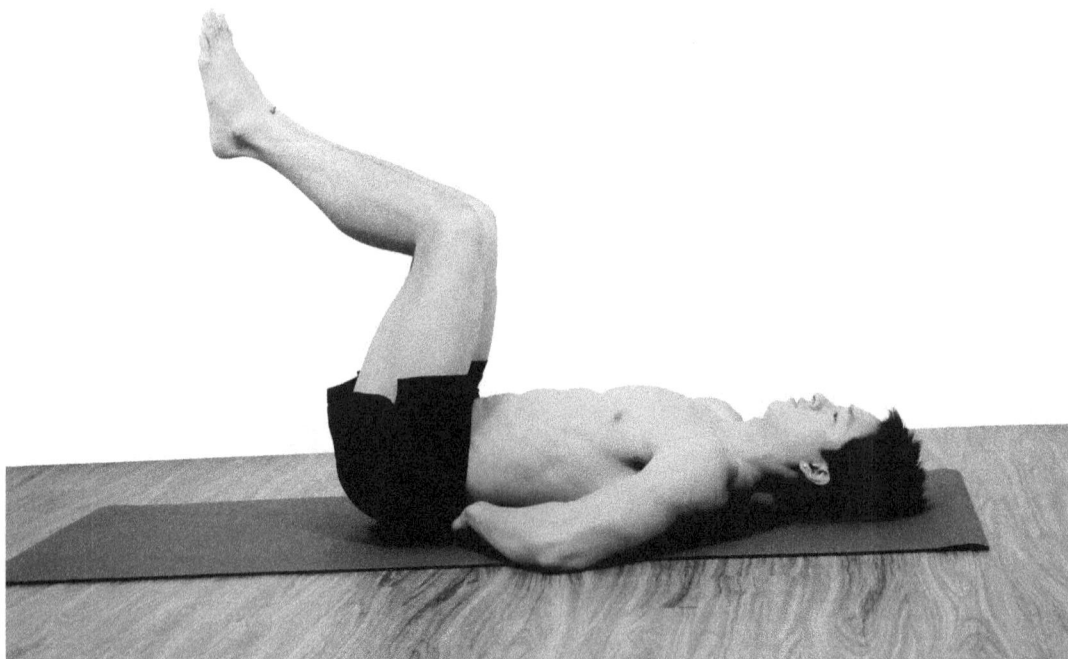

Abbildung 40: Training der unteren Bauchregion mit Heben von beiden Beinen

Vorwärtsrollen auf dem Gymnastikball

Knien Sie sich vor einem Gymnastikball hin, die Unterarme genau hinter dem höchsten Punkt des Balls. Der Winkel an Ihren Hüften sollte der gleiche sein, wie an Ihren Schultern. Stellen Sie sich vor, Sie könnten eine Kiste zwischen der Rückseite Ihrer Arme und Ihren Oberschenkel platzieren.

- Ziehen Sie den Bauch ein, und halten Sie Kopf und Rücken in einer bequemen Position.
- Rollen Sie nach vorne, indem Sie Ihre Beine und Arme im gleichen Maß bewegen, sodass die Winkel an Schultern und Hüften gleich bleiben, während Sie weiter weg rollen. Ziehen Sie dabei stetig weiter den Bauch ein.
- Hören Sie kurz vor dem Punkt, an dem Sie nicht mehr weiter können, auf. Sie werden spüren, wie Ihr unterer Rücken nach unten nachgibt, wenn dieser Punkt erreicht wird. Genau an dieser Stelle sollten Sie mit der Übung aufhören.
- Anfängern wird geraten, die Abschlussposition einzunehmen, die für drei Sekunden gehalten wird, um dann schließlich wieder zur Ausgangsposition zurückzukehren. Hier sollten Sie für drei Sekunden nach außen rollen, anschließend die Ausgangsposition für drei Sekunden halten und zuletzt innerhalb von drei Sekunden zur Abschlussposition zurückkehren.

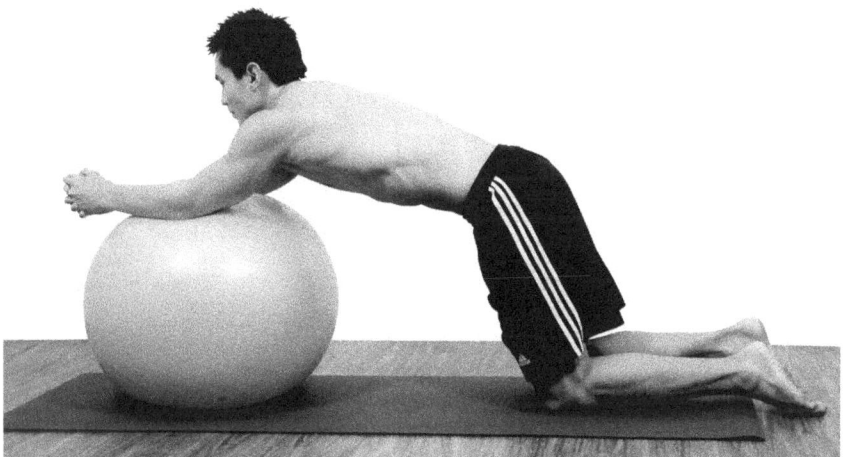

Abbildung 41: Vorwärtsrollen auf dem Gymnastikball

Klappmesser mit Ball

- Nehmen Sie, die Füße auf einem Gymnastikball und die Handflächen auf dem Boden, die Liegestütz-Position ein. Halten Sie Ihre Wirbelsäule waagerecht und Ihre Knie durchgestreckt.
- Ziehen Sie, während Ihre Wirbelsäule perfekt ausgerichtet ist, sanft den Bauch ein. Der Gymnastikball wird nach vorne rollen, und Ihre Knie werden nah am Boden sein.
- Ziehen Sie, während Sie die ganze Bewegung hindurch eine neutrale Ausrichtung der Wirbelsäule beibehalten, Ihre Knie zur Brust, halten diese Stellung kurz und kehren dann wieder zur Ausgangsposition zurück.
- Heben Sie Ihre Hüften so hoch wie nötig, um die Knie unter Ihnen anzuwinkeln. Halten Sie ihren Po dabei so niedrig wie möglich.
- Diese Übung kann vereinfacht werden, indem man den Ball näher am Körper platziert; zum Beispiel an Ihren Schienbeinen.

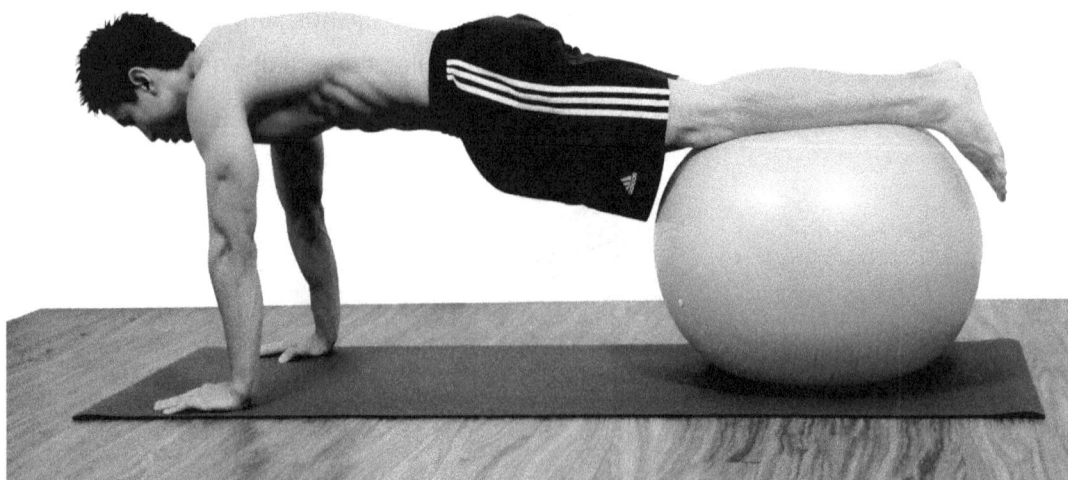

Abbildung 42: Klappmesser mit Ball

Bauchpresse mit Gymnastikball

Warnhinweis: Falls Ihnen während dieser Übung schwindelig werden sollte, können Sie sich auf dem Ball ein bisschen weiter nach vorne lehnen. Hören Sie auf jeden Fall mit dieser Übung auf, sollte Ihnen weiterhin schwindelig sein.

- Legen Sie sich auf einen Gymnastikball, so dass Ihr Rücken bequem auf dem Ball ruht. Ihr Kopf sollte nach hinten ausgestreckt sein und den Ball berühren.
- Halten Sie Ihre Zunge gegen den Gaumen gedrückt.
- Während Sie sich langsam aufrichten, stellen Sie sich vor, Sie würden Ihre Wirbelsäule vom Kopf bis zum Becken aufrollen.
- Auf Ihrem Weg zurück zur Ausgangsstellung wickeln Sie die Wirbelsäule vom unteren Rücken bis zum Kopf wieder auf, ein Wirbel nach dem anderen.
- Atmen Sie, während Sie sich aufrichten, aus, und atmen Sie ein, wenn Sie wieder in die Ausgangsposition zurückkehren.
- Haltung der Arme:

    Anfänger — Arme durchgestreckt und nach vorn gerichtet

    Fortgeschrittener Anfänger — Arme über die Brust gekreuzt

    Fortgeschrittener — Fingerspitzen hinter den Ohren (stützen Sie Ihren Kopf und Ihren Hals nicht mit den Händen ab)
- **Tempo** — langsam, Atemgeschwindigkeit
- **Wiederholungen** — bis zu 20

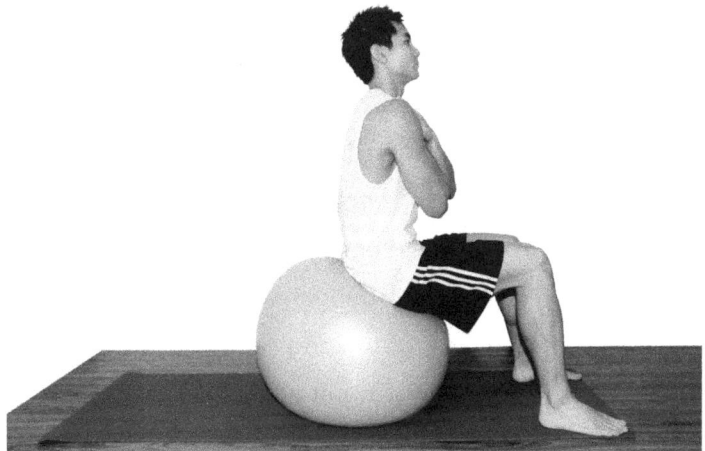

Abbildung 43: Bauchpresse mit Gymnastikball

Dynamische Pferde-Stellung

- Gehen Sie mit Ihren Händen und Knien auf den Boden, und achten Sie darauf, dass die Handgelenke direkt unter den Schultern, und die Knie direkt unter den Hüften sind.
- Ziehen Sie die Bauchmuskeln zusammen, und strecken Sie langsam Ihr rechtes Bein nach hinten aus. Drehen Sie dabei leicht Ihren Fuß nach außen, während Sie Ihren linken Arm mit ausgestrecktem Daumen nach vorn ausstrecken.

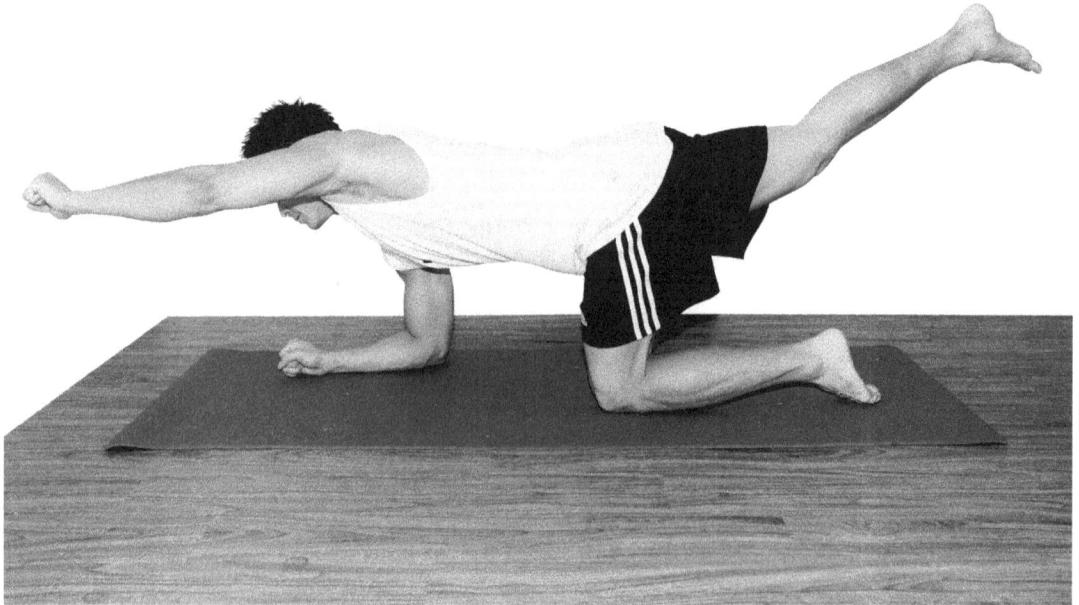

Abbildung 44: Dynamische Pferde-Stellung

Schließlich und letztlich lohnt die Arbeit an Ihrem Kern die Mühen. Dies könnte die effektivste Aktivität sein, um die durch die Skoliose verursachten Schmerzen zu bekämpfen oder wenigstens zu lindern. Man kann nicht den Fakt außer Acht lassen, dass einer jeden muskulären Ursache von Schmerzen auch auf muskulärer Ebene begegnet werden muss. Die tägliche Ausführung dieser Übungen wird Ihnen dabei helfen, Ihren Kern für die bestmögliche Stützung der Wirbelsäule zu stabilisieren, so wie es kein operativer Eingriff oder Korsett vermag.

Fallstudie: Die Skoliose geradebiegen

Andrea ist eine 44-jährige Mutter zweier Kinder, die schon mit Skoliose geboren wurde. Die Deformität ihrer Wirbelsäule (d.h. die s-förmige Krümmung ihres Rückgrats) wurde erkannt, als sie ungefähr 13 Jahre alt war. Ihre Skoliose verschlimmerte sich stetig mit ihrem Wachstum. Das Atmen wurde immer schwerer, ganz besonders nach beanspruchenden Aktivitäten, die ihre Muskeln dazu brachten, ihre rechte Schulter und ihre Hüfte nach innen zu ziehen. Durch die Krümmung der Wirbelsäule war ihr Körper hauptsächlich zur linken Seite hin verdreht, und sie spürte ein Knarzen in ihrem Hals, wenn sie diesen drehen wollte. Das Leben war eher schlecht als recht zu meistern, und die Probleme wurden mit zunehmendem Alter größer.

Vor ungefähr 20 Jahren suchte Andrea einen Arzt auf, der ihre Nackenschmerzen untersuchen sollte. Bei dieser Untersuchung erfuhr sie, dass sich die Krümmung ihres unteren Rückens auf 45 Grad verschlechtert hatte. Sie holte sich eine zweite Meinung ein, und ihr wurde empfohlen, zu warten bis die Verkrümmung 50 Grad erreicht hätte, nur um dann einen operativen Eingriff vornehmen zu lassen. Zu diesem Zeitpunkt gab es nur sehr wenige Behandlungsmöglichkeiten für sie.

Vor Kurzem dann kam Andrea zu mir, und wir untersuchten Ihre Verkrümmung. Ein Röntgenbild zeigte, dass die Krümmung in ihrem unteren Rücken 55 Grad, und in ihrem oberen Rücken 34 Grad betrug. Die Verkrümmungen hatten tatsächlich im Laufe der Jahre zugenommen, obwohl sie die üblichen Behandlungsformen der Chiropraktik, Physiotherapie und sogar Yoga während dieser Phase versucht hat.

Nach nur einigen Monaten nach dem Beginn der nicht-chirurgischen Skoliosekorrektur, die in diesem Buch beschrieben wird, gab es einen eindrucksvollen Rückgang von jeweils zehn Grad im oberen und unteren Rücken, was insgesamt eine Korrektur von 20 Grad darstellt.

Nach ihrer nicht-chirurgischen Therapie sah Andrea viel besser aus und war sehr glücklich über die Resultate. Ihre Atemprobleme sind erheblich zurückgegangen, und das Knarzen in ihrem Hals, das sie sehr oft erlebt hatte, war auch kaum mehr zu vernehmen. Viel wichtiger, ihr Körper sah wesentlich gleichgerichteter aus, was ihr Erscheinungsbild verbesserte. Sie ist nun nicht nur viel selbstbewusster, sondern ihr geht es auch noch viel besser. In den Röntgenbildern und den Aufnahmen der Wirbelsäule springt einem der Unterschied förmlich ins Auge.

— Andrea F. (44 Jahre)

Übungen zur Körperhaltung

> *Eine Unze Übung ist mehr wert als Tonnen an Predigten.*
>
> **— Mahatma Gandhi**

In ihrem Buch *Backache Relief* beobachteten Arthur C. Klein und Dana Sobel[89] Patienten mit verschiedenen Arten von Rückenproblemen, darunter auch Skoliose. Als Fazit ihrer Studie konnten sie feststellen, dass nicht Korsette oder operative Eingriffe am effektivsten sind, sondern — bereiten Sie sich nun auf diese Wahrheit vor — ein regelmäßiger Trainingsplan! Manche Experten würden dies als "funktionelle Herangehensweise"[90] bei der Behandlung von Skoliose bezeichnen; Ich bezeichne es lieber als die traditionelle Herangehensweise bei der Behandlung von Skoliose.

Wenn Bänder nachlassen und eine Rückentwicklung und Deformität bei den Bandscheiben und Wirbeln vorhanden ist, die auch noch durch eine falsche Ernährung, schlechtes biomechanisches Gleichgewicht oder einen sitzenden Lebensstil verschlimmert werden, dann kann sich eine verkrümmte Wirbelsäule sogar noch verschlechtern. In einem solchen Szenario kann ein Chiropraktiker nichts anderes tun, als:

- die Deformität in ihrem frühsten Stadium zu erkennen und sofort den Prozess der Wirbelsäulenkorrektur einzuleiten, so dass die Wirbelsäule sich nicht weiter verschlimmert,

- Ihnen dabei zu helfen, die zugrundeliegenden mechanischen Belastungen, die für die Verformung Ihrer Wirbelsäule verantwortlich sind, zu minimieren,
- Ihnen natürliche Möglichkeiten zu empfehlen, um geschwächte Knochen, Bänder und die umliegenden Muskeln zu stärken, wie z.B. durch ein Trainingsprogramm, dass speziell auf Ihre Bedürfnisse zugeschnitten ist; und zu guter Letzt...
- regelmäßig den Fortschritt, der durch dieses Trainingsprogramm erzielt wird, zu beobachten, um Änderungen vorzunehmen, sollten diese benötigt werden.

Würden Sie glauben, dass Ärzte in Kroatien[91] intensive, sportliche Aktivitäten bei der Behandlung von Skoliose empfehlen?

In dieser Region wird, sowie in vielen anderen Gegenden der Erde, Skoliose häufig bei Kindern festgestellt, die nur wenig oder keiner körperlichen Aktivität nachgehen.

In diesem Zusammenhang berichtet der Fachbereich Pathologie und Molekularmedizin der Wellington School of Medicine and Health Sciences (dt. etwa Schule für Medizin- und Gesundheitswissenschaften Wellington) aus Neuseeland über den Fall eines Jungen mit fortschreitender, jugendlicher idiopathischer Skoliose, der eine bemerkenswerte Verbesserung bei seiner Wirbelsäulenverkrümmung aufwies, nachdem er sich einem speziell zugeschnittenem Trainingsprogramm und physiologischen Streckungen unterzogen hatte.

Ärzte des Helsinki University Central Hospital (dt. etwa zentrale Universitätsklinik Helsinki) in Finnland haben gleichermaßen herausgefunden, dass ein asymmetrisches Becken ein oft übersehener Faktor bei Skoliose ist.[92] Ihre Schlussfolgerung lautet, dass unterschiedlich lange Beine und einige neurologische Symptome die Skoliose fortbestehen lassen. Ihre üblicherweise empfohlene Behandlung ist auch ziemlich einfach, konservativ, nicht-chirurgisch und sicher — regelmäßiges Training!

So schreibt Dr. med. Martha C. Hawes in ihrem Buch *Scoliosis and the Human Spine* (dt. etwa "Skoliose und die menschliche Wirbelsäule"), dass "die Behauptungen, Skoliose könne nicht ohne Korsettierung oder operative Eingriffe aufgehalten oder rückgängig gemacht werden, niemals durch wissenschaftliche Daten gestützt wurden. Ganz im Gegenteil, langjährige grundlegende und klinische Forschungen stimmen mit der Annahme überein, dass Skoliose mit Hilfe von nicht-chirurgischen Herangehensweisen abgemildert, wenn nicht sogar vollständig geheilt werden kann."[93]

Falls mehr Beweise dafür benötigt werden, dass Training Skoliosepatienten helfen kann und auch tut, sind hier ein paar Studien, auf die ich gestoßen bin:

- In einer Wirbelsäulenklinik in San Diego wurde herausgefunden, dass es vier von 12 unter jugendlicher idiopathischer Skoliose leidender Patienten schafften, ihre Verkrümmungen um 20 - 28 Grad zu reduzieren, nachdem sie ein Krafttraining für eine bestimmte Zeitdauer absolvierten.[94]
- Fast identische Ergebnisse wurden aus Deutschland berichtet[95], wo sich die Korsettierung mit gleichzeitigem Training bei der konservativen Behandlung von Skoliose als ineffektiv herausgestellt hat.[96]
- Eine andere Studie, die von einem Team aus Chiropraktikern mit einer Gruppe von 19 Patienten durchgeführt wurde, fand heraus, dass Manipulation zusammen mit der posturalen Therapie die Schwere der Cobb-Winkel bei allen 19 Probanden reduzieren konnte. Eine der Methoden, die in dieser Studie verwendet wurden, war die Streckung.[97]
- Indes kam eine Studie, die an der Universität von Athen durchgeführt wurde, zu dem Ergebnis, dass sich die Fähigkeit, aerobe Tätigkeiten zu verrichten, bei Patienten mit idiopathischer Skoliose um 48,1 % steigerte, nachdem sie etwas Sporttraining absolvierten, während sie bei der Kontrollgruppe um 9,2 % sank.[98]

- In ähnlicher Weise berichtete eine wissenschaftliche Arbeit, die im Saudi Medical Journal (dt. etwa "Medizinisches Fachblatt Saudi-Arabiens") veröffentlich wurde, über die Wirksamkeit von Schroths dreidimensionaler Bewegungstherapie, dass alle Patienten nach sechs Wochen, sechs Monaten und einem Jahr einen Zuwachs an Muskelstärke sowie eine Besserung der Haltungsschäden verzeichneten. Dies führte die Forscher zu der Schlussfolgerung, dass die Schroth-Technik den Cobb-Winkel, die körperliche Leistungsfähigkeit, Stärke und Haltungsschäden bei den ambulanten, jugendlichen Patienten positiv beeinflusste.[99]
- Zu guter Letzt fand eine polnische Studie schon 1979 heraus, dass Haltungstraining und Bewegungstherapie eine wichtige Rolle bei der Vorbeugung und Behandlung von Skoliose spielen. Eine andere wissenschaftliche Arbeit aus Polen berichtet über positive Ergebnisse bei der Bekämpfung von Kontrakturen im Zusammenhang mit Wirbelsäulenverkrümmungen.[100]

Warum Bewegung uns glücklich macht?

Die Forschung hat bewiesen, dass körperlich fitte Menschen eher vor Rückenverletzungen und –schmerzen gewappnet sind und sich außerdem schneller von Verletzungen erholen, als solche, die weniger körperlich fit sind.

Sie können mir wirklich glauben, dass jede Form von Training, speziell Training, das wiederholtes Dehnen und Stärken der Rücken- und Nackenmuskulatur beinhaltet, äußerst nützlich bei der Behandlung von Störungen der Wirbelsäule ist, und als mächtiges Entspannungs- und Schmerzmittel agieren kann. Manchmal kann eine länger andauernde Krankheit nicht nur zu körperlichem Unbehagen, sondern auch zu einem Mangel an Motivation führen, aber wenn Sie den Willen aufbringen können, um mit dem Training weiterzumachen, dann können Sie diese beiden Probleme erfolgreich bekämpfen.

Letzen Endes wird ein guter Trainingsplan alle Muskeln Ihres Rückens, Nackens, Bauches und der Gliedmaßen stark und flexibel machen. Danach liegt es einzig und allein in Ihrer Verantwortung, weiterhin regelmäßig die Übungen zu absolvieren, um Ihre neugewonnene körperliche Fitness beizubehalten. Dies allein wird Ihren Stoffwechsel während der Genesung beschleunigen und Ihnen eine schnelle Linderung bei Schmerz und Belastung verschaffen.

Achten Sie nur darauf, kein belastendes Training wie Joggen, Springen, Hüpfen, Seilhüpfen, Marschieren, Wandern oder Gewichtheben zu machen. Die Verwendung eines dämpfenden Sitzkissens für Reisen oder längere Autofahrten wird den meisten Skoliosepatienten von Orthopäden empfohlen.

Bevor Sie anfangen

Was Sie brauchen werden:

- eine Trainingsmatte
- einen Gymnastikball
- 2-4 kg Gewichte
- Gummiband: einfach, mittel oder schwer (je nach Fitnessstand)

Es wird einige Zeit benötigen, um diese Übungen korrekt auszuführen, und es sollte ein Spiegel oder eine andere Person zu Hilfe genommen werden, damit die Ausführung beobachtet werden kann.

Hals-Übungen mit dem Gymnastikball

Anspannen des Halses mit Ball

- Klemmen Sie den Ball zwischen Ihre Stirn und der Wand.
- Pressen Sie ihre Zunge gegen Ihren Gaumen.
- Drücken Sie, während Sie ausatmen, Ihren Kopf in den Ball hinein.
- Wiederholen Sie das Ganze zehnmal.

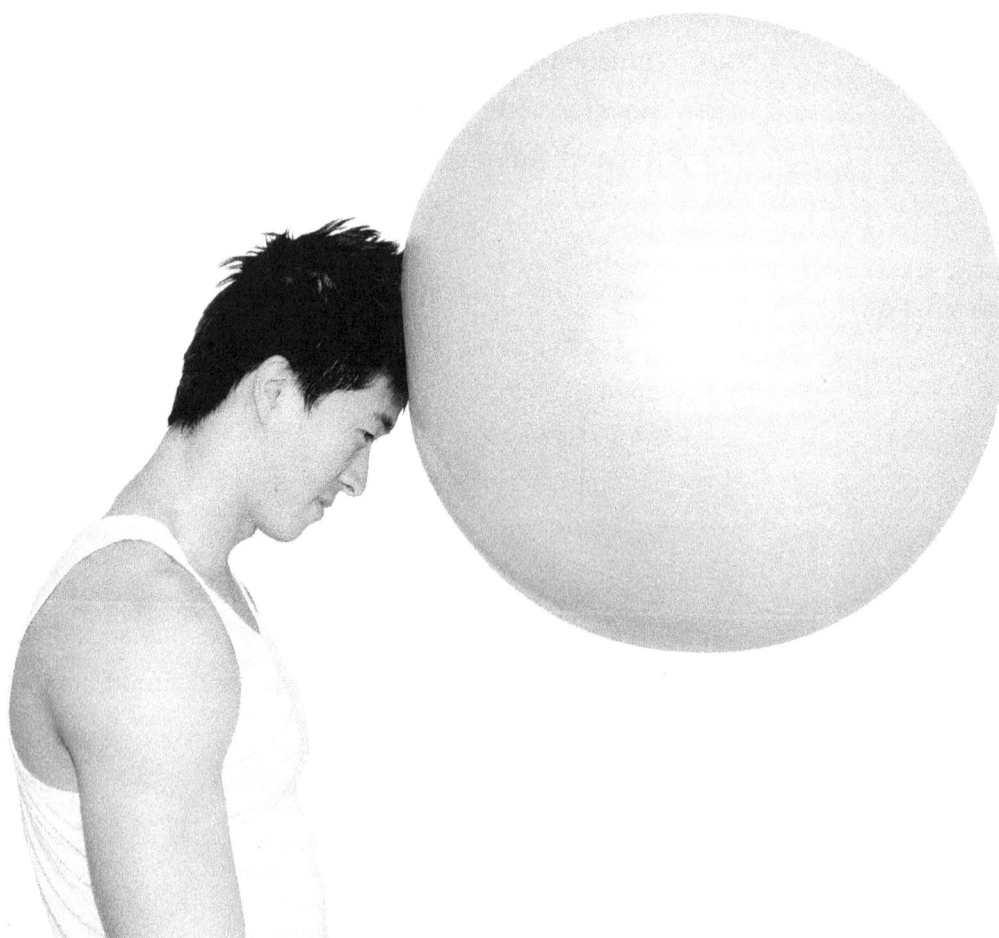

Abbildung 45: Anspannen des Halses

Streckung des Halses mit Ball

- Klemmen Sie den Ball nun zwischen Hinterkopf und Wand.
- Sie können sich an einem Tisch oder Türrahmen festhalten.
- Drücken Sie, während Sie ausatmen, Ihren Kopf in den Ball hinein.
- Wiederholen Sie das Ganze zehnmal.
- Klemmen sie den Ball zwischen die Seite Ihres Kopfes und die Wand.

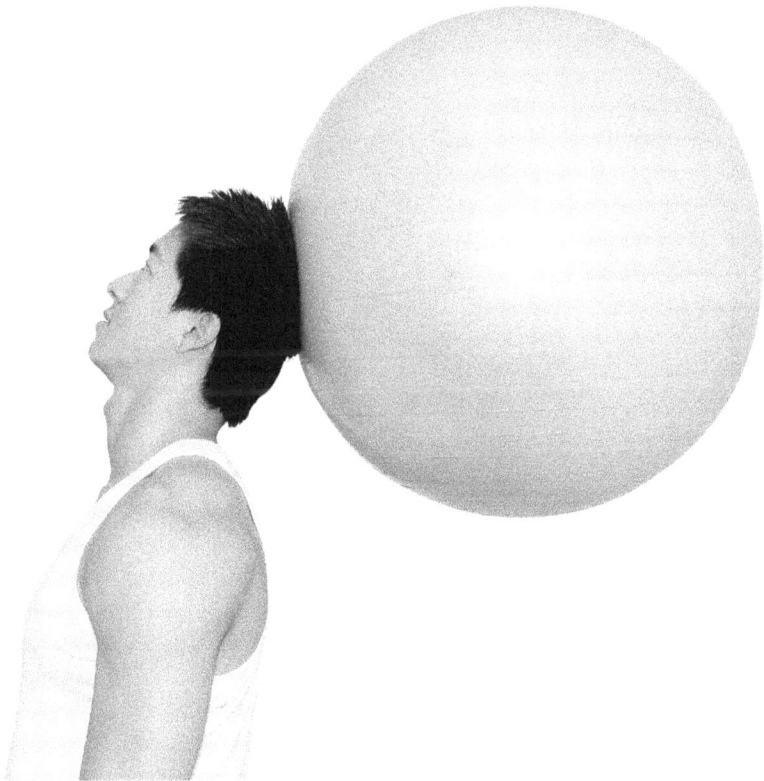

Abbildung 46: Streckung des Halses mit Ball

Seitenbeuge des Halses mit Ball

- Beugen Sie, während Sie ausatmen, Ihren Kopf in den Ball hinein.
- Wiederholen Sie das Ganze zehnmal auf beiden Seiten. Falls Sie eine Krümmung in Ihrem Hals haben, führen Sie diese Übung nur auf der konkaven Seite aus.

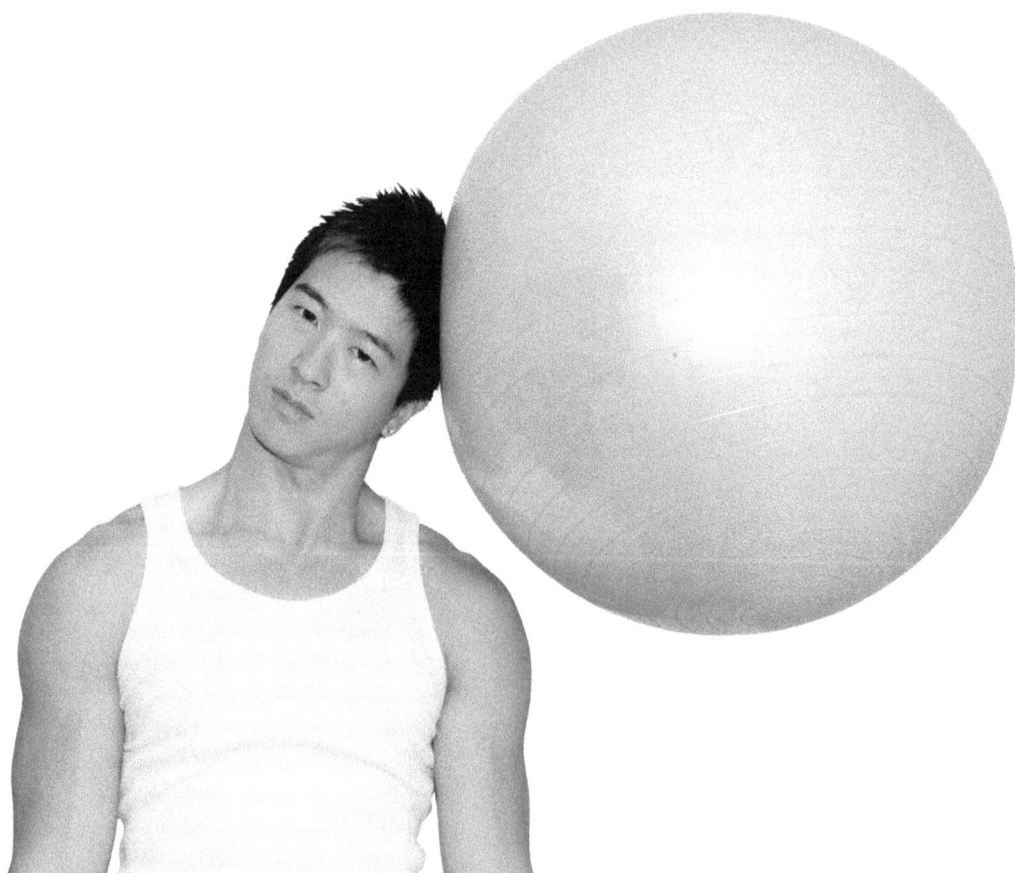

Abbildung 47: Seitenbeuge des Halses mit Ball

Becken-Wippe

Becken-Wippe -von vorne nach hinten

- Stehen Sie bequem, oder sitzen Sie aufrecht auf einem Gymnastikball.
- Atmen Sie ein, und neigen Sie Ihr Becken nach vorne (stellen Sie sich vor, Sie hätten Scheinwerfer auf ihrem Po und würden den Lichtstrahl nach oben werfen wollen).
- Halten Sie, während Sie Ihr Becken bewegen, Ihren Rumpf ruhig.
- Atmen Sie aus, und neigen Sie Ihr Becken wieder zurück (richten Sie den Lichtstrahl der Scheinwerfer nach unten).
- **Tempo:** Atemgeschwindigkeit
- **Wiederholungen:** 20 auf jeder Seite

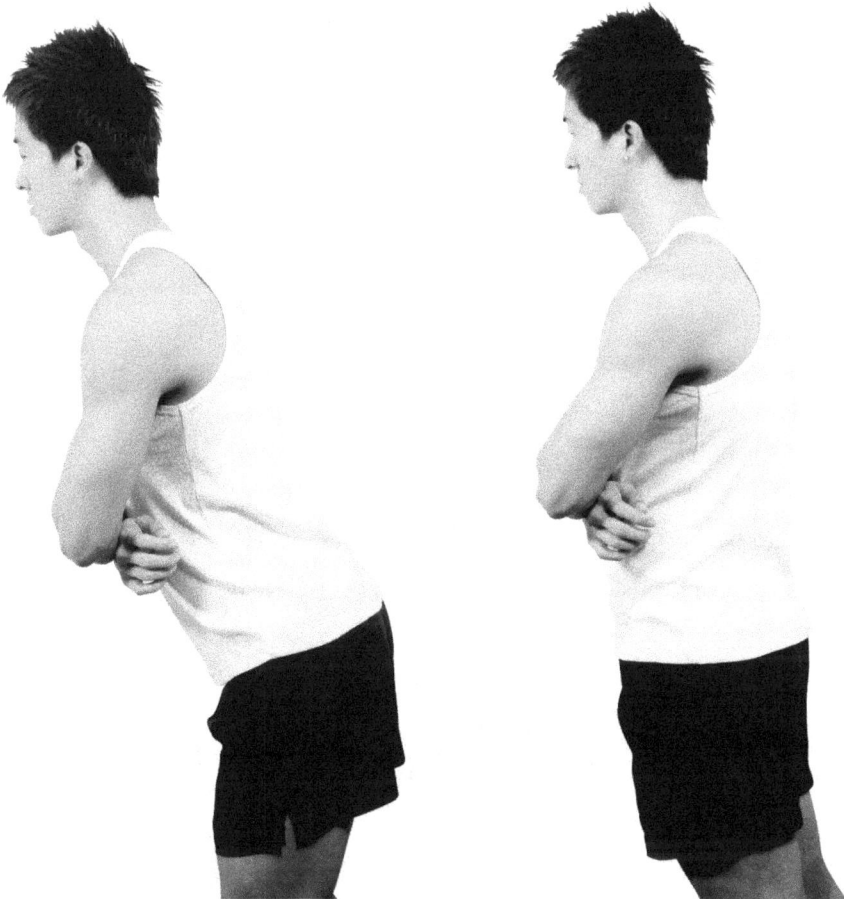

Abbildung 48: Becken-Wippe -von vorne nach hinten

Becken-Wippen - seitlich

- Setzen Sie sich bequem und aufrecht auf einem Gymnastikball.
- Atmen Sie ein, und heben Sie eine Hüfte an, während Sie ausatmen. Kehren Sie anschließend wieder in die Ausgangsposition zurück.
- Atmen Sie ein, und heben Sie die andere Hüfte an, während Sie ausatmen.
- Wiederholen Sie, indem Sie immer wieder die Seiten wechseln.
- **Tempo:** Atemgeschwindigkeit
- **Wiederholungen:** 20 auf jeder Seite

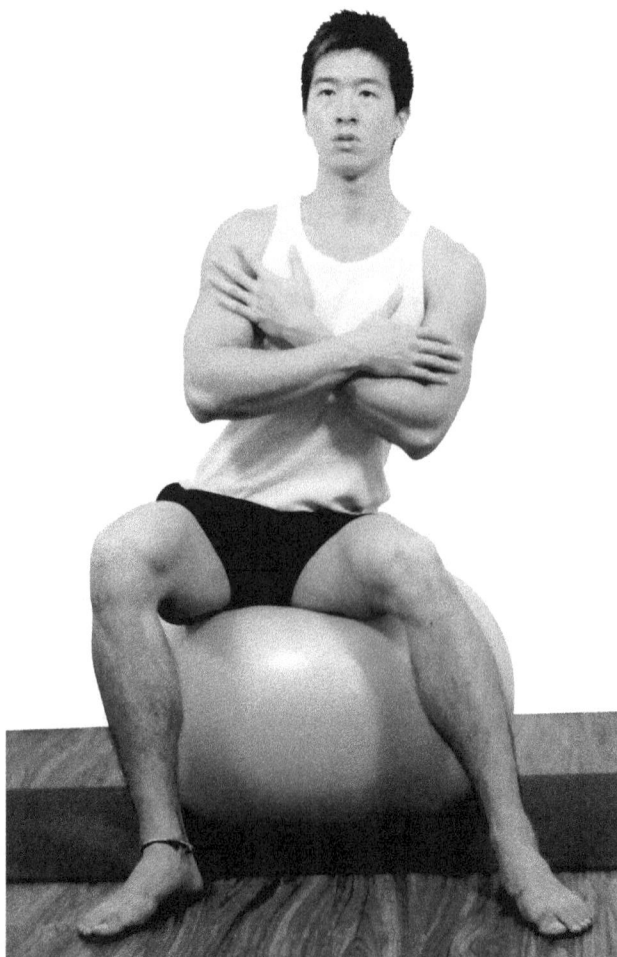

Abbildung 49: seitliche Becken-Wippen

Becken-Wippen – die Zahl "8"

- Fahren Sie die Zahl acht mit Ihren Hüften nach, indem Sie sie erst von vorne nach hinten, und dann von einer Seite zur anderen bewegen.
- Tempo: Atemgeschwindigkeit
- Wiederholungen: 20 auf jeder Seite

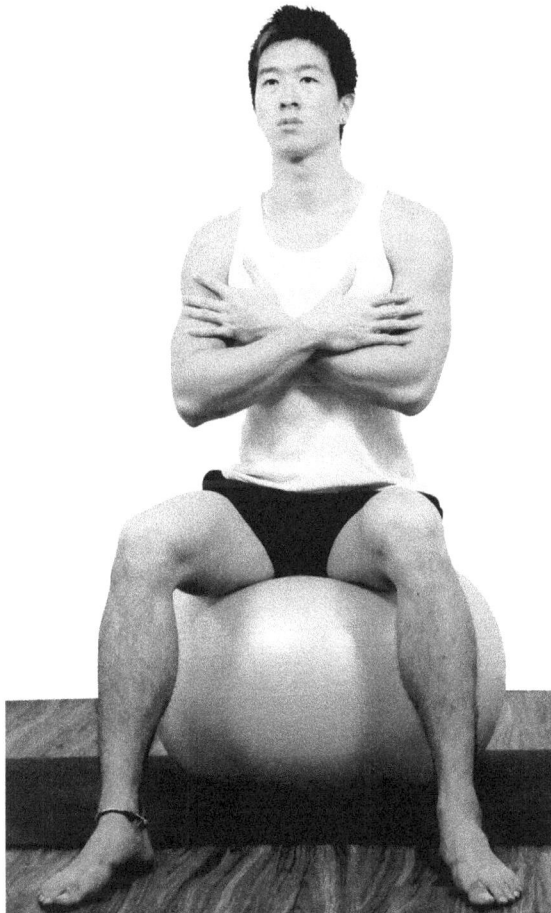

Abbildung 50: Becken-Wippen – die Zahl "8"

Atem-Kniebeugen

Wenn Sie Schmerzen im unteren Rücken haben oder irgendwelche Unannehmlichkeiten bei den Atem-Kniebeugen verspüren, dann machen Sie als Alternative die Kniebeugen mit dem Gymnastikball (Abb. 53).

- Nehmen Sie einen bequemen Stand ein, der breit genug ist, damit Sie Platz für eine Kniebeuge zwischen Ihren Beinen haben. Legen Sie die Arme seitlich an, oder halten Sie sie vor sich nach oben, um einen fortgeschrittenen Schwierigkeitsgrad zu haben.

- Atmen Sie ein, und gehen Sie während des Ausatmens in die Knie. Gehen Sie, soweit es Ihnen bequem möglich ist, so tief wie möglich herunter, und atmen Sie aus, während Sie in den Stand zurückkehren.

- Halten Sie Ihren Rumpf aufrecht, und verteilen Sie Ihr Gewicht zwischen Fußballen und Fersen.

- Die Geschwindigkeit, mit der Sie sich herunterbeugen, sollte perfekt mit Ihrer Atemfrequenz übereinstimmen. Ihr Atemrhythmus sollte während der ganzen Übung gleichbleibend sei. Wenn sich Ihre Atemfrequenz erhöht, dann reduzieren Sie die Intensität der Kniebeugen.

- **Tempo:** langsam
- **Wiederholungen:** 10

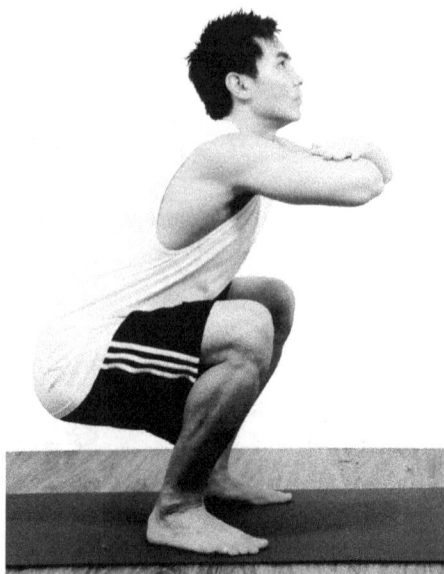

Abbildung 51: Atem-Kniebeugen

Kniebeugen mit hochgestrecktem Arm

- Nehmen Sie einen bequemen Stand ein, der breit genug ist, damit Sie Platz für eine Kniebeuge zwischen Ihren Beinen haben. Halten Sie eine Hantel mit ausgestrecktem Arm über Ihrem Kopf.
- Holen Sie tief Luft, und ziehen Sie dabei den Bauch ein.
- Lassen Sie sich bequem in die Kniebeuge sinken. Halten Sie Ihren Oberkörper so senkrecht wie möglich. Lehnen Sie sich nicht auf eine Seite.
- Atmen Sie aus, während Sie in den Stand zurückkehren.
- Halten Sie das Gewicht den ganzen Satz hindurch über Ihrem Kopf, und wechseln Sie den Arm nach jedem Satz.
- **Tempo:** langsam
- **Wiederholungen:** 10

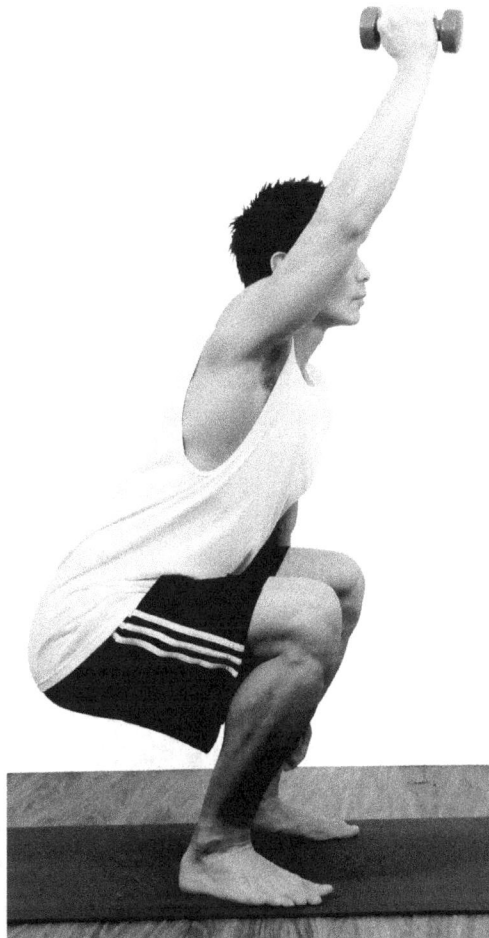

Abbildung 52: Kniebeugen mit hochgestrecktem Arm

Kniebeugen mit Gymnastikball

- Klemmen Sie einen Medizinball zwischen Ihren unteren Rücken und der Wand.
- Nehmen Sie, die Hände seitlich angelegt, einen bequemen Stand ein. Halten Sie Ihre Beine schulterbreit auseinander und leicht nach außen gedreht, so dass Ihre Knie mit den zweiten Zehen in einer Linie sind.
- Atmen Sie ein, und gehen Sie in die Kniebeuge, während Sie ausatmen. Gehen Sie so tief wie möglich herunter, ohne dass es unangenehm wird, und atmen Sie wieder ein, wenn Sie in den Stand zurückkehren.
- Atmen Sie, wenn möglich, durch die Nase. Wenn Sie durch Ihren Mund ausatmen müssen, dann spitzen Sie ein wenig die Lippen, um diese mit der Lippenbremse unter Spannung zu halten.
- **Tempo:** langsam
- **Wiederholungen:** 10

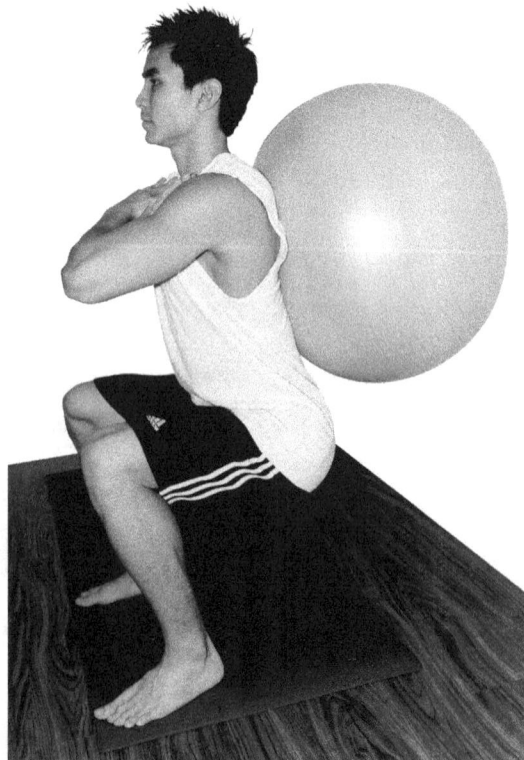

Abbildung 53: Kniebeugen mit Gymnastikball

Stabilisierung des quadratischen Lendenmuskels

Der quadratische Lendenmuskel ist ein wichtiger Stabilisator des unteren Rückens.

- Fangen Sie seitlich liegend an.
- Stützen Sie sich auf Ihrem Ellbogen auf, heben Sie dann das Becken von der Matte, und stützen Sie den Unterkörper mit dem unteren Knie ab.
- Behalten Sie diese Position so lange wie möglich bei (mindestens 20 Sekunden).
- Fahren Sie fort, indem Sie den Oberkörper mit der Hand (durchgestreckter Arm) und der Seite des unteren Fußes, der auf der Matte liegt, abstützen.

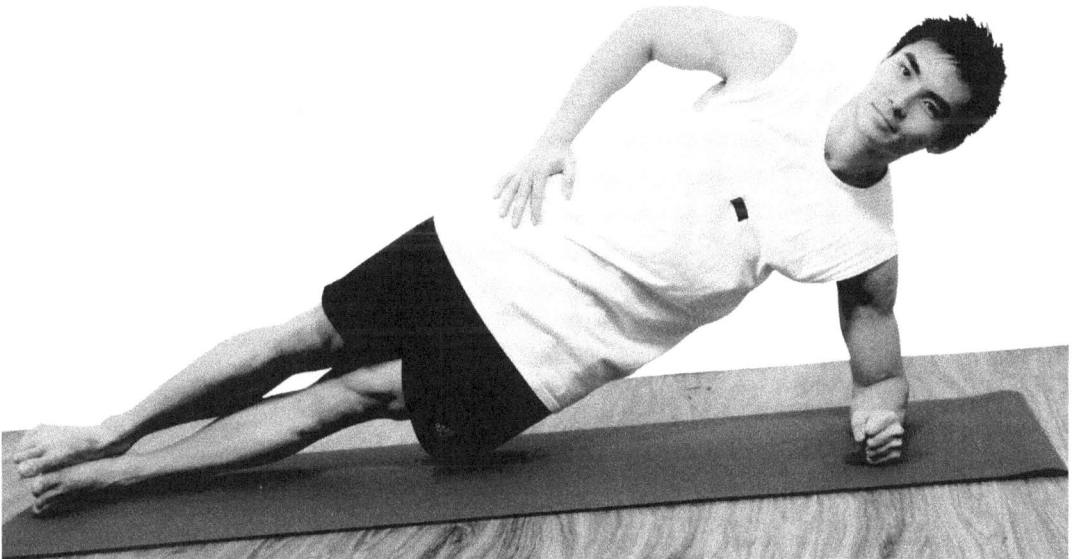

Abbildung 54: Stabilisierung des quadratischen Lendenmuskels

Seitenspannung mit dem Gymnastikball

Übungen mit Seitenbeugen werden auch durchgeführt, wenn eine Skoliose vorhanden ist. Wenn es sich um eine Verkrümmung im Lendenbereich handelt, dann sind für gewöhnlich die Muskeln auf der konvexen Seite gedehnt und geschwächt. Daher wird das Liegen mit der konkaven Seite auf einem Gymnastikball dabei helfen, die schwachen Muskeln auf der konvexen Seite zu stärken. Wenn Sie sich nicht sicher sind, dann testen Sie einfach beide Seiten des Körpers und konzentrieren sich auf die schwächere Seite.

- Setzen Sie sich, mit den Füßen am Übergang zwischen Boden und Wand, auf einen Gymnastikball.
- Drehen Sie sich langsam auf dem Ball, so dass eine Ihrer Hüften waagerecht auf dem Ball liegt, und Ihre Füße sicher gegen die Wand gelehnt sind; der Oberschenkel des oberen Beins sollte in einer Linie mit Ihrem Körper sein.
- Während Sie, mit Ihren Armen seitlich angelegt, seitlich über dem Ball liegen, heben Sie sich langsam seitwärts empor, bis der Körper senkrecht zum Boden ist; kehren Sie die Bewegung wieder um, bis Sie wieder in der Ausgangsposition sind. Stellen Sie sich vor, wie Sie, beim Kopf anfangend, einen Wirbel nach dem anderen zusammenrollen.

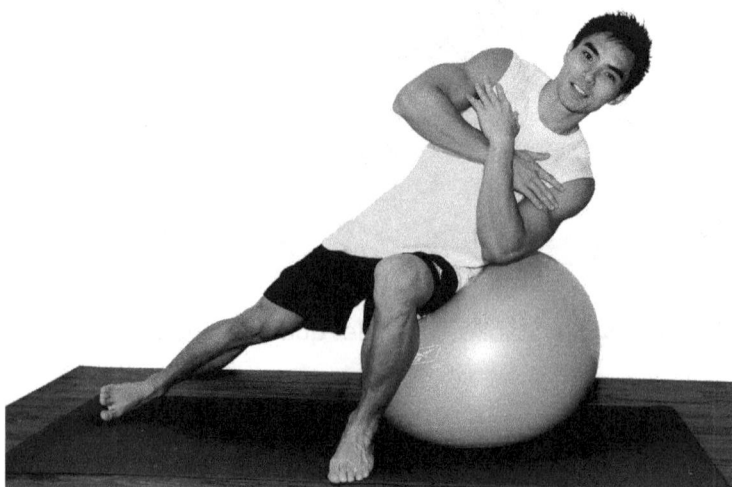

Abbildung 55: Seitenspannung mit dem Gymnastikball

Wand-Liegestütz

- Stehen Sie ungefähr einen halben Meter von einer Wand entfernt.
- Legen Sie Ihre Hände auf Höhe der Schultern brustbreit auseinander auf die Wand.
- Ziehen Sie Ihren Bauch ein, halten Sie Ihren Körper gerade, und lassen Sie Ihr Gewicht gegen die Wand fallen.
- Drücken Sie in die Wand hinein, um zur Ausgangsposition zurückzukehren, und halten Sie dabei Ihren Körper perfekt ausgerichtet.
- Wenn Sie mehr als 20 Wiederholungen mit perfekter Haltung ausführen können, stellen Sie sich einfach weiter von der Wand weg.

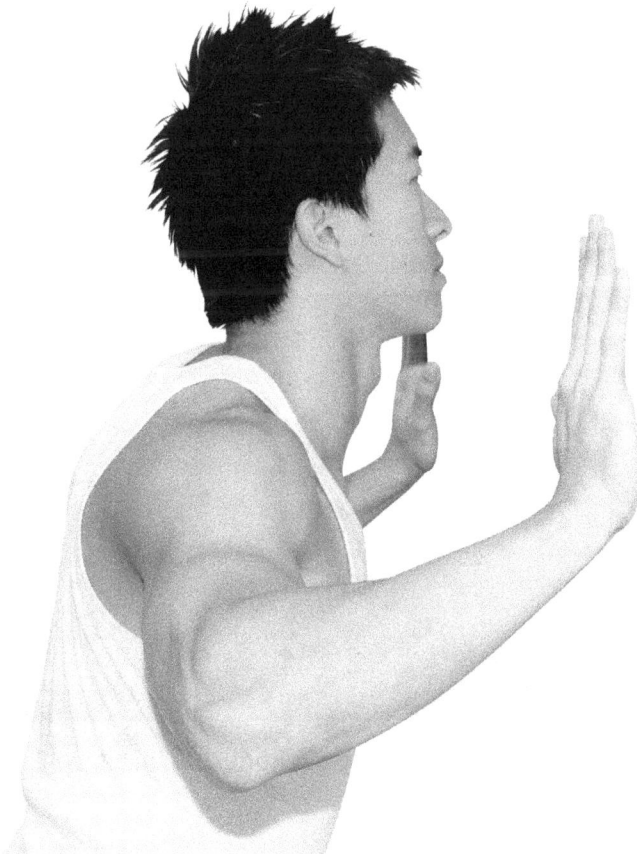

Abbildung 56: Wand-Liegestütz

Ruderzug im Sitzen

- Setzen Sie sich auf einen Gymnastikball, und halten Sie ein Seil oder eine elastische Schnur vor sich ausgespannt.
- Atmen Sie aus, und beugen Sie sich nach vorne, indem Sie eine natürliche Krümmung in Ihrem unteren Rücken beibehalten; lassen Sie Ihren Rücken nicht abrunden, während Sie sich nach vorn beugen.
- Kehren Sie, während Sie einatmen, wieder in die Ausgangsposition zurück, und ziehen Sie ihre Arme in einer Ruderbewegung an Ihre Brust. Zucken Sie dabei nicht mit Ihren Schultern.

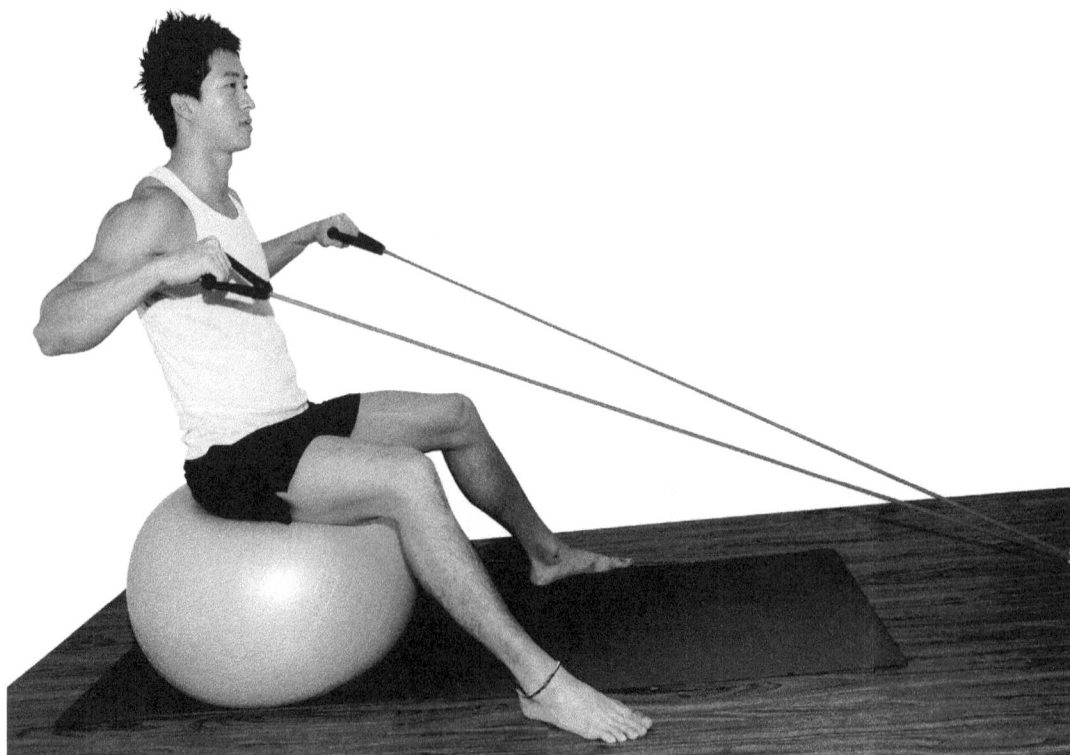

Abbildung 57: Ruderzug im Sitzen

Wie man sein eigenes Skoliose-Trainingsprogramm zusammenstellt

Das Trainingsprogramm für Ihre Skoliose kann so flexibel sein, wie Sie es wünschen. Das oberste Ziel muss sein, Ihre Gesundheit zu verbessern und Ihre Wirbelsäule und Muskeln wieder ins Gleichgewicht zu bringen.

Bei männlichen Patienten wurde beobachtet, dass die Skoliose spontan zurückging. Dass dieses Phänomen häufiger bei Männern als bei Frauen beobachtet wurde, könnte auf die Tatsache zurückzuführen sein, dass es in unserer Gesellschaft für Männer einfach mehr Möglichkeiten der körperlichen Bewegung gibt, als für Frauen. Daher ist selbst ein bisschen Bewegung besser als überhaupt keine.

Zweifelsohne muss das Programm auf Ihr Alter, Ihre Gesundheit und auf Ihre Bedürfnisse angepasst sein, wobei Ihnen offensichtlich ein Chiropraktiker oder Physiotherapeut am besten helfen kann. Wie auch immer, die grundlegende Erfordernis eines vielseitigen Programms ist, dass Sie es regelmäßig ausführen müssen, am besten zwei bis dreimal die Woche, um optimale Ergebnisse zu erzielen.

Den richtigen Trainingsplan auswählen

Wir haben diesen Bereich schon ausführlich besprochen. Schlagen Sie hierzu für weitere Hilfe den Quellenabschnitt für Leser am Ende des Buches auf.

Fangen Sie an, indem Sie mit Hilfe des Schaubilds aus Kapitel 12 (Abb. 13) die verspannten Bereiche einzeichnen. Ihr Chiropraktiker kann Ihnen weitere Anpassungen an Ihrem Trainingsplan, basierend auf den am häufigsten festgestellten Verkrümmungen (die s- oder c-förmige Skoliose), empfehlen. Nach sechs bis acht Wochen mit Training und Ernährungsumstellung können Sie den erzielten Fortschritt überprüfen, und falls alles nach Plan verläuft, mit der nächsten Stufe anfangen. Egal ob Sie eine s- oder c-förmige Skoliose haben, die in diesem Buch beschriebenen Übungen können von jedem ausgeführt werden. Blättern Sie trotzdem nochmal durch Kapitel 15, um sich einen Maßnahmenplan zusammenzustellen, der Ihnen dabei helfen wird, Ihr eigenes, sicheres Trainings- und Ernährungsprogram zusammenzustellen.

Lassen Sie es ruhig angehen

Der größte Fehler, den viele von uns, die wieder ins Training einsteigen, begehen, ist, es zu übertreiben... oder wie ich es nenne, die Überreaktion des schlechten Gewissens. Wenn wir erst einmal aus dem Training raus geraten sind, dann stürzen wir uns zumeist als erstes wieder voll hinein, und trainieren doppelt soviel, um das wieder aufzuholen, was wir verpasst haben. Aber mit dieser Überreaktion gehen eine ganze Reihe Probleme einher:

Kraft- und Ausdauerverlust

Wenn Sie länger als einen Monat aus dem Training sind, dann haben Sie einen Teil der Kraft und der Ausdauer, die Sie einst hatten, verloren. Dadurch ist der Körper nicht mehr in der Lage, dieselbe Trainingsintensität wie vorher zu bewerkstelligen.

Verletzungen und Muskelkater

Direkt intensiv ins Training einzusteigen, bedeutet, dass Sie einen heftigen Muskelkater bekommen werden, und falls Sie dennoch mit einer Übersäuerung weitertrainieren, dann haben Sie ein größeres Risiko, sich zu verletzen.

Sich vor dem Training grauen

Wenn Sie zu schnell zu viel machen, und Ihre Muskeln deswegen übersäuert und erschöpft sind, dann könnten Sie sich schon von Vornherein vor Ihrem Training grauen, und das ist nicht die Einstellung, mit der Sie wieder ins Training einsteigen wollen.

KAPITEL 17

Yoga bei Skoliose

> *Wenn du Frieden in dir selbst findest, wird es dir möglich sein, auch in Frieden mit anderen zu leben.*
>
> **— Peace Pilgrim**

Alle großen Dinge des Lebens wurzeln zweifelsohne in den Annalen der Geschichte. Unsere Weisen und altertümlichen Gurus haben grenzenloses Wissen für uns bereitgestellt, um Körper und Geist im Zusammenspiel zu behandeln. Von den mystischen Kräften der Kräuter und Pflanzen bis hin zu praktischen Übungen und Trainingseinheiten – die Wissenschaft der Körpertherapie hat sich schon immer stark an alten wissenschaftlichen Aufzeichnungen orientiert.

Die wertvollsten Informationen stammen aus ebensolchen Quellen. Skoliose zum Beispiel wurde schon in frühen Höhlenmalereien dargestellt, die den für dieses Leiden typisch gebeugten Rücken zeigen.

Da es noch keine moderne Medizin gab, fokussierten sich altertümliche Therapieformen für Skoliose und andere Deformierungen auf lang bewährte traditionelle Techniken, wie zum Beispiel Yoga.

Bevor wir Ihnen die speziellen Yoga-Übungen gegen Skoliose aufzeigen, möchten wir Ihnen aber mehr Informationen zu der Thematik geben.

Yoga – Die KUNST

Als eines der sechs Systeme der indischen Philosophie hat der Begriff seine Wurzeln im aus dem Sanskrit stammenden Wort 'yuj'. Es bedeutet 'Einheit' und ist vor über 5000 Jahren in Indien entstanden. Schriftlich definiert als perfekte Einheit von Geist, Körper, Emotionen und Intellekt wurde es vom Weisen Pantanjali in seiner Abhandlung *Yoga Sutras von Patanjali*.

Von der Iyenger School of Yoga, wird die Disziplin als Zusammenkunft oder Integration aller Aspekte eines Individuums beschrieben, wodurch ein ausgeglichenes, glücklicheres Leben ermöglicht wird. *Kaivalya* oder die ultimative Freiheit ist das höchste Ziel.

Yoga nutzt zwei grundlegende Methoden, die im Folgenden beschrieben werden.

a) Asanas (die Haltung)

Asanas oder Haltung beschreibt den Zustand des menschlichen Körpers. Abhängig von ihren spezifischen Funktionen werden die Posen als *Kriyas* (Aktionen), *Mudras* (Siegel) oder *Bandhas* (Sperre) bezeichnet. Während das Hauptaugenmerk bei Kriya auf der Bemühung liegt, Energie an der Wirbelsäule hoch- und herunterfließen zu lassen, besteht das Yoga Mudra aus Bewegungen, die die Energie halten sollen; beim *Bandha* nutzt man muskuläre Kontraktionen dazu, sich zu konzentrieren und die Selbstwahrnehmung zu schärfen.

b) Pranayama (die Atemtechniken)

Pranayama oder Atemtechniken werden ausgeführt, um den Körper mit Geist und Seele zu vereinen. Dabei bedeutet *Prana* Energie oder Lebenskraft und *Yama* soziale Ethik. Yoga-Experten sind der Ansicht, dass das kontrollierte Atmen des *Pranyamas* zu einer Kontrolle des Energieflusses im Körper führt.

Es können verschiedene Arten von Yoga ausgeübt werden, je nach Kompetenzstufe und körperlichen Möglichkeiten der einzelnen

Person. Jede der unten aufgeführten Arten hat unterschiedliche Techniken und ist für unterschiedliche Fähigkeiten geeignet. Zu den bekanntesten Yoga-Formen zählen die folgenden:

- Hatha Yoga
- Iyengar Yoga
- Kundalini Yoga
- Bikram Yoga
- Asthanga Yoga

Yoga und Skoliose – Die 5 Schlüsselaspekte

Yoga ist bekannt dafür, die Muskeldehnbarkeit zu fördern, ebenso wie die Konzentration und die Stärkung von Geist und Körper. Die Kunst des Yogas hat für die Behandlung von Skoliose und Verformungen der Wirbelsäule eine besondere Bedeutung. Interessanterweise wird nicht nur die Deformierung bekämpft, sondern Yoga bekämpft auch viele andere körperliche Probleme:

- Kopfschmerzen
- Rückenschmerzen
- Chronische Erschöpfung
- Kurzatmigkeit
- Knie- und Beinschmerzen
- Hüftschmerzen

Yoga wird seit Langem als Therapie für Skoliose genutzt; den Weg geebnet hat dafür Elise Miller, eine Yoga-Meisterin und führende Expertin für Skoliosetherapie aus Palo Alto. Während die wissenschaftliche Suche nach geeigneten Therapieformen für Skoliose weitergeht, versuchen Experten, abgesehen von dem positiven Effekt der Entspannung und Stärkung, auch weitere Korrelationen zwischen Yoga und Skoliosebehandlung zu finden.

Im Folgenden werfen wir einen Blick auf einige wichtige Aspekte.

1) Die Balance wiederherstellen

Wir wissen, dass Skoliose auf einer krummen Wirbelsäule basiert und zu einer generellen Unausgeglichenheit der Skelettstruktur führt. Das Asanas und Pranayama (Atmen) bei Yoga-Übungen führt zu einer besseren Selbstwahrnehmung. Dies wiederum kann zu einem Strukturausgleich führen, der letztendlich in einer symmetrischen Angleichung mündet.

Bei der Skoliose verliert der Körper das Zentrum der Schwerkraft und die Körpergröße verringert sich. Dem entgegenwirkende Yoga-Positionen können die Schwerkraft ausbalancieren sowie Muskeln stärken und gleichzeitig entspannen. Abgesehen davon wird die Wirbelsäule gestreckt und der Prozess der Krümmung wird verlangsamt.

Skoliosepatienten, die regelmäßig Yoga betreiben, berichten oft, dass ihr Gleichgewicht wieder hergestellt wird. Zum Beispiel sehen die Hüften gleichmäßiger aus und beide Beine fühlen sich gleich schwer an.

2) Die richtige alternative Behandlungsmethode

Yoga ist ein langsamer und gleichmäßiger Behandlungsprozess. Der Körper wird sanft beeinflusst, ohne dass eine übermäßige Belastung oder Nebenwirkungen entstehen. Aber am wichtigsten ist, dass Yoga Ihnen ein gewisses Gefühl von Macht verleiht, da Sie von anderen Heilmethoden nicht mehr so abhängig sind. Durch die Selbsttherapie werden Sie unabhängiger.

3) Für eine Neuausrichtung der Haltung

Skoliose bedeutet, dass die Wirbelsäulenkrümmung ein Stadium erreicht hat, das der Schwerkraft nicht mehr widersteht. Durch Yoga wird dieser Balancepunkt identifiziert und das natürliche Gleichgewicht wird wieder hergestellt. Dadurch kommt es zu weniger Schmerzen und einer besseren Haltung. Schließlich entwickelt man eine mühelose, natürliche Haltung, die das Knochengerüst unterstützt und dabei hilft, mit der Krümmung fertig zu werden.

4) Für Schmerz- und Beschwerdebekämpfung

Wie bereits bekannt ist, führt Skoliose zu einer Reihe von Beschwerden, wie zum Beispiel Muskelschmerzen. Dies liegt an der asymmetrischen Körperhaltung und der Muskelanstrengung. Yoga hilft dabei, den Stress der überstreckten Muskeln abzubauen. Wenn Sie regelmäßig Yoga betreiben, können Sie Ihre Muskeln so trainieren, dass die Wirbelsäule entlastet wird.

Zusätzlich beugt Yoga auch anderen Begleiterscheinungen, wie Hernienbildung, Ischiassyndrom und anderen schmerzhaften Beschwerden vor.

5) Zur Selbstheilung und Stärkung des spirituellen Bewusstseins

Skoliose kann Ihr gesamtes Erscheinungsbild verändern. Dadurch kann es zu einer Verringerung des Selbstbewusstseins und Selbstwertgefühls kommen. Regelmäßige Übungen können Ihnen dabei helfen, Selbstvertrauen aufzubauen. Yoga lehrt Sie, mit Ihrem Körper zu arbeiten, mit all seinen Makeln und Unregelmäßigkeiten, anstatt sich ständig zu überanstrengen.

Wichtige Punkte, die Sie beachten sollten

Wenn Sie Skoliose mit Yoga behandeln möchten, sollten Sie auf einige wichtige Dinge achten. Im Folgenden finden Sie eine Liste, die Sie als Orientierung nutzen können:

1. Praktizieren Sie Yoga nur unter Aufsicht eines qualifizierten Lehrers, der sich auf Yoga für Skoliosepatienten spezialisiert hat.

2. Besprechen Sie mit Ihrem Yoga-Lehrer im Vorfeld Ihre Beschwerden, inklusive Röntgenaufnahmen und Krankengeschichte.

3. Um Skoliose zu bekämpfen, muss Yoga regelmäßig ausgeübt werden – das heißt täglich und nicht nur ein- oder zweimal pro Woche.

4. Konzentrieren Sie sich beim Pranyamas auf Ihre Atmung. Nur so können Sie die Übungen richtig ausführen.

5. Legen Sie den Fokus selbst bei den einfachsten Übungen auf die Verfeinerung Ihrer Bewegungen, nicht auf anstrengendere Asanas.

Die Top 10 der geeignetsten Yoga-Übungen

Yoga-Übungen werden auf Basis Ihrer Wirbelsäulenverkrümmung geplant. Der Lehrer sollte sich ein Bild von Ihren Beschwerden machen und darauf abgestimmte Asanas-Übungen verschreiben. Bei einer seitlichen Verkrümmung sollten die Übungen zum Beispiel der Verlängerung der Wirbelsäule dienen und sie wieder zentrieren. Im Anschluss liegt der Fokus auf der Stärkung der Bein- und Bauchmuskulatur und ebenso auf der Wirbelsäulenmuskulatur. Bei einer Wirbelsäulenverdrehung wird Asanas speziell auf diese Beschwerde ausgerichtet.

Im Folgenden finden Sie eine Liste der 10 effektivsten Yoga-Asanas oder -Posen, die, je nach Ausprägung Ihrer Erkrankung, einer Wirbelsäulenverkrümmung bei Skoliose entgegenwirken können.

Berghaltung (auf dem Boden)
Traditioneller Name - Supta Tadasana

Ziele

Diese Asana hilft Ihnen, die grundlegenden Bewegungen Ihrer Gelenke kennenzulernen. Supta Tadasana sorgt für eine Orientierungsveränderung in der Schwerkraft Ihres Körpers. Ein Beispiel für dieses Phänomen ist, dass bei einer Anspannung von Schulter- und Armgelenken die Rippen hervortreten und sich der Brustkorb dem Schlüsselbein nähert.

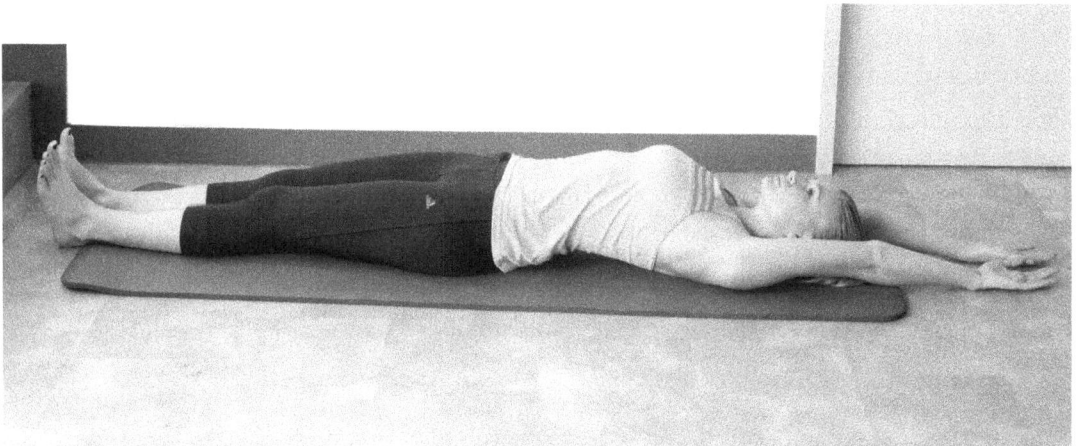

Berghaltung (auf dem Boden)

Schritte

- Legen Sie sich rücklings auf die Yoga-Matte.
- Die Beine sollten zusammengehalten werden, die Füße sollten sich berühren, die Fersen auf dem Boden sein und die Zehen sollten nach oben zeigen. Die Arme sollten gerade neben dem Körper liegen.
- Halten Sie Ihren Kopf gerade und das Kinn gestreckt.
- Spreizen Sie die Zehen und halten Sie die Füße weiterhin gerade.
- Strecken Sie Ihre Beine vorsichtig aus der Taille heraus.
- Strecken Sie nun auch das Gesäß Richtung Fersen. Dadurch wird der untere Rücken gestreckt und die Oberschenkel werden fest auf den Boden gedrückt.
- Drücken Sie die Seiten Ihrer Taille fest auf den Boden.

- Verlängern Sie die Seiten Ihres Brustkorbes Richtung Kopf, leicht weg von der Taille.
- Breiten Sie Ihren Rücken weit aus, heben und öffnen Sie Ihre Brust, rollen Sie die Schultern fest auf den Boden, indem Sie die Schulterblätter in den Rücken schieben.
- Heben Sie beide Arme parallel an, wobei sich die Handflächen gegenüber sein sollten.
- Strecken Sie die Handgelenke in Richtung der Rumpfseiten.
- Strecken Sie Ihre Fersen weg von den Handgelenken.
- Halten Sie die Position für 10 - 15 tiefe Atemzüge.

Liegende Version der ausgebreiteten Hand- und Fußposition
Traditioneller Name – Supine Utthita Hasta Padasana

Ziele

Diese Haltung hat eine extrem breite Ausrichtung und soll die normale Ausrichtung des Körpers unterstützen. Sie stärkt und definiert die Muskeln an Rücken, Armen, Beinen und Bauch.

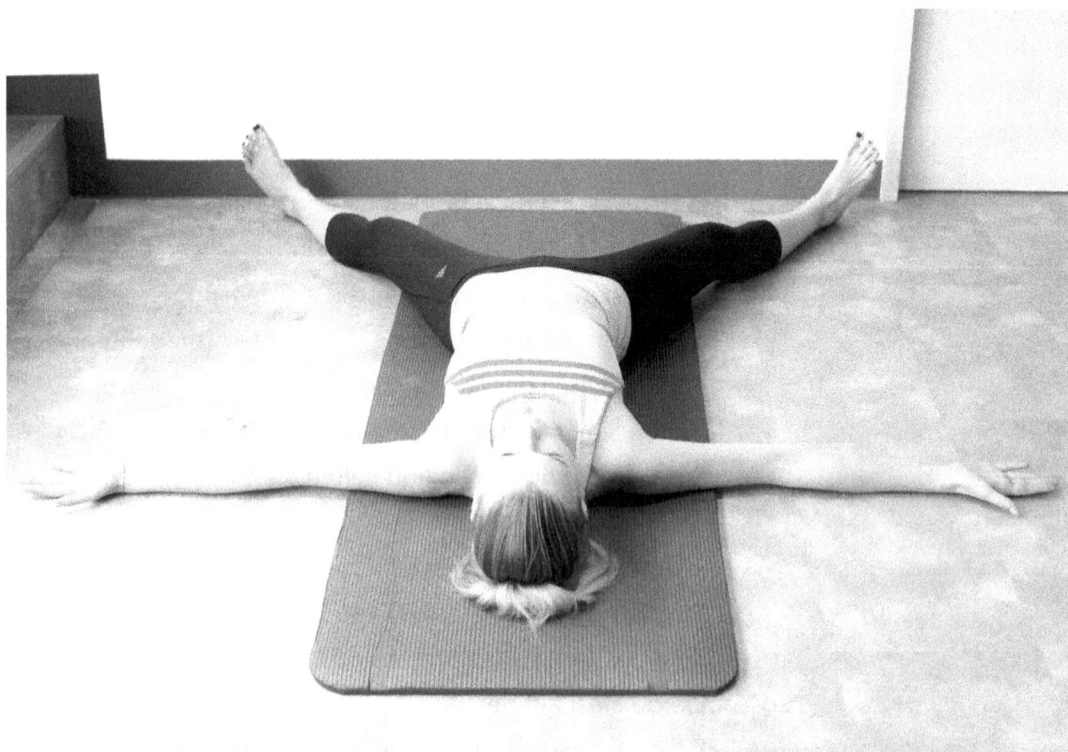

Liegende Version der ausgebreiteten Hand- und Fußposition

Schritte

- Legen Sie sich flach auf den Boden, mit den Füßen an der Wand.
- Die Arme sind ausgebreitet, die Beine gerade und die Füße parallel.
- Ziehen Sie die inneren Oberschenkelmuskeln zu den Hüften und stabilisieren Sie vorsichtig Ihren Rumpf.
- Atmen Sie tief aus und strecken Sie die Beine.
- Breiten Sie die Beine wie ein 'V' aus und halten Sie Ihre Arme weiterhin gerade, während die Handflächen nach oben zeigen.
- Drücken Sie die Füße fest gegen die Wand und drücken Sie Ihre Oberschenkel nach unten.
- Während die Hüften nach innen gedreht werden, zieht sich das Steißbein nach unten und das Schambein nach oben.
- Rollen Sie beide Schultern weg von den Ohren und ziehen Sie die äußeren Schulterblätter nach innen.
- Strecken Sie beide Arme nach außen und rollen Sie die gewölbte Seite des Brustkorbes nach innen und strecken Sie die hohle Seite nach außen.
- Öffnen Sie die Mitte des Brustkorbes nach rechts und links.
- Entspannen Sie sich langsam und kehren Sie in die Supta Tadasana Haltung zurück (Übung 1).

Liegende Baumhaltung

Traditioneller Name –
Supine Vrkshasana

Ziele

Zwei der wichtigsten Ziele dieser Position ist die Stärkung der Beine und Wirbelsäule sowie die Verbesserung der Körperbalance.

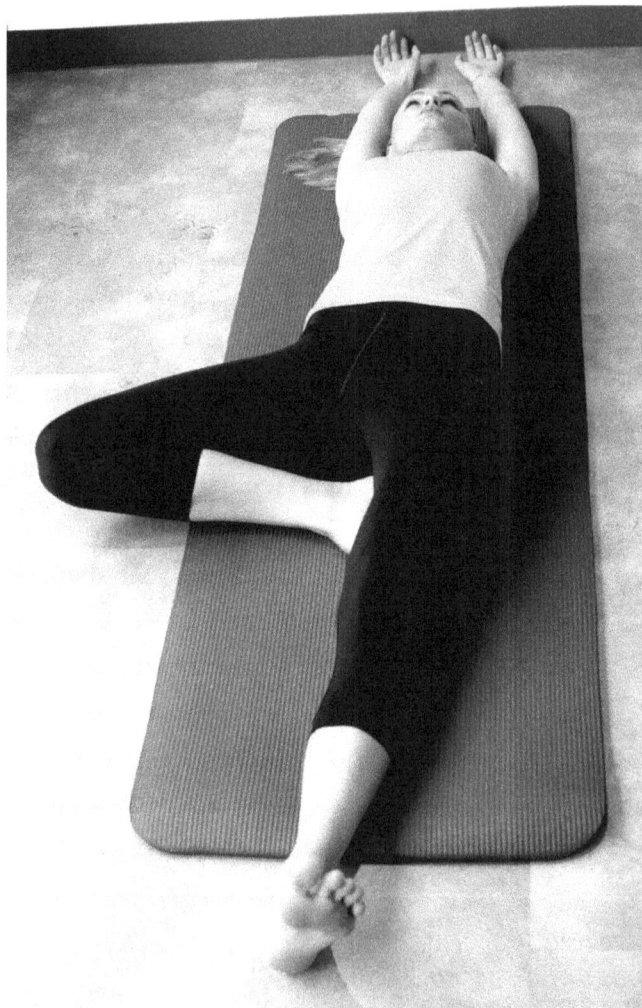

Liegende Baumhaltung

Schritte

- Legen Sie sich mit angezogenen Beinen auf die Matte.
- Falten Sie eine Decke längs und legen Sie sie so, dass Ihre Wirbelsäule gestützt wird.
- Strecken Sie schrittweise Ihre Beine und nehmen Sie die Haltung des Supta Tadasana (Übung 1) ein.

- Drücken Sie den linken Fuß gegen die Wand und strecken Sie das rechte Bein.
- Winkeln Sie das rechte Bein an und drücken Sie den rechten Fuß gegen den linken inneren Oberschenkel.
- Entspannen Sie den inneren Oberschenkel in Richtung des äußeren Knies und der äußeren Hüfte.
- Platzieren Sie einen Holzblock direkt über Ihrem Kopf auf dem Boden.
- Halten Sie den Block zwischen den Handflächen.
- Heben Sie langsam die Arme in Richtung Decke. Die Schulterblätter sollten sich nach innen bewegen, während die Oberarme nach unten gleiten.
- Fahren Sie fort, bis beide Arme über dem Kopf sind.
- Wenn Ihre Wirbelsäulenkrümmung fortgeschritten ist, kann es sein, dass Sie mit Ihren Armen keine gerade Linie zu Ihren Schultern formen können. Platzieren Sie dann Hilfsmittel, wie eine gefaltete Decke unter sich, um den Brustkorb zu öffnen.
- Drücken Sie den linken Fuß gegen die Wand und bewegen Sie die linke Hüfte von den Rippen weg, während der rechte Fuß gegen den linken inneren Oberschenkel drückt.
- Gehen Sie in Supta Tadasana über und wiederholen Sie die Übung mit dem anderen Bein.

Liegender Stuhl oder wilde Pose

Traditionelle Name :
Supine Utkatasana

Ziele

Das Hauptmotiv dieser Figur ist die Kräftigung der Beine. Sie fördert außerdem die Begradigung der Wirbelsäule und des Rückens.

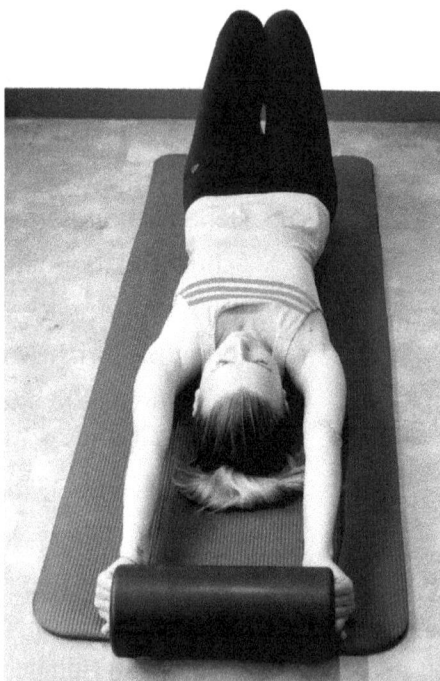

Liegender Stuhl oder wilde Pose

Schritte

- Legen Sie sich auf die Matte in die Supta Tadasana Position.
- Falten Sie eine Decke längs und platzieren Sie diese unter Ihrem Rücken, um die Seiten der Wirbelsäule zu stützen.
- Bringen Sie die Füße mit angewinkelten Beinen so weit wie möglich zum Gesäß und die Knie bis über die Mitte des Schienbeinknochens hinaus.
- Legen Sie einen Holzblock über Ihren Kopf auf den Boden. Umfassen Sie den Block mit beiden Handflächen und heben Sie die Arme über den Kopf.
- Die Schultern rollen zurück, weg von den Ohren, während die Wirbelsäule verlängert wird.
- Üben Sie leichten Druck auf die gewölbten Rippen aus und heben Sie den mittleren Brustkorb.

Heldenhaltung mit nach unten gerichtetem Gesicht

Traditioneller Name - Adho Mukha Virasana

Ziele

Eine Asana zum Zweck der Verlängerung des Rückens – die Haltung bekämpft die Krümmung, indem die Wirbelsäule in die normale Position hinein verlängert wird.

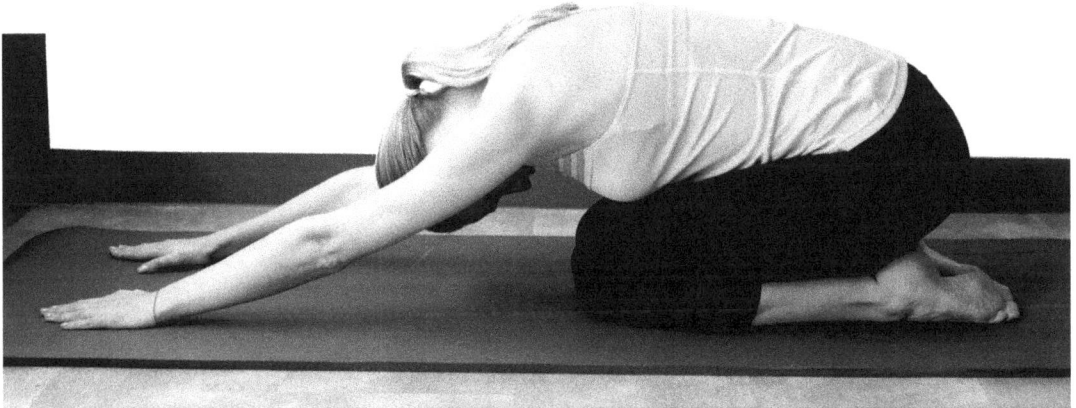

Heldenhaltung mit nach unten gerichtetem Gesicht

Schritte

- Knien Sie sich auf die Yoga-Matte und spreizen Sie Ihre Knie bis an die Seiten der Matte.
- Legen Sie Ihre Hände an die Rückseite der Knie und bewegen Sie die Waden nach außen.
- Bewegen Sie Ihr Gesäß langsam zum Boden.
- Bevor das Gesäß den Boden erreicht, nehmen Sie Ihre Hände von den Beinen.
- Krümmen Sie Ihr Hüften aus der Taille heraus und strecken Sie Ihre Arme und Schultern weit auseinander.
- Drücken Sie die Hände fest auf die Matte und lassen Sie die Schultern zurückrollen, während Ihr Gesäß entweder über oder auf der Matte ist.
- Verlagern Sie Ihr Gewicht auf Oberschenkel und Hände und drücken Sie die Hände auf die Matte, als ob Sie Ihren Körper hochschieben wollten.
- Atmen Sie einige Male tief ein und aus und entspannen Sie dann.

V0llständige Dehnung der Arme und Beine

Traditioneller Name - Utthita Hasta Padasana

Ziele

Diese Figur trägt entscheidend dazu bei, die Brust zu öffnen und die Wirbelsäule zu begradigen. Außerdem werden die Beine gestärkt und Sie nehmen eine bessere Körperhaltung ein.

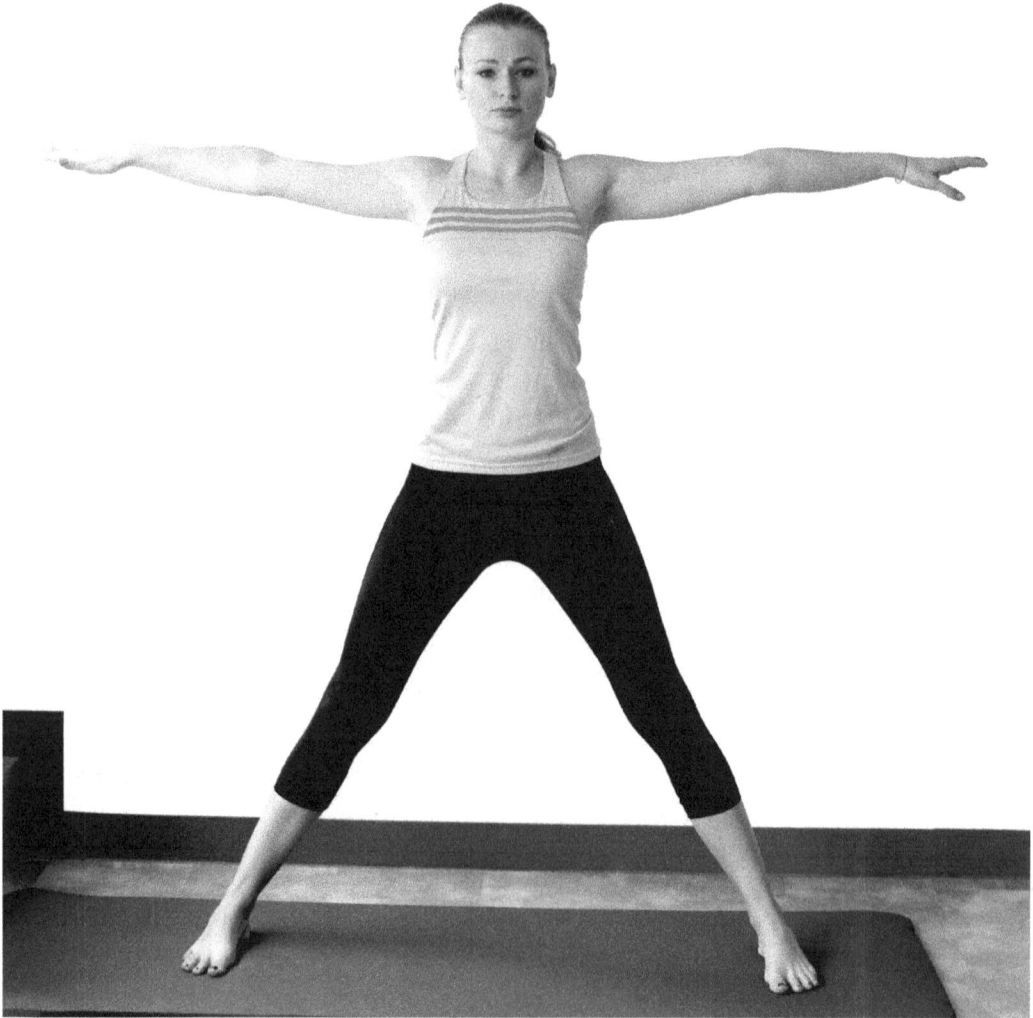

V0llständige Dehnung der Arme und Beine

Schritte

- Nehmen Sie die Tadasana Haltung, die Berghaltung, ein, wobei Ihre Füße nebeneinander stehen und Ihre Arme gerade an den Seiten anliegen.
- Stellen Sie sicher, dass Ihr Gewicht gleichmäßig auf Waden, Oberschenkel, Füße und Knöchel verteilt ist.
- Schließen Sie die Augen und atmen Sie tief ein.
- Strecken Sie Ihre Wirbelsäule und Oberschenkel. Drehen Sie die Oberschenkel nach innen.
- Strecken Sie Ihre Wirbelsäule vom Nacken her und balancieren Sie den Kopf gleichmäßig zwischen Ihren Schultern.
- Heben Sie die Ellbogen auf Schulterhöhe.
- Ziehen Sie die Fingerspitzen vor Ihre Brust, während Ihre Handflächen nach unten zeigen.
- Heben und öffnen Sie den Brustkorb nach und nach.
- Atmen Sie tief ein und machen Sie einen kleinen Sprung, um Ihre Füße weit auseinanderzustellen (ca. 120 cm).
- Strecken Sie Ihre Arme und halten Sie Ihre Füße parallel.
- Strecken Sie Ihre Schultern zu den Fingerspitzen und die Hüften zu Ihren Fersen.
- Halten Sie die Position für 10 – 15 Atemzüge.

Gedrehtes Dreieck

Traditioneller Name:
Parivrtta Trikonasana

Ziele

Diese Position stärkt den Rücken und verbessert das Gleichgewicht sowie die Körperkoordination.

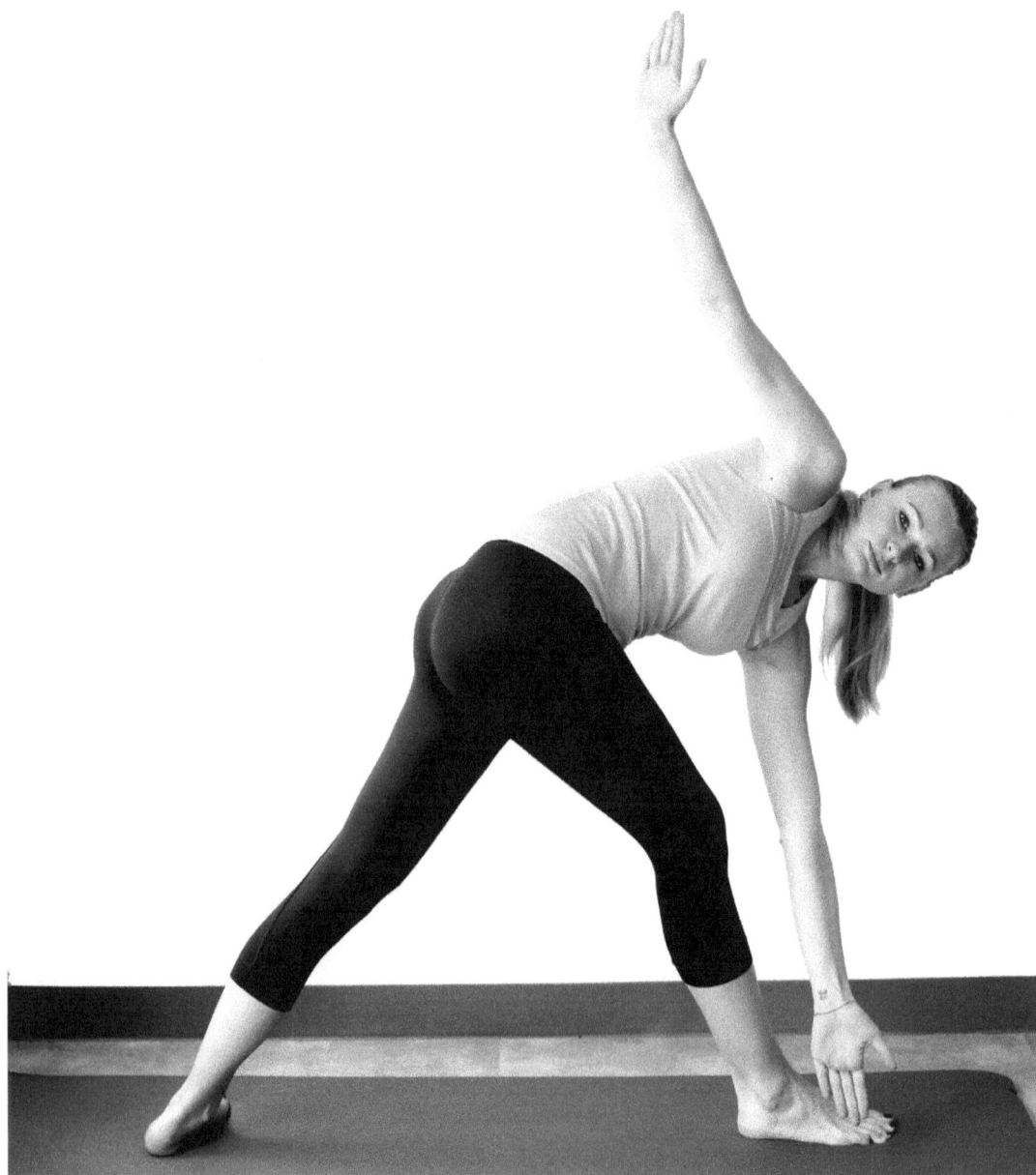

Gedrehtes Dreieck

Schritte

- Stellen Sie sich aufrecht hin, wobei Ihre Füße einen Abstand von ca. 90 cm haben sollten.
- Beugen Sie das rechte Kniegelenk und bewegen Sie das Bein 7 – 10 cm nach außen.
- Strecken Sie das andere Bein und beide Arme nach außen, um in die Virabhadrasana II Haltung überzugehen.
- Drücken Sie das rechte Bein durch und halten Sie die Hüften in waagerechter Position und nach vorne gerichtet.
- Drehen Sie sich aus der Hüfte heraus nach rechts und legen Sie die linke Hand an die Außenseite Ihres rechten Fußes.
- Strecken Sie Ihren rechten Arm fest nach oben und richten Sie den Blick auf Ihre Fingerspitzen. Die Hüften sollten parallel und waagerecht zum Boden sein.
- Halten Sie die Position einige Sekunden, bevor Sie entspannen.
- Wiederholen Sie den Vorgang auf der linken Seite.

Hundehaltung mit nach unten gerichtetem Gesicht

Traditioneller Name: Adho Mukha Svanasana

Ziele

Diese Position hilft Skoliosepatienten durch Spannungsabbau in der Wirbelsäule, während diese gleichzeitig verlängert wird. Außerdem werden die Waden, die Achillessehne und die Hände gedehnt, wodurch eine Begradigung der Wirbelsäule und des ganzen Körpers gefördert wird. Darüber hinaus werden Rücken, Arme und Schultern gestärkt.

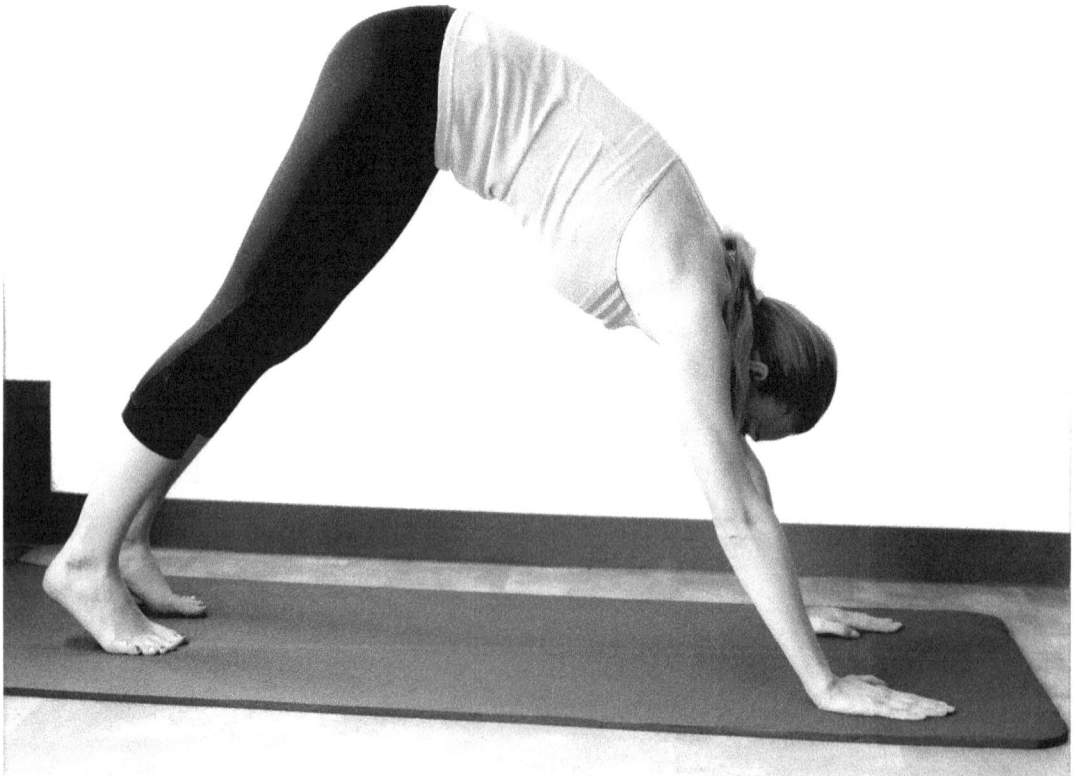

Hundehaltung mit nach unten gerichtetem Gesicht

Schritte

- Stellen Sie in kniender Position Hände und Füße auf die Matte.
- Strecken Sie sich so weit, dass Ihre Handflächen vor Ihren Schultern auf dem Boden liegen.
- Spreizen Sie die Finger weit auseinander. Der Zeigefinger sollte nach vorne zeigen, die Zehen sollten flach den Boden berühren und Ihre Knie sollten sich unter den Hüften befinden.
- Atmen Sie tief ein und heben Sie die Knie vom Boden.
- Atmen Sie aus und verlängern Sie Ihr Steißbein, während Ihr Unterbauch zu den Fersen zieht.
- Setzen Sie Ihre Fersen so weit wie möglich ab und strecken Sie die Beine so weit wie möglich. Spannen Sie die Oberschenkel nicht an.
- Rollen Sie die Oberschenkel langsam nach innen und die Fersen nach außen.
- Breiten Sie die Schulterblätter aus.
- Halten Sie Ihren Nacken lang; er sollte bequem zwischen Ihren Armen liegen.
- Halten Sie die Position für 15 Atemzüge.

Stab- oder Stockposition

Traditioneller Name - Dandasana

Ziele

Diese Asana hat die wichtige Aufgabe, Brustkorb und Schultern zu dehnen und zu öffnen. Außerdem wird Ihr Rumpf gestärkt und der Krümmung wird entgegengewirkt.

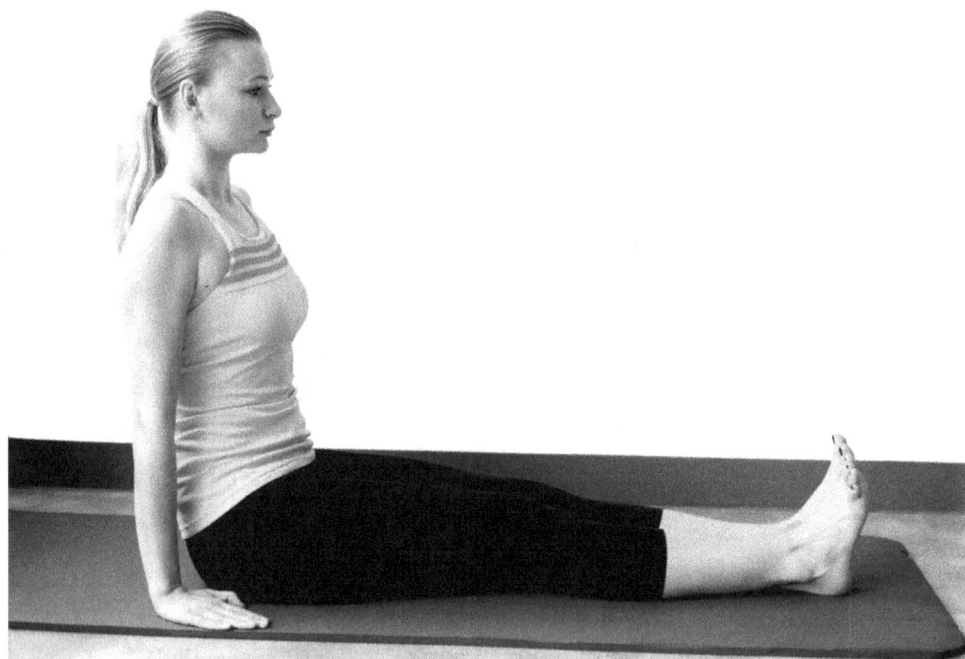

Stab- oder Stockposition

Schritte

- Setzen Sie sich gerade auf die Yoga-Matte.
- Strecken Sie Ihre Füße nach vorne und drücken Sie Ihre Gesäßmuskeln fest auf den Boden.
- Nehmen Sie die Handflächen hinter die Hüften und strecken Sie Ihren Rücken.
- Rollen Sie Ihre Beine zueinander und ziehen Sie die Füße in die Flexposition an.
- Heben Sie die Brust und lassen Sie die Schulterblätter nach unten fallen. Atmen Sie tief ein.
- Lassen Sie Ihre Wirbelsäule bewusst eine natürliche Haltung einnehmen. Sie sollten dabei den Hohlraum zwischen dem Unterrücken und dem Nacken spüren.
- Halten Sie die Position eine Minute lang.

Weitwinkel-Sitzhaltung
Traditioneller Name -
Upavistha Konasana

Ziele

Diese Haltung dehnt die hintere Oberschenkelmuskulatur, die Waden und den unteren Rücken. Sie trägt ebenso dazu bei, die Wirbelsäule zu stärken und wirkt somit der Wirbelsäulenverkrümmung entgegen.

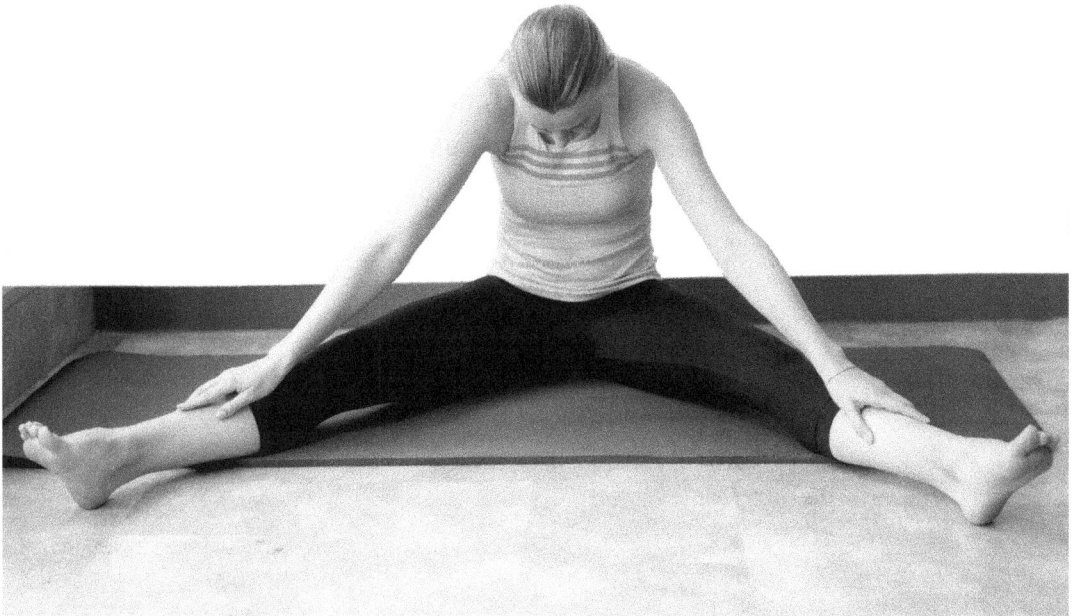

Weitwinkel-Sitzhaltung

Schritte

- Nehmen Sie die Dandasana Haltung ein, wie in Übung 9 erklärt.
- Beugen Sie den Rücken leicht aus der Hüfte heraus, stützen Sie sich mit den Händen ab und heben Sie die Beine im 90 Grad-Winkel.
- Drücken Sie die Hände fest auf den Boden und spreizen Sie die Beine ein Stück mehr.
- Rotieren Sie Ihre Oberschenkel nach außen, wobei Ihre Zehen nach oben gerichtet sein sollten. Atmen Sie dabei normal weiter.

- Platzieren Sie Ihre Hände hinter den Hüften und halten Sie Ihren Rücken flach. Atmen Sie tief ein und verlängern Sie die Wirbelsäule.

- Atmen Sie langsam aus und halten Sie die Spannung im Becken. Es sollte sich anfühlen, als ob der Oberschenkelhalsknochen von der Hüftpfanne eingesaugt wird.

- Beugen Sie die Knie leicht, falls die Haltung als anstrengend empfunden wird.

- Atmen Sie tief ein und stützen Sie sich ab, um sich in eine gerade Sitzhaltung aufzurichten. Kommen Sie zurück in die Dandasana Haltung.

KAPITEL 18

Pilates bei Skoliose

"
Ich muss alles richtig gemacht haben. Keine Aspirin. Keine Verletzung in meinem ganzen Leben. Das ganze Land, ja die ganze Welt sollte meine Übungen machen. Die Menschen wären glücklicher.

— Joseph Hubertus Pilates (Erfinder)

Pilates ist ein umfassendes Training, das die Rumpfmuskulatur stärkt, die Flexibilität erhöht und die Haltung verbessert. Dies geschieht unter Einsatz bestimmter Körperfunktionen. Im frühen 20. Jahrhundert von Joseph Pilates entwickelt, verbessert das Programm die allgemeine Körperbalance, Koordination und Selbstwahrnehmung.

Die Grundlage von Pilates ist das Training der Rumpfmuskulatur, das heißt die tiefen inneren Muskeln des Rückens und Bauches. Durch die Stärkung der Rumpfmuskulatur erhöht Pilates die Stabilität des gesamten Oberkörpers, wobei der Fokus verstärkt auf der Begradigung der Wirbelsäule liegt.

Das Pilates-Programm arbeitet stets mit sechs Kernprinzipien, die im Folgenden erklärt werden.

1. **Konzentration:** Pilates wird mit vollem Fokus auf die Bewegungen des gesamten Körpers ausgeführt, um die besten Resultate zu erzielen.

2. **Kontrolle:** Die Körperkontrolle bildet die Basis eines optimalen und gut geplanten Pilates-Programms.

3. **Zentrieren:** Der Pilates-Übungsplan legt den Fokus auf die Rumpfmuskeln den Unterbauch, den unteren und oberen Rückens, die Hüften, das Gesäß und die inneren Oberschenkel. Diese bilden das Energiezentrum des menschlichen Körpers.

4. **Präzision:** Pilates legt den Fokus auf korrekte und genaue Bewegungen, statt auf die Menge der Übungen.

5. **Fluss:** Übergänge von einer Bewegung in die andere sollten fließend sein, um einen Erfolg mit Pilates zu erzielen.

6. **Atmung:** Richtige Einatmung und vollständige Ausatmung sind beim Pilates essenziell, damit Sauerstoff in alle Körperteile fließt.

Pilates und Skoliose

Um zu verstehen, wie Pilates bei Skoliose helfen kann, betrachten wir zunächst die Natur der Verformung selbst.

Skoliose ist eine Wirbelsäulenerkrankung, die dazu führt, dass die Wirbelsäule eine unnatürliche Drehung und Verkrümmung entwickelt. Die normale Ausrichtung und das Gleichgewicht der gesamten Muskulatur der Wirbelsäulenstruktur verschieben sich. Ein Großteil der Mediziner betrachtet Skoliose als Deformierung und einen Zustand der Verschiebung, anstatt als Krankheit. Dies impliziert, dass die Verschiebung am effektivsten korrigiert werden kann, indem milde, aber konstante natürliche Methoden angewandt werden, durch welche die Wirbelsäule sanft in ein angemessenes Gleichgewicht zurückgeschoben wird.

Aber noch ein weiterer Faktor ist in Bezug auf Pilates in Verbindung mit Skoliose wichtig. Generell verstehen wir Skoliose als Seitwärtsverschiebung der Frontalebene. Dennoch ist die Krümmung der Skoliose in Wirklichkeit fast dreidimensional, wodurch multiple Verschiebungen in der Struktur und Anordnung der Wirbel, Muskeln und Knochen entstehen. Dieser Zustand der Wirbelsäule wird als nicht-neutrale Wirbelsäule bezeichnet und benötigt eine konservative Behandlung, die die physischen Einschränkungen der spinalen Struktur im Blick behält. In diesem Kontext wirkt Pilates, indem es auf die natürliche Ausrichtung und Haltung abzielt und die Rotation durch manuelle Beeinflussung, Therapie und Training reduziert. Zusätzlich haben Untersuchungen gezeigt, dass die spezielle Rumpfrotation beim Pilates positive Auswirkungen auf gewölbte Krümmungen hat.

Im Folgenden haben wir 6 Hauptpunkte aufgeführt, wie Pilates Skoliosepatienten helfen kann:

1. Pilates hilft, die Grundlagen der ursprünglichen Körperhaltung zu verstehen.

2. Der Patient kann das Stadium, das Ausmaß sowie die Art der Skoliose besser bestimmen.

3. Pilates verleiht dem Patienten eine bessere Kontrolle über seinen eigenen Körper.

4. Die Mobilität der Gelenke und Muskeln, die durch die Verkrümmung der Skoliose verloren gegangen ist, wird erhöht.

5. Pilates eignet sich besonders gut für Kinder und Jugendliche, da sich Medikamente möglicherweise schädigend auf die noch nicht vollständig entwickelten Knochen auswirken können.

6. Durch die physische Therapie können Schmerzen und Beschwerden gelindert werden.

Im folgenden Abschnitt finden Sie einige der effektivsten Pilates-Übungen für Skoliosepatienten.

Formung des unteren Rückens und der Beine

Ziele

Diese Übung dient als Aufwärmschritt für das folgende Pilates-Programm. Sie formt den unteren Rücken sowie die Oberschenkel- und Wadenmuskulatur.

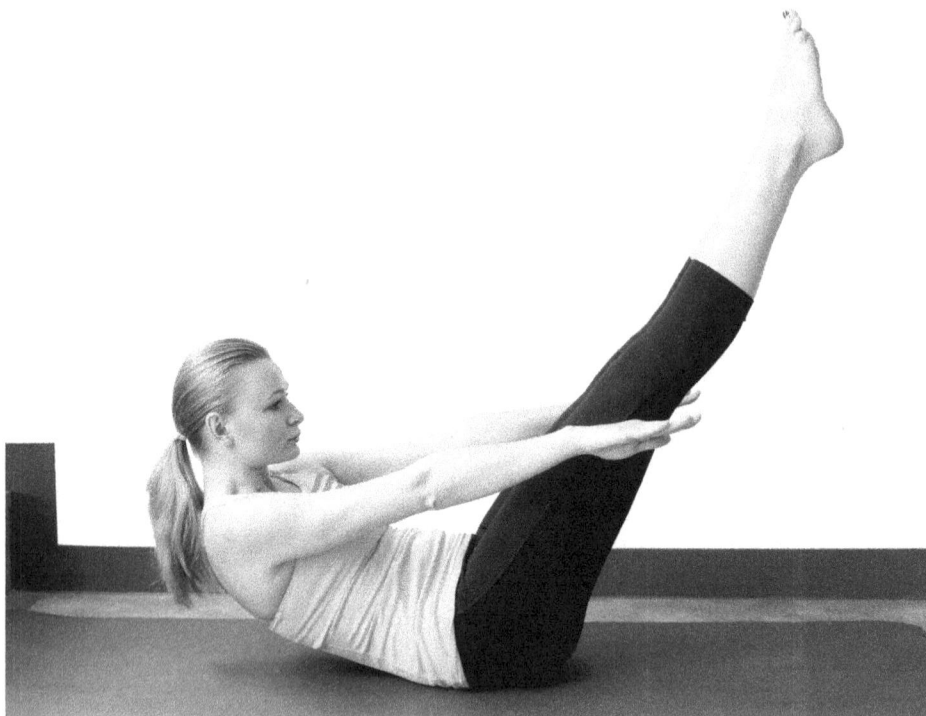

Formung des unteren Rückens und der Beine

Schritte

- Legen Sie sich flach auf den Rücken. Die Beine sollten geschlossen sein, während die Beine in einer Treppenposition gehalten werden – das heißt die Knie werden angewinkelt und die Schienbeine sind parallel zum Boden ausgerichtet.
- Drücken Sie Ihre Wirbelsäule fest auf den Boden.
- Heben Sie Ihre Beckenmuskulatur in Richtung Kopf und spannen Sie Ihre Gesäßmuskeln fest an.
- Atmen Sie tief aus und strecken Sie dabei die Beine.
- Heben Sie die Füße in Richtung Decke und halten Sie die Position, während Sie bis 5 zählen.

- Dabei sollten Ihre Beine nicht gestreckt sein.
- Bewegen Sie die Beine langsam zurück in die Treppenposition und halten Sie diese, während Sie bis 4 zählen.
- Wiederholen Sie die Übung zweimal.
- Entspannen Sie sich.

Beckenboden-stärkung

Ziele

Diese Übung zielt speziell auf die Beckenbodenmuskulatur ab. Sie verbessert die Koordination der inneren Beckenmuskeln und der größeren Muskeln.

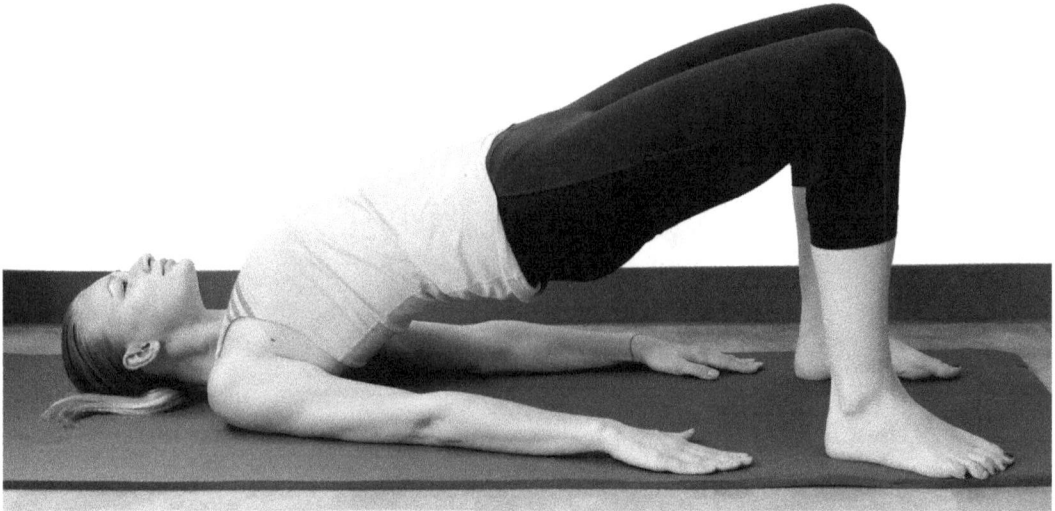

Beckenbodenstärkung

Schritte

- Legen Sie sich auf die Matte und drücken Sie Ihre Wirbelsäule fest auf den Boden.
- Stellen Sie die Füße parallel im hüftbreiten Abstand zueinander auf.
- Legen Sie die Hände mit geöffneten Handflächen neben sich.
- Heben Sie langsam das Gesäß an.
- Spannen Sie die Gesäßmuskeln fest an.
- Drücken Sie die Hände und die Beine voneinander weg.
- Zählen Sie bis 4 und bringen Sie dabei die Beine bis auf einen Abstand von 10 cm zusammen.
- Entspannen Sie sich und schütteln Sie die Beine aus. Wiederholen Sie die Übung noch zweimal.
- Entspannen Sie sich.

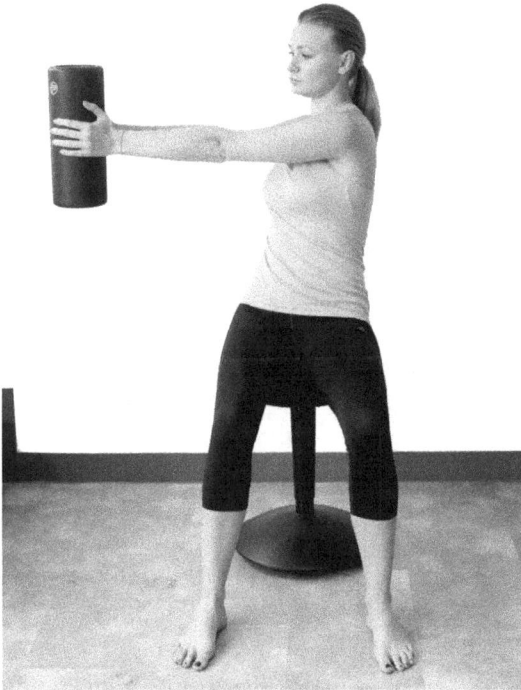

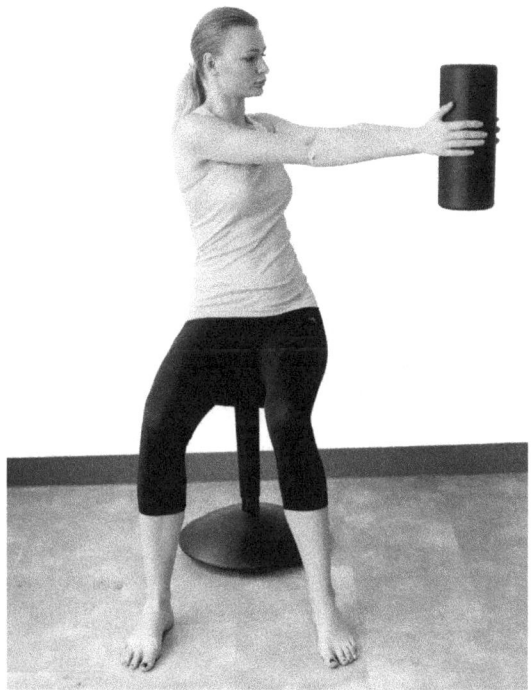

Leichte Rotation im Sitzen

☐ **Links** ☐ **Rechts**

Ziele

Als eine der simpelsten Pilates-Übungen zielt diese darauf ab, die normale Ausrichtung der Wirbelsäule zu fördern.

Leichte Rotation im Sitzen

Schritte

- Setzen Sie sich gerade auf einen Stuhl mit stabiler Rückenlehne.
- Halten Sie einen Ball in Brusthöhe vor sich.
- Bewegen Sie den Ball mit einer Rotation aus dem Rumpf heraus zu einer Seite.
- Rotieren Sie so weit, wie es geht.
- Kehren Sie in die Ausgangsposition zurück.
- Wiederholen Sie den Vorgang 8 mal.
- Entspannen Sie sich.
- Wiederholen Sie die Übung 8 mal auf der anderen Seite.

Rumpfrotation mit Band

☐ **Links**   ☐ **Rechts**

Ziele

Diese Rotationsübung des Rumpfes nutzt die Widerstandskraft eines elastischen Bandes, um den Dreheffekt der Skoliose zu vermindern.

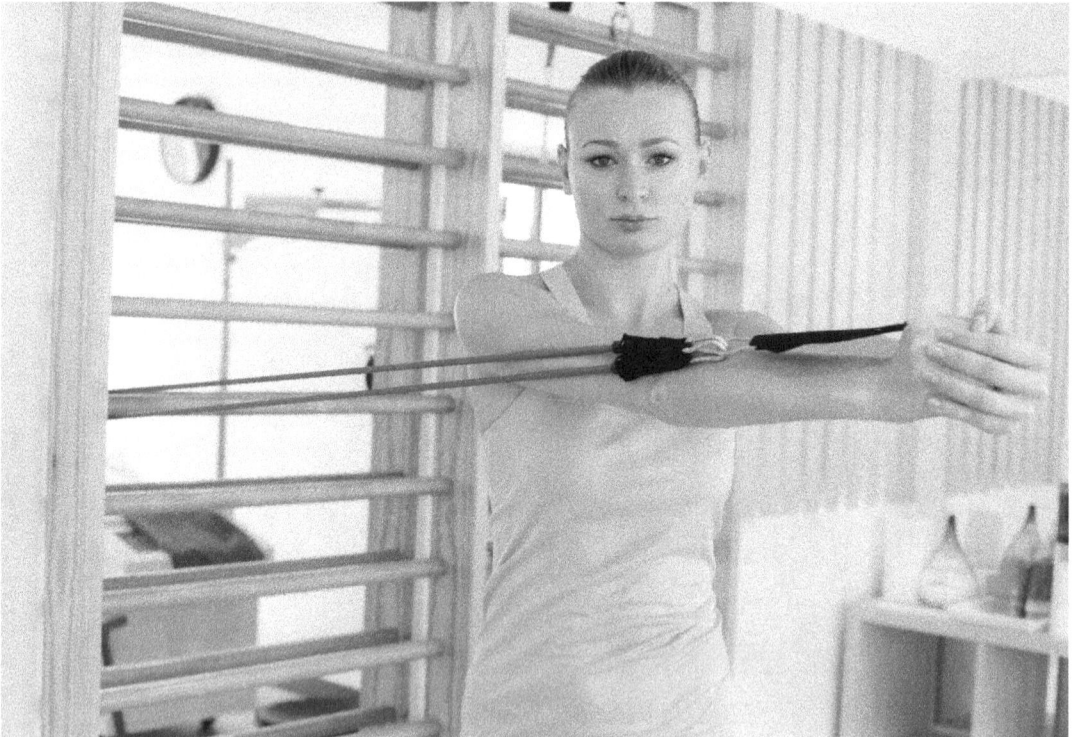

Rumpfrotation mit Band

Schritte

- Binden Sie das elastische Band an einen Türgriff oder ein stabiles Tischbein.
- Umgreifen Sie das andere Ende des Bandes fest mit beiden Händen, wie auf dem Bild gezeigt.
- Ziehen Sie das Band langsam vom Befestigungsort weg.
- Strecken Sie das Band so weit wie möglich, ohne sich dabei eine Ausrichtung nach hinten zu erreichen.
- Bringen Sie Ihre Arme zurück in die Mitte.
- Wiederholen Sie die Übung 10 mal.
- Entspannen Sie.

Balance auf einem Ball

Ziele

Diese Übung lehrt die Grundlagen des Gleichgewichts und fördert die normale Ausrichtung der Wirbelsäule, während diese zeitgleich gestärkt wird.

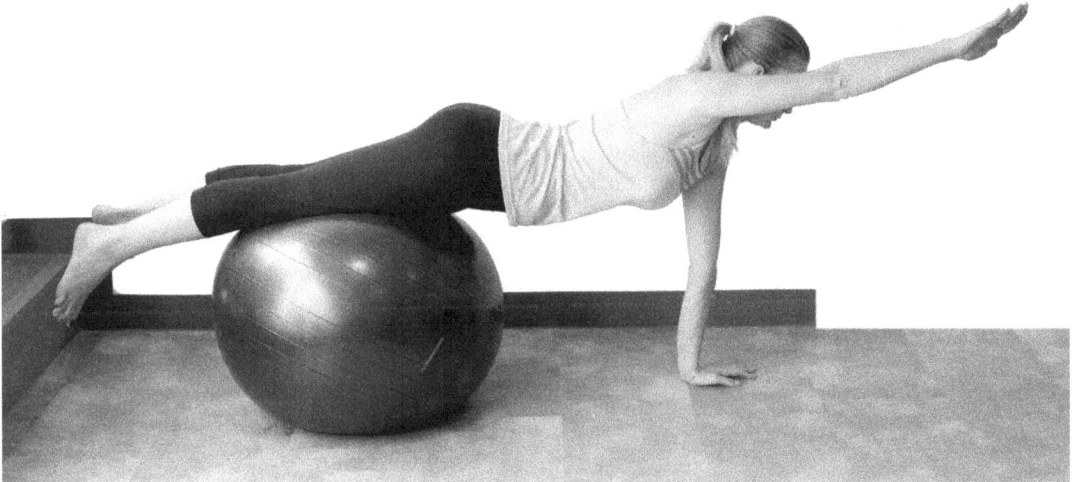

Balance auf einem Ball

Schritte

- Legen Sie einen Pilates-Ball in Standardgröße in die Mitte des Raumes.
- Legen Sie sich mit der Mitte des Brustkorbes auf den Ball.
- Platzieren Sie die Hände auf dem Boden, um sich auszubalancieren.
- Gehen Sie langsam mit den Händen nach vorne, bis sich der Ball unter Ihren Oberschenkeln befindet.
- Nach 5 Schritten halten Sie an. Heben Sie einen Arm parallel zum Boden hoch. Halten Sie die Position 5 Sekunden lang.
- Senken Sie den Arm und wiederholen Sie den Vorgang mit dem anderen Arm. Halten Sie die Position erneut 5 Sekunden lang.
- Wiederholen Sie den Vorgang, bis Sie die perfekte Balance gefunden haben.

Rückenstärkung mit Ball

Ziele

Diese Pilates-Übung ist die perfekte Art, durch Skoliose ausgelöste Schmerzen und Beschwerden zu lindern. Der Verkrümmung wird schrittweise entgegengewirkt und der Rücken wird gestärkt.

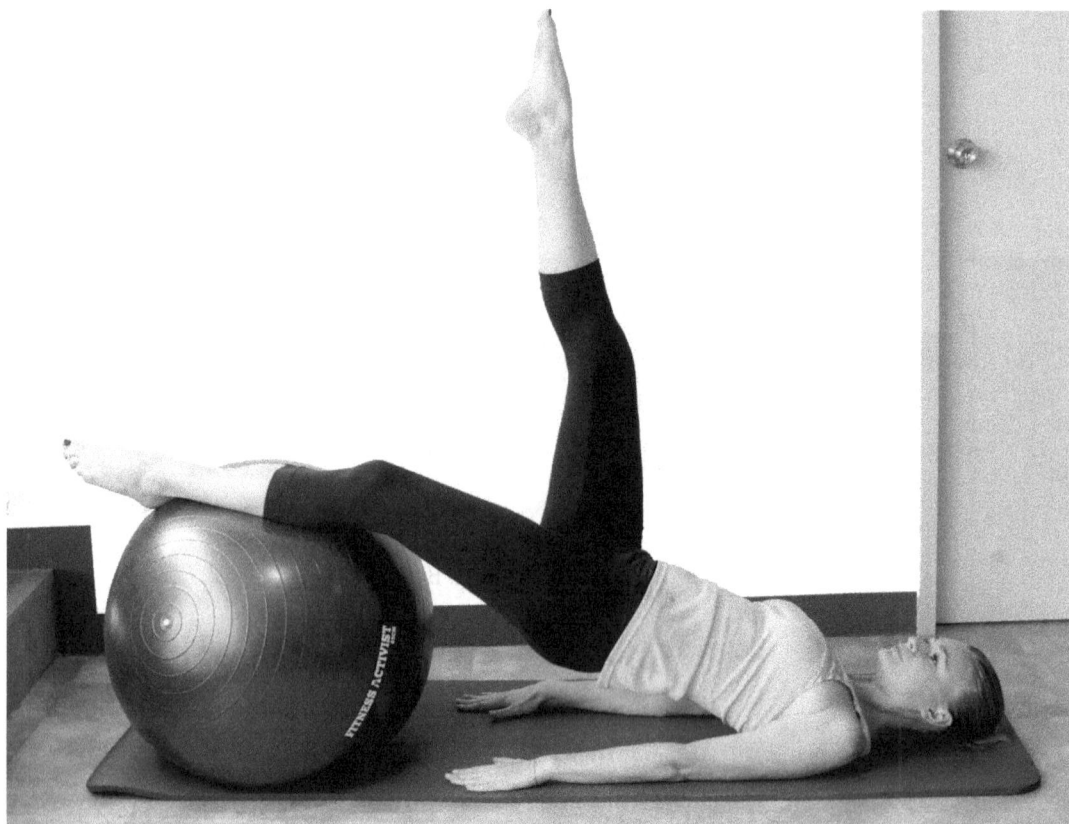

Rückenstärkung mit Ball

Schritte

- Legen Sie sich auf eine Matte und platzieren Sie einen Pilates-Ball in Standardgröße neben Ihren Füßen.
- Legen Sie die Arme gerade neben den Körper und atmen Sie tief ein.
- Der Rücken sollte flach auf der Matte liegen.
- Heben Sie langsam Ihr Bein auf Ballhöhe an.
- Versuchen Sie, Ihr Bein auf den Ball zu legen, soweit dies möglich ist.

- Heben Sie das rechte Bein so gerade wie möglich nach oben.
- Die Hüften heben sich dabei vom Boden.
- Heben Sie die Hüften ungefähr 15 – 20 cm vom Boden oder soweit, wie es für Sie angenehm ist.
- Halten Sie die Position 5 Sekunden.
- Legen Sie beide Beine einzeln langsam wieder gerade auf den Boden.
- Entspannen Sie sich.
- Wiederholen Sie die Übung mit der anderen Seite.

Rückwärtsdrehung mit Band

☐ **Links** ☐ **Rechts**

Ziele

Dies ist eine erweiterte Form der Bandübung. Die Übung vermindert die Verdrehung der Wirbelsäule bei Skoliose.

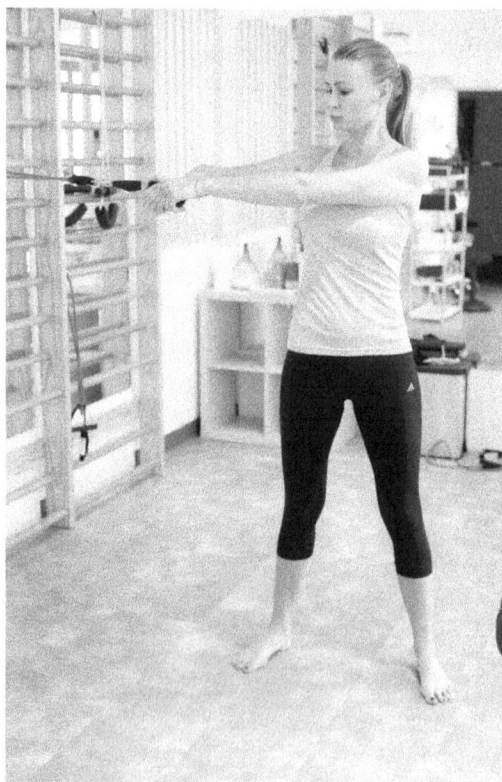

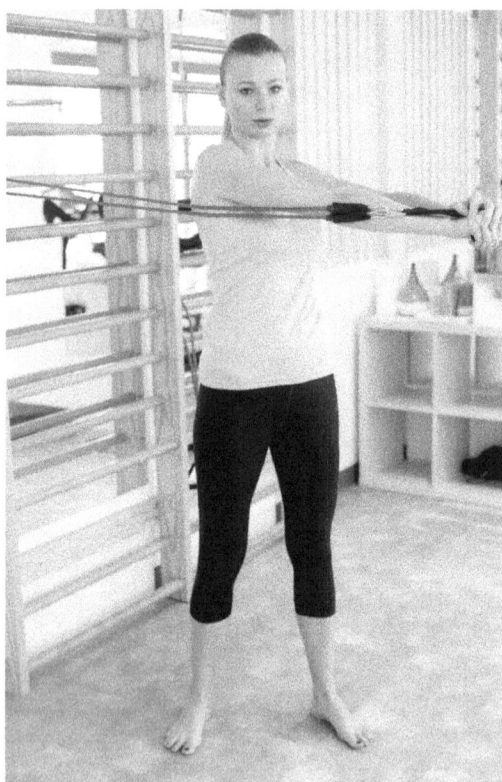

Rückwärtsdrehung mit Band

Schritte

- Stellen Sie sich gerade hin. Die Füße sollten etwas weiter als Schulterabstand voneinander entfernt sein.
- Umgreifen Sie das elastische Band fest auf Brustkorbhöhe.
- Bewegen Sie das Band mit einer Drehung nach rechts.
- Dehnen Sie sich so weit, wie es möglich ist, ohne dabei Schmerzen zu empfinden.
- Halten Sie die Position 5 Sekunden.
- Kehren Sie langsam in die Ausgangsposition zurück.
- Wiederholen Sie den Vorgang 5 mal.
- Wechseln Sie zur anderen Seite.

KAPITEL 19

Mit Skoliose leben

> *Die Motivation ist es, die Sie mit etwas anfangen lässt. Aber mit der Gewohnheit bleiben Sie an einer Sache dran.*
>
> **— Jim Ryun**

Sich um seinen Rücken kümmern

Mehr als 50 Prozent der Deutschen leiden im Verlauf Ihres Lebens irgendwann einmal an Rückenschmerzen. Manche Probleme können, wie z.B. Skoliose, angeboren sein, während andere das Resultat von Autounfällen, Stürzen oder Sportverletzungen (bei denen sich der Schmerz legen kann, nur um Jahre später wieder aufzutreten) sein können. Die meisten Rückenprobleme entstehen durch Verspannungen oder muskuläre Verengungen, die durch schlechte Körperhaltung, Übergewicht, Inaktivität und mangelnder Stabilität des Kerns.

Dehn- und Bauchübungen können Ihrem Rücken helfen, wenn sie vernünftig ausgeführt werden. Wenn Sie ein Rückenproblem haben, suchen Sie einen zuverlässigen Arzt auf, der Sie gründlich untersuchen wird, um zu bestimmen, wo das eigentliche Problem liegt. Fragen Sie Ihren Arzt, welche Dehnungen und Übungen aus diesem Buch Ihnen am meisten helfen würden.

Jeder, der über eine Geschichte mit Rückenproblemen verfügt, sollte Dehnübungen namens Hyperextensions vermeiden, die den Rücken biegen. Diese belasten den unteren Rücken einfach zu sehr.

Die britische Vereinigung der Chiropraktiker berichtet, dass 32 % der Menschen den Tag für 10 Stunden oder mehr im Sitzen verbringen, und dass die Hälfte davon nicht ein einziges mal den Tisch verlässt, nicht einmal zum Mittagessen. Wenn Sie dann von der Arbeit kommen, sitzen viele Menschen weiterhin, was zu weiteren Belastungen des unteren Rückens führt.

Der beste Weg, sich um seinen Rücken zu kümmern, ist, sich die geeigneten Methoden des Dehnens, Stehens und Sitzens zu eigen zu machen. Das, was Sie alltäglich machen, bestimmt Ihre Gesundheit. Auf den folgenden Seiten finden Sie ein paar Ratschläge, wie Sie sich um Ihren Rücken kümmern können.

Heben

Heben Sie niemals irgendetwas (egal ob schwer oder leicht) mit durchgestreckten Beinen hoch, während Sie nur Ihren Rücken beugen. Winkeln Sie immer Ihre Knie an, so dass der Löwenanteil der Arbeit von den großen Beinmuskeln verrichtet wird und nicht von den kleinen Muskeln Ihres unteren Rückens. Halten Sie das Gewicht nahe Ihres eigenen Körperschwerpunkts, und halten Sie Ihren Rücken dabei so gerade wie möglich.

Sitzen

Im letzten Jahrhundert wurden Stühle in Schulen, Fabriken und Büros für das aufrechte Sitzen entworfen, bei dem die Hüften, Knie und Fußgelenke alle in einem rechten Winkel sind. Bis vor kurzem wurde noch angenommen, dass Menschen mit um 90 Grad angewinkelten Hüften sitzen und dabei gleichzeitig die Lordose (Wölbung) des Rückens beibehalten können. Dies hat sich aber mittlerweile als falsch herausgestellt.

Neuere Forschungen, die von schottischen und kanadischen Wissenschaftlern durchgeführt wurden, zeigen, dass das Sitzen mit einem Winkel von 90 Grad zwischen Hüften und Beinen Druck auf die Wirbel ausübt und zu Rückenschmerzen beiträgt.

Die in Schottland durchgeführte Forschungsarbeit untersuchte 22 gesunde Freiwillige mit einem offenen MRT-Gerät. Das offene MRT-Gerät unterscheidet sich vom traditionellen MRT-Gerät dahingehend, dass die Patienten andere Köperhaltungen als nur das Liegen einnehmen können. Dadurch, dass sie die Freiwilligen verschiedene Haltungen einnehmen lassen konnten, waren die Forscher dazu in der Lage, festzustellen, bei welchem Winkel die Bewegung der Bandscheiben am größten war. Die Bewegung der Bandscheiben war bei einem 90-Grad-Winkel (d.h. Die Freiwilligen saßen aufrecht) am größten. Wenn sich die Freiwilligen jedoch zurücklehnten, so dass Ihre Wirbelsäule in einem 135-Grad Winkel lag, war die Bewegung der Bandscheiben am geringsten. Die Forscher kamen zu der Schlussfolgerung, dass eine sitzende Position mit einem um 135 Grad nach hinten gelehnten Rücken am besten für die Rückengesundheit ist. Da dieser Winkel nur sehr schwer einzuhalten ist, ohne vorne vom Stuhl herunter zu rutschen, bemerkte Dr. Bashir vom Universitätskrankenhaus in Alberta, Kanada, der die Studie anführte, dass 120 Grad oder weniger praktischer wären.

Positions assises

Moins de   70°   90°   135°

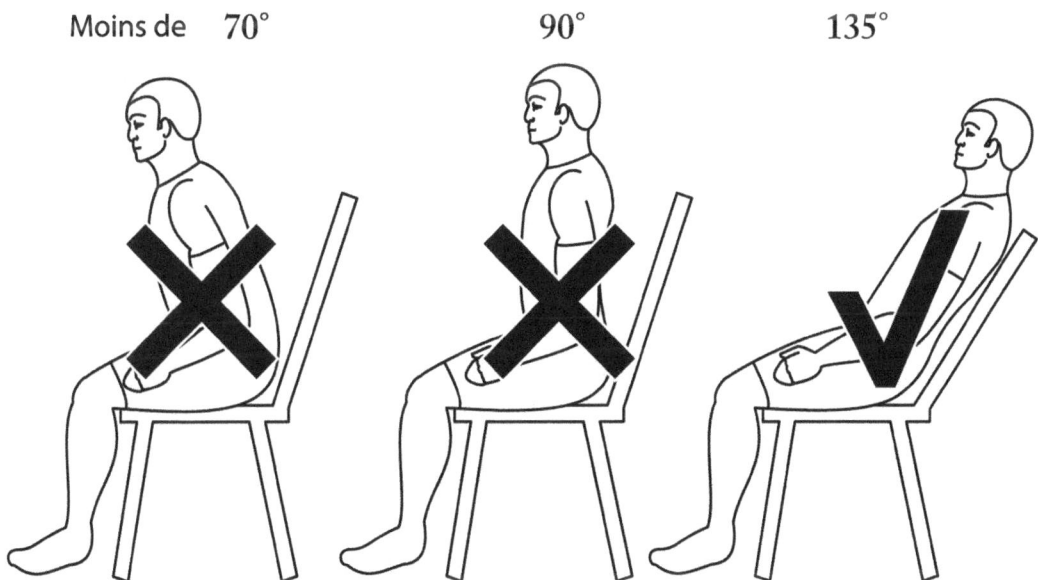

Abbildung 58: Die korrekte Sitzposition

Stehen

Stehen Sie nicht mit durchgestreckten Knien in einer aufrechten Position. Dies neigt Ihr Becken nach vorn und verlagert den Druck des Stehens direkt auf Ihren unteren Rücken, was eine Schwachstelle ist. Lassen Sie Ihre Beinmuskeln Ihre Körperhaltung kontrollieren, wenn Sie stehen, indem Sie Ihre Knie ganz leicht angewinkelt, und die Füße gerade nach vorn gerichtet lassen.

Vorbeugung als Schlüssel zu einer gesunden Wirbelsäule

Den besten Tipp, den ich jedem unter Rückenschmerzen Leidendem geben kann, ist, diese Schmerzen nicht zu ignorieren! Schmerzen sind notwendig, um weiteren Schaden an Gelenken zu verhindern, und sie warnen uns, dass etwas nicht stimmt. Wie in den meisten Fällen üblich, ist Vorbeugung der Schlüssel zu einer gesunden Wirbelsäule, während Sie älter werden. Ein gutes Timing ist bei Muskel-, Bänder- und Gelenkverletzungen wichtig, da die Heilung unmittelbar nach der Verletzung beginnt. Wenn dann nicht bald mit Aktivität begonnen wird, üblicherweise innerhalb von zwei bis sechs Wochen, dann könnte das verletzte Gewebe nicht mehr seine Flexibilität, Stärke und sein Funktionsvermögen (d.h. das zu verrichten, wozu es ausgelegt ist) wiedererlangen. Wenn es seine Flexibilität und Funktionsvermögen verliert, dann wird das verheilte Gewebe schwach. Sogar kleine Bewegungen können dann zu Folgeverletzungen, chronischen Rückenschmerzen und letztlich zu einer Rückentwicklung führen. Genauso, wie die Zähne täglich geputzt werden müssen, um in einem Top-Zustand zu bleiben, so braucht auch ihre Wirbelsäule ein gewisses Maß an Instandhaltung. Eine große Anzahl von Rückenproblemen, die ich in der Praxis gesehen habe, hätten mit der richtigen Behandlung direkt nach der ursprünglichen Verletzung verhindert werden können.

Schützen Sie sich selbst vor Belastung und Gebrechen, indem Sie diese einfachen Tipps befolgen.

1. **Hören Sie auf Ihren Rücken**

   Schmerz ist ein Warnsignal. Ihr Körper teilt Ihnen mit, dass Sie im Begriff sind, Schaden anzurichten oder dies schon getan haben. Falls das, was Sie machen, weh tut, dann HÖREN Sie damit AUF. Versuchen Sie nicht den Schmerz zu überwinden.

2. **Training**

   Regelmäßiges Training ist wichtig, um Beweglichkeit und Kraft zu gewährleisten. Es sollte regelmäßig, und ohne Schmerzen durchgeführt werden. Zügiges Gehen, Schwimmen und Radfahren sind hier hervorragende Optionen, aber Sie sollten trotzdem das auswählen, was am besten für Sie geeignet ist und Ihnen am meisten Spaß macht. Sie sind eher davon angetan, das Training zu absolvieren, wenn Sie an dieser Aktivität Spaß haben.

3. **Aufwärmen**

   Sie sollten Ihren Körper, bevor Sie irgendeine Art von körperlicher Aktivität ausführen, aufwärmen, egal ob es sich um Reha-Übungen, Gartenarbeit oder Sport handelt. Dies bereitet den Körper auf Aktivität vor und wappnet ihn vor Verletzungen.

4. **Abkühlen**

   Abkühlen und Dehnen nach dem Training oder einer körperlichen Aktivität sind genauso wichtig wie das Aufwärmen. Führen Sie Ihre Dehnübung niemals federnd durch, sondern vorsichtig und ohne Schmerzen.

5. **Bewegen Sie sich hin und wieder**

   Egal ob Sie Zuhause, auf der Arbeit oder im Auto sind, längeres Sitzen führt zu Druck auf den Bandscheiben und Schwächung der Muskeln. Stehen Sie auf, und bewegen

Sie sich hin und wieder, selbst wenn es nur für eine Minute ist. Der Körper ist für Bewegung entwickelt, und nicht, um sich vor dem Fernseher zu fläzen oder ohne Ende Auto zu fahren.

6. Schlafen Sie ausreichend

Schlafen Sie in einer bequemen Position. Auf der Seite oder in der Fötus-Lage zu schlafen ist für gewöhnlich am wenigsten belastend für ihren Rücken. Zu viele Menschen mit Skoliose machen sich darüber Sorgen, auf welcher Seite der Krümmung Sie liegen sollten, um ja nicht ihren Zustand zu verschlimmern. Die Fötus-Lage auf beiden Seiten beeinflusst Ihre Krümmung kaum und auf jeden Fall nicht so stark, wie eine Nacht nicht ausreichend Schlaf zu bekommen. Mehr Vorsicht ist jedoch beim Schlafen auf dem Bauch angesagt, da es eine Mehrbelastung für Rücken und Hals darstellt und zu Problemen führen kann. Ein Kissen mit der richtigen Größe zu verwenden, das den Hals stützt, ist auch wichtig.

7. Setzen Sie Medikamente bedächtig ein

Alle Medikamente haben Nebenwirkungen, so dass sie bedächtig und zurückhaltend eingenommen werden sollten. Der Gebrauch von Schmerzmitteln (Paracetamol, Co-Codamol, usw.) und nichtsteroidalen, entzündungshemmenden Medikamenten (Nurofen, Brufen, Diclofenac, usw.) verschleiert nur die Symptome und geht nicht die Wurzel des Problems an. Verwenden Sie diese so sparsam wie möglich und niemals über einen längeren Zeitraum.

8. Suchen Sie einen Chiropraktiker oder einen Wirbelsäulenexperten auf

Falls Sie ein langfristiges Problem haben, egal ob es nur etwas Lästiges, oder richtiggehend unfähig machend ist, oder ein immer wieder auftretendes Problem, dann kann eine chiropraktische Behandlung wahrscheinlich Abhilfe verschaffen. Chiropraktiker können Ihnen üblicherweise zu einer Linderung der Schmerzen und Unannehmlichkeiten sowie einer verbesserten Lebensqualität und einer verringerten Wahrscheinlichkeit des Wiederauftretens verhelfen. Versuchen Sie einen Chiropraktiker zu finden, der mit der Behandlung von Skoliose vertraut ist.

Lassen Sie sich nicht von Ihren Schmerzen zurückhalten

Konstante Schmerzen können auslaugend sein, sowohl körperlich als auch mental. Zwei übliche Maßnahmen gegen Schmerzen können eine schlechte Ausgangslage sogar noch verschlimmern:

Die Erste ist, zu versuchen, Ihren Schmerz zu vergessen, indem Sie Ihn mit Medikamenten verschleiern. Besonders seit bekannt wurde, dass COX-2-Hemmer (Vioxx, Bextra, Celebrex) vom Markt genommen wurden, da sie zu einem höheren Herzinfarktrisiko beitragen können, mussten sich viele unter chronischen Schmerzen leidende Menschen dem Gebrauch von betäubenden Schmerzmitteln zuwenden, um Ihren Schmerz zu ertragen. Diese Medikamente, wie etwa Morphium und Oxycodon, sind hochgradig suchterregend und können viele Probleme wie Verstopfungen, Müdigkeit und die Unfähigkeit, normale Alltagstätigkeiten auszuführen, verursachen.

Die zweite Maßnahme ist, die Aktivitäten einzuschränken, um die Schmerzen nicht zu verschlimmern. Unglücklicherweise kann die Einschränkung der Aktivitäten auch Ihre Lebensfreude einschränken und Sie auf Dauer auch unangepasst machen. Menschen, die diesen Weg wählen, lassen ihr Leben von ihren Schmerzen bestimmen, wodurch sie sich von allen Aktivitäten zurückziehen, die ihre Schmerzen verschlimmern.

Wenn Sie sich selbst auf diese Weise einschränken, sei es durch die Einnahme schädlicher Medikamente oder die einschneidende Begrenzung Ihres Lebensstils, dann berauben Sie sich jeder

Möglichkeit, das Leben zu genießen. Sie betrügen sich selbst sogar um eine gute Gesundheit, da dieser ungesunde Lebensstil sich irgendwann negativ auf andere Aspekte Ihrer Gesundheit auswirken wird. Wenn Sie beispielsweise nicht mehr trainieren können, dann könnten Sie an Gewicht zunehmen, wodurch Sie Ihr Herz einem gewissen Risiko aussetzen.

Die wirklich einzige Option, die Sie haben, ist, der Ursache, oder der Wurzel Ihrer Schmerzen zu begegnen. Auch wenn dies wie eine Herkulesaufgabe erscheinen könnte, ist es dennoch Ihre beste und einzige Möglichkeit, um Ihre Gesundheit zu bewahren und etwas Lebensfreude wiederzuerlangen. Wie auch immer, dies ist eine Entscheidung, die Sie selber fällen müssen. Leben Sie mit dem Schmerz, oder umarmen Sie das Leben — die Wahl liegt bei Ihnen.

Muskuläre Schmerzen loswerden

Haben Sie jemals von Triggerpunkten gehört (TrP)?

Forschungsergebnisse von Dr. Janet Travell und Dr. David Simons, Autoren des Buches "Das Handbuch der Triggerpunkte", zeigen, dass Triggerpunkte die Hauptursache von mindestens 75 % aller Schmerzleiden sind, zu denen, wenn ich dies hinzufügen darf, auch Schmerzen gehören, die durch Skoliose verursacht werden.

Triggerpunkte sind eine Art von Muskelverhärtung, die immer dann die Entwicklung kleiner Kontraktions-Knoten im umgebenden Muskel oder Gewebe verursachen, wenn ein Teil des Körpers verletzt oder überarbeitet ist. Diese sollten nicht ignoriert werden, da Triggerpunkte üblicherweise den Schmerz an andere Stellen des Körpers weiterleiten, weswegen konventionelle Behandlungen gegen Schmerzen so oft versagen. Dies führt uns zu der nächsten Frage...

Was löst Triggerpunkte aus?

Triggerpunkte treten in Folge von Muskeltraumata (von Autounfällen, Stürzen, Sport- und Arbeitsunfällen, usw.), Muskelbelastungen durch sich dauernd wiederholende Bewegungen bei Arbeit oder Spiel, Haltungsbelastungen durch Stehen für längere Zeiträume oder falsches Sitzen vorm Computer, emotionalem Stress, Ängstlichkeit, Allergien, Ernährungsmängel, Entzündungen und Umweltgiften auf. Ein einzelnes Ereignis kann einen Triggerpunkt erzeugen, und Sie könnten für den Rest Ihres Lebens unter der Wirkung dieses Ereignisses leiden, falls der Triggerpunkt nicht richtig und mit der gebotenen Eile behandelt wird.

Wie können Sie feststellen, ob Sie Triggerpunkte haben?

Wenn Sie einen anhaltenden und quälenden Schmerz, Verspanntheit oder Einschränkungen in irgendeinem Körperbereich spüren, dann deutet dies darauf hin, dass es sich um die Auswirkungen von Triggerpunkten handelt. Triggerpunkte können so verschiedene Symptome wie Schwindel, Ohrenschmerzen, Nebenhöhlenentzündung, Übelkeit, Sodbrennen, falsche Herzschmerzen, Herzrhythmusstörungen, Genitalschmerzen und Taubheit in Händen und Füßen auslösen.

Travell und Simons behaupten in Ihrem Buch, und ich bin von ihrer Logik überzeugt, dass Triggerpunkte Kopfschmerzen, Hals- und Kieferschmerzen, Schmerzen des unteren Rückens, Ischiasschmerz, Tennisarme und das Karpaltunnel-Syndrom verursachen können. Triggerpunkte können außerdem eine Ursache für Gelenkschmerzen in Schultern, Handgelenken, Hüften, Knien und Fußgelenken sein und oftmals für Arthritis, Sehnenscheidenentzündung, Schleimbeutelentzündung oder Bänderverletzungen gehalten werden. All dies ist sehr gut in dem Buch "Why We Hurt: A Complete Physical & Spiritual Guide to Healing Your Chronic Pain" (dt. etwa "Warum wir Schmerzen haben: Ein kompletter körperlicher & spiritueller Ratgeber für die Behandlung Ihrer chronischen Schmerzen") von Dr. Greg Fors dokumentiert, in dem er genau erklärt, warum so viele Erkrankungen ihren Ursprung in Triggerpunkten haben.

Wie Sie Ihre Triggerpunkte behandeln

Die Lösung hierfür liegt in der Triggerpunkt-Therapie, deren Anwendung Sie selbst erlernen können, oder Sie holen sich den Rat eines ausgebildeten Therapeuten.

Diese Therapie, welche eine Art von Massage ist, wird sofort eine Entspannung des weichen Gewebes bewirken, die Durchblutung anregen, Muskelverkrampfungen verringern und Ihr Narbengewebe aufbrechen. Dabei wird sie außerdem jedwede Ansammlung giftiger Stoffwechselprodukte in Ihrem Blutkreislauf eliminieren. Auf diese Art wird Ihr Körper einer neurologischen Loslösung unterzogen, die sowohl eine merkliche Verringerung der Schmerzsignale, die zum Gehirn gehen, als auch den Neustart Ihres neuromuskulären Systems für eine größtmögliche Linderung beinhaltet.

Denken Sie daran, dass die Wirbelsäule und die sie umgebenden Muskeln einer der wichtigsten Bereiche Ihres Körpers ist. Wenn Sie eine Wirbelsäulenverletzung erlitten haben, dann sollte Sie mit leichter körperlicher Aktivität anfangen, während Sie sicherstellen, den Schmerz nicht zu verschlimmern. Bleiben Sie körperlich aktiv und halten Sie so Ihre Wirbelsäule in Bewegung, dass diese hydriert und mit Nährstoffen versorgt bleibt. Dies wird den Genesungsprozess beschleunigen.

Zeichnen Sie ihre Triggerpunkte ein

Myofasziale Triggerpunkte sind äußerst wunde Punkte, die in straffen, faserigen Bändern im ganzen Körper vorkommen können. Sie können sich wie schmerzhafte Geschwüre oder Knoten anfühlen, und sie können die Bewegungsfreiheit einschränken. Da sie an so vielen Stellen des Körpers gefunden werden, können angespannte myofasziale Triggerpunkte eine ganze Reihe von Symptomen verursachen. Einzelne Triggerpunkte (TrP) können in jedem Menschen vorkommen. Falls es einen oder mehrere selbsterhaltenden TrP-Faktoren gibt, dann scheinen die TrP sich auszubreiten. Sich selbsterhaltende TrP-Faktoren beinhalten all jenes, was kontinuierlich zu einer Belastung des Muskels führt, darunter Traumata, Körperasymmetrie oder begleitende Erkrankungen.

Wenn Sie einen Triggerpunkt in einem Muskel haben, dann verursacht er am Ende des Bewegungsbereiches nicht nur Schmerz, falls Sie diesen Muskel dehnen, sondern er schwächt den Muskel schon, bevor er überhaupt Schmerz verursacht. Ihr Fußgelenk, Knie oder Ihre Hüfte könnte nachgeben, oder Ihr Griff könnte versagen, je nachdem welcher Muskel betroffen ist (diese Symptome gehören nicht zur Fibromyalgie). Sie vermeiden daher jede Dehnung des Muskels, da es weh tut. Muskeln sind so beschaffen, dass sie am besten in Bewegung arbeiten. Wenn Sie den Muskel nicht mehr dehnen, dann bleibt er nicht mehr so gesund, und Ihre Bewegungsfreiheit schrumpft. Der Blutfluss in Ihren Kapillaren, die Mikrozirkulation, wird um die TrP herum gestört. Weder die Versorgung mit Nährstoffen und Sauerstoff funktioniert dann noch einwandfrei, noch werden die Abfallstoffe optimal beseitigt. Auch Ihr Lymphsystem benötigt die Muskelbewegung, um Giftstoffe aus dem Körper abtransportieren zu können, weswegen dieser Prozess dann auch stagnieren wird. Andere Muskeln verrichten dann die Arbeit des durch den TrP geschwächten Muskel.

Selbstbehandlung der Triggerpunkte

1. Orten Sie Ihre Triggerpunkte, um zu wissen, wo Sie massieren müssen. Üblicherweise können Sie einen Triggerpunkt aufspüren, indem Sie mit Ihren Fingern über einen Muskel fahren, bis Sie einen besonders straffen Bereich ertasten. Fahren Sie weiter diese Verspannung entlang, bis Sie einen Punkt finden, der besonders empfindlich auf Ihre Berührung reagiert. Falls Sie über einen erst vor kurzem entwickelten Triggerpunkt fahren, dann zuckt der Muskel, wohingegen sich chronische Triggerpunkte nur verspannt anfühlen.

Verwenden Sie das Körperschaubild in Abbildung 59, und zeichnen Sie die aufgespürten Triggerpunkte ein.

2. Konzentrieren Sie sich jeweils nur auf einen einzelnen Triggerpunkt auf einmal, wenn Sie sich selbst massieren. Dies hilft dabei, die Belastung von verbunden Triggerpunkten wegzunehmen, wodurch diese einfacher zu behandeln sind.

3. Tasten Sie Ihren Muskel ab, um die Verlaufsrichtung der Fasern zu bestimmen. Falls Sie die Richtung bestimmen können, dann streichen Sie den Muskeln in diese Richtung mit den Fingerspitzen oder Ihrem Daumen aus. Verwenden Sie über die gesamte Länge des Muskels hinunter kurze Striche, und behandeln Sie ihn jeweils nur einmal. Wenn Sie die Verlaufsrichtung nicht bestimmen können, dann machen Sie mit dem nächsten Schritt weiter.

4. Kreisen Sie den Triggerschmerz mit einem kreisförmigen, knetenden Massagestrich ein. Wenden Sie genug Druck an, um ein leichtes Unbehagen im Muskel zu spüren, aber nicht soviel, dass Sie richtige Schmerzen haben.

5. Lassen Sie den Druckpunkt in Ruhe, nachdem Sie ihn mit zwölf knetenden Strichen massiert haben. Bearbeiten Sie ihn im weiteren Verlauf des Tages noch einmal, indem Sie dieselbe Massagetechnik benutzen. Triggerpunkte sprechen besser auf eine oftmalige Behandlung an als auf eine langgedehnte.

6. Machen Sie mit dem nächsten Triggerpunkt weiter, falls Sie viele Stellen haben, die Sie mit dieser Massagetechnik behandeln wollen.

Als Faustregel sollten Sie sich merken, bei Verkrümmungen von über 20 Grad nur Sportarten mit geringen Stoßbelastungen zu machen. Sportarten mit hohen Stoßbelastungen wie leichtes Laufen oder Tennis können gelegentlich bei Kurven von unter 20 Grad betrieben, aber nur, wenn Sie keine Schmerzen spüren. Falls Sie doch welche verspüren, sollten Sie sofort aufhören.

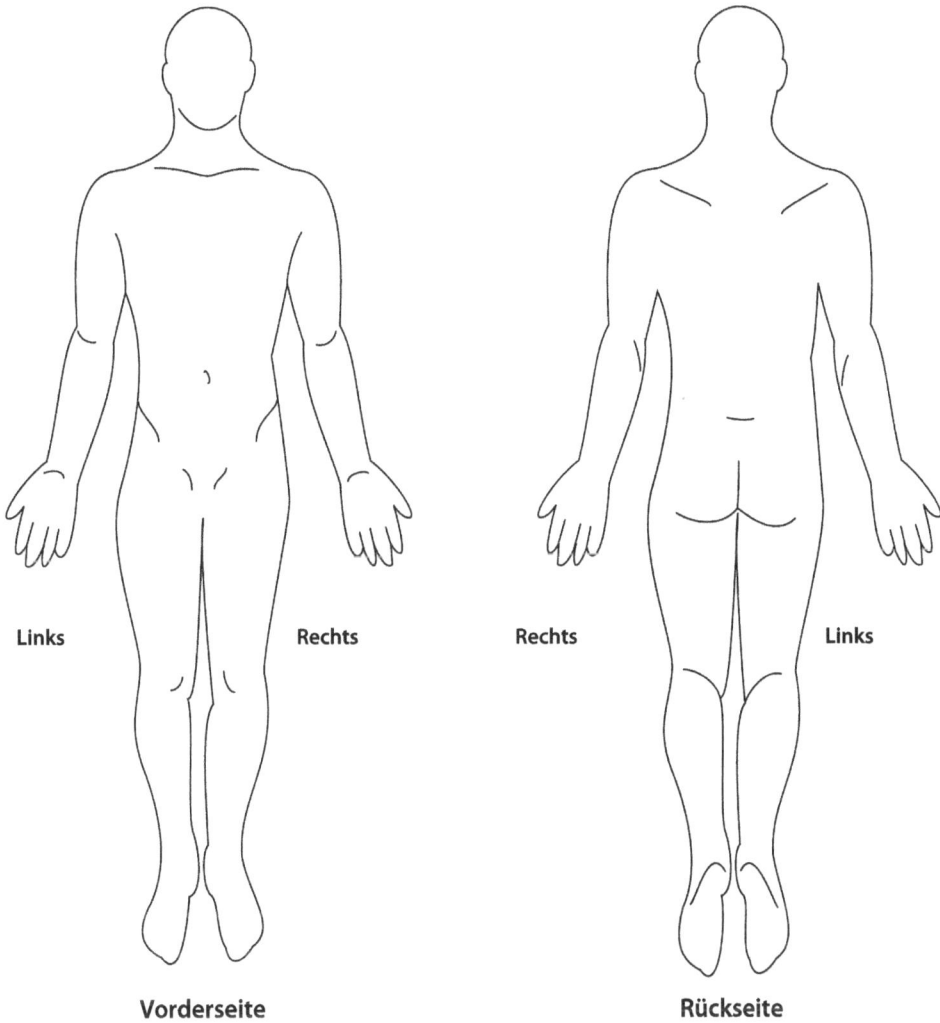

Links   Rechts   Rechts   Links

Vorderseite   Rückseite

Abbildung 59: Zeichen Sie Ihre eigenen Triggerpunkte ein (✖)

Vorbeugung als Schlüssel zu einer gesunden Wirbelsäule

Sportarten mit hoher Stoßbelastung erfordern es, sich mit beiden Füßen gleichzeitig vom Boden wegzubewegen. Andere Beispiele wären hier Laufen, Springen und Seilspringen. Aktivitäten mit hoher Stoßbelastung stärken die Knochen und verhelfen zu mehr Ausdauer, Kraft, Agilität und Koordination als Aktivitäten mit geringer Stoßbelastung, aber heben Sie sich die für einen späteren Zeitpunkt des Programms auf, wenn sich Ihre Verkrümmung erst einmal auf unter 20 Grad gebessert hat, und Sie sich an ein regelmäßiges Trainingsprogramm angepasst haben.

Wenn sich die Deformität augenscheinlich verschlechtert (wie z.B. eine Verschlimmerung der Krümmung oder des Becken- bzw. des Schultergleichgewichts), während Sie die obengenannten Sportarten betreiben, dann sollten diese vermieden werden. Stellen Sie sicher, dass ein Spiegel in Ihrer Nähe ist, so dass Sie sich selbst genau beobachten können, oder holen Sie sich einen Partner zu Hilfe.

Achten Sie generell darauf:

*   Vermeiden Sie jedwede Art Rückenbeuge-Übungen wie die Yoga-Übung "Kobra" zu machen. Dies könnte eine ernsthafte Belastung für Ihre verkrümmte Wirbelsäule bedeuten und das Problem verschlimmern.

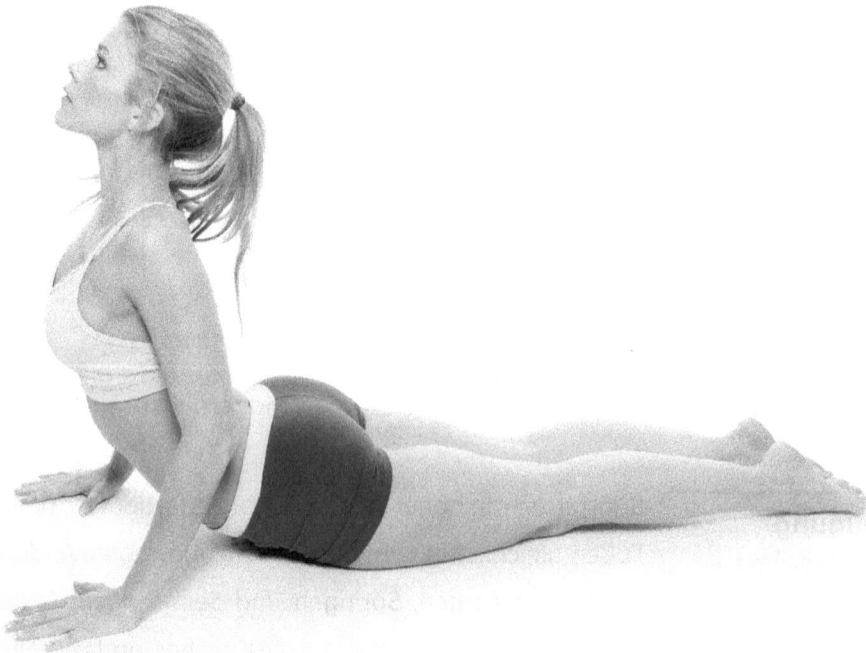

Abbildung 60: Yoga-Übung "Kobra" – eine Übung, die Sie vermeiden sollten.

Sportarten mit geringer Stoßbelastung für Skoliose

Diese sind jedoch ideal geeignet für:

- Menschen mit Verletzungen der Gelenke, Knochen oder des Bindegewebes sowie Skoliose
- schwangere Frauen
- Patienten mit Problemen wie Arthritis, Osteoporose oder Ermüdungsbrüchen
- übergewichtige Patienten
- diejenigen mit einer Abneigung gegen Sportarten mit hoher Stoßbelastung
- generelle Beibehaltung des Wirbelsäulenzustands nach einer Korrektur

Zusätzlich zu den Übungen, die in diesem Buch beschrieben sind, können Sie noch die nun folgenden und beliebtesten Aktivitäten mit geringer Stoßbelastung in Ihren Trainingsplan aufnehmen.

Schwimmen in natürlichen Gewässern

Schwimmen kann Skoliosepatienten jeden Alters uneingeschränkt empfohlen werden. Abgesehen davon, dass es ein nützliches Training ist, fördert es auch noch Ihre Lungenfunktion, welche durch die Krümmung der Wirbelsäule eingeschränkt sein kann. Wenn Sie sich für eine Behandlung mit Korsettierung entscheiden, dann hat das Freiheitsgefühl des Schwimmens einen zusätzlichen psychologischen Nutzen, nachdem man für Stunden tagsüber in einem Korsett ausgeharrt hat.

Schwimmen ist eine der besten Sportarten überhaupt und beansprucht alle wichtigen Muskeln, aber es birgt auch die Herausforderung, sich den großen Mengen Chlor mancher Schwimmbäder auszusetzen. Wie auch immer, Sie haben immer noch die Möglichkeit, je nach Wassertemperatur, in natürlichen Gewässern oder dem Meer zu schwimmen.

Zügiges Walking

Hier sind ein paar Tipps, wie Sie am besten von Ihrem Walking-Training profitieren können:

Machen Sie es zügig

Zügiges Gehen lässt Ihre Herzfrequenz nach oben schnellen, hilft Ihnen dabei, Ihr kardiovaskuläres Potential auszuschöpfen und verbrennt auch noch Kalorien.

Probieren Sie Intervalltraining aus

Indem Sie kurze Geschwindigkeitsverschärfungen oder ab und zu einen steileren Hügel in Ihr Walk-Training aufnehmen, können Sie sowohl die Intensität des Trainings als auch den Kalorienverbrauch steigern. Probieren Sie auch auf dem Laufband steilere Winkel oder ein Programm mit Intervalltraining für Anfänger aus, um durchzustarten.

Benutzen Sie Ihre Arme

Stellen Sie sicher, dass Sie sich nicht am Laufband festhalten, und schwingen Sie die Arme, wenn Sie draußen sind, um die Intensität hoch zu halten. Beim Gehen Gewichte zu halten ist ein Tabu (dies kann Verletzungen verursachen), aber Sie können eventuell Wanderstöcke als eine sichere Alternative hierzu verwenden.

Bringen Sie Abwechslung rein

Falls Walking Ihre einzige Quelle an Kardiotraining ist, dann betreiben Sie Crosstraining mit anderen Aktivitäten, um Ihren Körper weiterhin herauszufordern.

Treppensteigen

Ob Sie es glauben oder nicht, Treppensteigen kann ein unglaublich intensives Workout sein. Wenn Sie Anfänger sind, dann versuchen Sie doch einfach mal, ein paar Minuten Treppensteigen Ihrem üblichen Workout hinzuzufügen. Oder Sie gehen gegen Ende Ihres Workouts im Fitnessstudio fünf Minuten auf den Stepper.

Intensivieren Sie Ihre Workouts

Wenn Sie sich erstmal an einen täglichen Trainingsplan aus Übungen mit geringer Stoßbelastung gewöhnt haben, dann sind Sie bereit, mit der nächsten Stufe weiterzumachen. Probieren Sie einige dieser Ideen aus, die Ihre Übungen mit geringer Stoßbelastung noch intensiver machen:

Fügen Sie Bewegungen des Oberkörpers hinzu

Wählen Sie Aerobic oder Fitnessgeräte, die den Oberkörper mit einbeziehen, wie etwa ein Crosstrainer oder eine Ellipse.

Werden Sie schneller

Versuchen Sie die Geschwindigkeit zu steigern, egal ob Sie gehen, Rad fahren oder Gleitschirm fliegen.

Machen Sie ausholende Bewegungen

Ein anderer Weg um die Intensität zu steigern, ist, beim Walken die Arme wild von einer Seite auf die andere zu werfen; oder Sie könnten spontan einen Tanzauftritt hinlegen, speziell wenn Sie einen MP3-Player dabeihaben.

Vergessen Sie nicht Ihren Unterkörper mit einzubeziehen

Nehmen Sie Ausfallschritte oder Seitenschritte mit Kniebeugen in Ihr Walking-Training mit auf.

Sportausrüstung

Drei Ausrüstungsgegenstände, die ich als sehr nützlich für meine Skoliosepatienten erachte, sind ein Vibrationsgerät, eine Inversionsbank und eine tragbare Zugvorrichtung namens Dynamic Brace System (dt. etwa "Dynamisches Korsett-System"). Diese sind ideal dazu geeignet, Kräfte auf Ihre Wirbelsäule auszuüben, die Ihnen entweder dabei helfen, die Knochenbildung zu fördern oder die Bandscheiben zu entlasten. Obwohl die Inversionsbank nicht annähernd so effektiv wie das Dynamic Brace System ist, welches ich auch für meine Behandlungen verwende, liegen ihre Vorzüge in der Tatsache, dass sie jederzeit in Sportläden verfügbar ist und auch zu Hause verwendet werden kann. Hier ist eine kleine Einführung in diese Ausrüstungsgegenstände.

Inversionsbank

Wenn Sie über eine Verkrümmung von weniger als 20 Grad verfügen, dann ist eine Inversionsbank ein bezahlbarer Ausrüstungsgegenstand, in den Sie investieren können. Obwohl sie keine Korrektur für Verkrümmungen von über 20 Grad ermöglicht, könnte Sie die durch die Schwerkraft und Abnutzung bedingte Verschlimmerung der Skoliose verhindern. Einige der Vorzüge sind wie folgt:

- **Behält Ihre Körpergröße bei** — Die regelmäßige Inversion wird dabei helfen, die "Schrumpfung" zu umgehen, die im Laufe des Lebens als Folge der Schwerkraft von statten geht.
- **Verbessert den Blutfluss** — Wenn Sie über Kopf liegen, dann wird Ihre Blutzirkulation von der Schwerkraft unterstützt anstatt gegen sie ankämpfen zu müssen. Darüberhinaus erlaubt es die Inversion dem Lymphsystem, sich schneller zu reinigen, was wiederum die Schmerzen und Qualen verspannter Muskeln lindert.
- **Baut Stress ab** — Eine Inversionsbank bietet dasselbe Gefühl der Entspannung wie ein Yogakurs – nur mit viel weniger Anstrengung.
- **Erhöht die Aufmerksamkeit** — Jede Aktivität, die kopfüber ausgeführt wird, erhöht die Sauerstoffzufuhr des Gehirns, weshalb viele Experten glauben, dass dies die Aufmerksamkeit fördere.
- **Verbessert die Beweglichkeit und die Bewegungsfreiheit** — Mit Hilfe der Inversion bleiben Ihre Gelenke gesund und geschmeidig, wodurch Sie so aktiv wie in Ihren jüngeren Jahren bleiben können.
- **Verbessert die Körperhaltung** — Die Dehnung, die durch die Umkehr der Schwerkraft in Ihrem Körper erzeugt wird,

hilft Ihnen dabei, leichter und anmutiger zu sitzen, stehen und zu gehen.

- **Richtet die Wirbelsäule nach einem Workout wieder neu aus** — Während der Inversion korrigieren sich kleine Ausrichtungsfehler oft von allein, was wiederum durch Laufen oder Aerobic-Übungen nicht möglich ist.

Hier sind fünf innovative Möglichkeiten, wie Sie Ihre Inversionsbank benutzen können:

1. **Umgekehrte Kniebeugen** — In der komplett umgekehrten Haltung könnten Sie die Muskeln ihrer Pobacken und die hinteren Oberschenkelmuskeln benutzen, um sich selbst hochzuziehen; Sie würden quasi lediglich versuchen, Ihre Knie zu beugen.

2. **Umgekehrte Bauchpressen** — Legen Sie in der komplett umgekehrten Haltung Ihre Hände auf Ihre Brust, und benutzen Sie ihre Bauchmuskel, um Ihren Oberkörper etwa ein Drittel des gesamten Weges nach oben zu bewegen.

3. **Umgekehrte Sit-ups** — Strecken Sie Ihre Arme in der komplett umgekehrten Haltung nach vorne aus, als wollten Sie Ihre Füße erreichen; manche Experten sagen, dass ein umgekehrter Sit-up so viel zählt wie zehn normale Sit-ups.

4. **Steigern Sie die Druckentlastung** — Greifen Sie in der vollkommen umgekehrten Haltung die Beine der Bank, und ziehen Sie sich nach unten; auf diese Weise können Sie die Druckentlastung steigern und kontrollieren, falls Sie mehr brauchen oder wollen. Dies ist besonders gut für Leute mit Skoliose.

5. **Umgekehrte Drehung** — Greifen Sie in der komplett umgekehrten Haltung mit der gegenüberliegenden Hand nach einem Bein der Bank, und bringen Sie sich selbst in eine Drehbewegung; Sie können anschließend die andere Hand benutzen, um dasselbe für die entgegengesetzte Seite zu machen.

Vibrationsvorrich-
tung

Ich habe irgendwo einmal gelesen, dass die ersten Forschungen mit Vibrationsvorrichtungen an Militärpersonal und russischen Olympiateilnehmern durchgeführt wurden. Sie benutzten eine spezielle, mechanische Vibrationsplatte, welche auf die richtige Frequenz eingestellt wurde, so dass sie bei den Menschen, die darauf standen, Kontraktionen bei den Muskeln, welche die Körperhaltung kontrollierten, im Bereich von 30 bis 50 mal pro Sekunde verursachten.

Während der Körper sich immer leicht nach vorn und nach hinten verlagert, so müssen sich auch die Muskeln mit jeder Verlagerung zusammenziehen und entspannen. Wenn Sie nun dreimal in der Woche für nur 10 Minuten auf dieser Platte stehen, dann werden Ihre Muskeln stärker, stabiler, und sie haben einen besseren Tonus.

Sie könnten sie auf zwei Arten verwenden. Sie könnten sie einfach ohne weiteres Zutun benutzen, oder wie ich es mache, sich einfach noch zusätzlich mit anderen Belastungsübungen beschäftigen — wie etwa Ausfallschritte, Beinheben und Liegestütze. Diese Übungen werden sanft an den Bändern ziehen, die Ihre Muskeln mit den Knochen verbinden, während sie Ihre Osteoblasten stimulieren, die Ihre "Knochenbauer" sind.

Es gibt Forschungsergebnisse, die zu dem Schluss kommen, dass wenn Sie auf einer vibrierenden Oberfläche Sport treiben, Ihre Muskeln um bis zu 20-30 Prozent stärker ausgebildet werden als bei konventionellem Krafttraining. Ich habe sehr viel positives Feedback von meinen Patienten bekommen, die diese Geräte in ihrer Behandlung benutzen, und ich selbst verwende es zusammen mit dem ScolioEase Traktionsgurt, um Verkrümmungen von mehr als 20 Grad zu korrigieren.

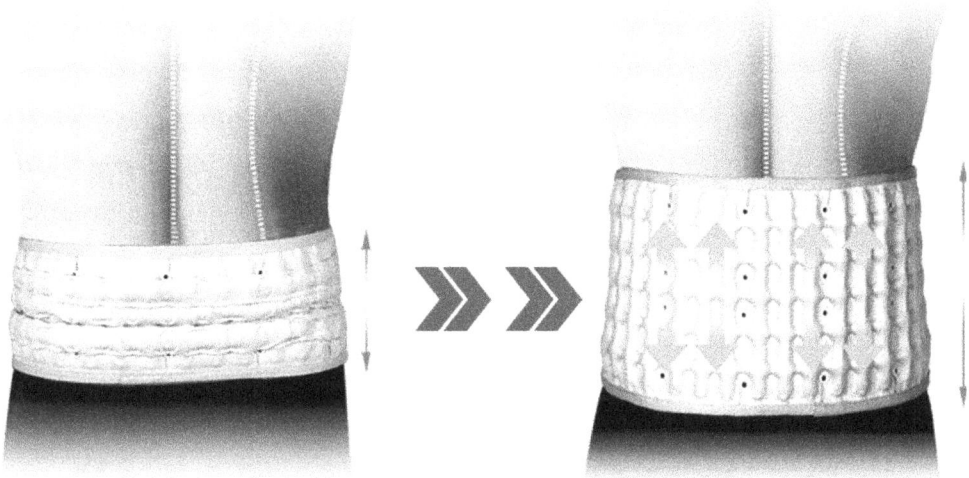

Abbildung 61: ScolioEase Traktionsgurt "Lufttaschen-Erweiterungssytem"

ScolioEase Traktionsgurt

Wir freuen uns Ihnen die neuste Technologie für die Behandlung von Schmerzen im unteren Rückenbereich, welche durch Wirbelsäulenerkrankungen oder Verletzungen verursacht werden, zu präsentieren. Der ScolioEase Traktionsgurt wirkt durch ein einzigartiges Lufttaschen-Erweiterungssytem, welches den Druck an den Wirbel stark verringert und extrem effektiv in der Schmerzbefreiung wirkt sowie Behandlungen verringert. Der ScolioEase Traktionsgurt hat ein komplett neues Design, welches enorme Vorteil bei Fällen vor und nach einer Operation bietet und sorgt für mehr Flexibilität.

Ich empfehle diese Vorrichtung wärmstens Patienten, die an einer fortschreitenden Skoliose leiden, wie etwa Jugendlichen, deren Skelettreife noch nicht abgeschlossen ist, oder jedem, der eine Verkrümmung von mindestens 20 Grad hat. Den größten Vorzug, den das ScolioEase jedoch zu bieten hat, ist die horizontale Druckkraft, die sowohl bei der Korrektur und auch gegen das Fortschreiten der Skoliose effektiv ist, als auch die Druckmatte, die speziell auf die Bedürfnisse des Patienten bewegt und abgestimmt werden kann.

Das ScolioEase ist so einfach zu benutzen, dass Patienten, die eine Langzeitbehandlung benötigen, einfach von einem ausgebildeten Gesundheitsexperten darin unterrichtet werden können, wie Sie Selbstbehandlungen zu Hause durchführen können. Die Behandlungen werden dadurch angenehmer, und die Patienten haben das Gefühl, mehr Kontrolle über Ihr Leben zu haben. Sorgen Sie dafür, vor und sechs Monate nach der Behandlung mit dem ScolioEase ein Röntgenbild von sich anfertigen zu lassen, um jedwede Veränderungen Ihrer Wirbelsäule zu dokumentieren.

Klinische Studien haben bewiesen, dass das ScolioEase Ihre Bewegungsfreiheit verbessern, Ihre Rückenschmerzen lindern und die Krümmung Ihrer Wirbelsäule korrigieren kann. Ich selbst habe große Fortschritte bei meinen Patienten festgestellt und benutze das ScolioEase oft mit Ernährungsumstellung und Sport.

Nutzungsempfehlungen:

Bei Patienten mit einer Verkrümmung von mehr als 20 Grad wird, wenn die Skoliose fortschreitend ist, empfohlen, dass sie täglich eine Behandlung von 30 Minuten mit dem ScolioEase absolvieren, bis die Skelettreife der Wirbelsäule erreicht ist. Die angewendete Zugkraft sollte an beiden Seiten zwischen 10-20 kg liegen. Dies kann natürlich je nach Alter und Konstitution des Patienten variieren.

Bei Patienten die keine Schmerzen oder andere Beschwerden haben, wie etwa Jugendlichen, wird empfohlen, die Skoliose ein bis zweimal täglich für 30 Minuten mit dem ScolioEase zu behandeln, bis die Skelettreife erreicht wurde, und die Krümmung der betroffenen Person für zwei bis drei Jahre konstant bleibt.

Bei Patienten mit Verkrümmungen von über 30 Grad oder die unter Schmerzen leiden, wird sofort die tägliche Behandlung mit drei 30-minütigen Sitzungen gestartet. Wenn die Skelettreife erreicht wurde, sollte die Behandlung weiterhin aus ein bis zwei 30-minütigen Sitzungen für eine Dauer von sechs Monaten bestehen. Es sollten zusammen mit einem Gesundheitsexperten alle sechs Monate Röntgenaufnahmen angefertigt werden, um Veränderungen in der Verkrümmung zu dokumentieren. Falls Sie ein Fortschreiten der Skoliose von mehr als fünf Grad feststellen, erfordert dies die Wiederaufnahme der drei täglichen Sitzungen, bis das Fortschreiten aufgehalten wird, und die Skoliose stabil ist, was wiederum durch eine Röntgenaufnahme der Wirbelsäule bestätigt wird.

Denken Sie daran, dass, obwohl das ScolioEase erwiesenermaßen von Nutzen ist, es dennoch am besten ist, langsam anzufangen, so wie mit allen anderen, in diesem Buch beschriebenen Übungen, während Sie schrittweise das Momentum für anspruchsvolleren Übungen später aufbauen. Sich einfach in eine Sportart mit hoher Stoßbelastung hinein zu stürzen, wird Ihrem Körper eher weh tun als ihn zu entspannen. Widerstehen Sie also bitte daher der Versuchung, mit Vollgas in irgendeiner Sportübung, die Sie sich ausgesucht haben, durchzustarten.

Denken Sie daran, geduldig und beständig zu sein. Seien Sie bedächtig; erwarten Sie keine Wunder über Nacht, Ihr Körper wird schon noch im Laufe der Zeit reagieren.

Damit dies jedoch passiert, müssen Sie erst lernen, Verantwortung für ihre Gesundheit zu übernehmen. Schieben Sie nicht alles auf Ihren Arzt ab. Suchen Sie unter allen Umständen professionelle Hilfe, aber Sie müssen, mehr noch als jeder Profi, die Bedürfnisse Ihres Körpers und seine Funktionsweise kennen. Nur dann wird es Ihnen auch möglich sein Ihre Skoliose zu bekämpfen.

Erfahrungsbericht: ScolioEase für die Skoliose-Korrektur

„Ich benutze das ScolioEase nun schon ein Jahr und stelle beeindruckende Resultate fest. Die betreffenden Fälle reichen von Skoliosen mit bis zu 44 Grad bis hin zu den schlimmsten Bandscheibenvorfällen, und bei all diesen waren dramatische körperliche und symptomatische Veränderungen zu verzeichnen. Wie habe ich dies geschafft? Ich kombinierte das ScolioEase mit speziellen, isolierten Übungen, spezifischen Dehnungen, Massage, Ultraschall der Triggerpunkte und manueller Therapie. Wenn all diese in einer Sitzung kombiniert werden, dann sind die Resultate innerhalb eines Jahres oder weniger überwältigend. Wenn Sie daran interessiert sind, die schwersten Fälle mit phänomenalen Ergebnissen zu behandeln, dann stellen Sie Ihre Nachforschungen an, und bestellen Sie noch heute einen ScolioEase."

— Dr Louis Salvagio,
Außerordentlicher Professor, University of St. Augustine

Tipps, wie Sie das Training in ihrem Lebensstil eingliedern

Glauben Sie mir, unsere Körper sind unglaubliche Maschinen. Wenn Sie sie ordentlich instand halten und ölen, wird sie länger halten, effizienter funktionieren und nicht unter den Abnutzungseffekten des Alters leiden.

Es ist eigentlich sehr einfach. Wählen Sie zu Anfang einfach einen Trainingsplan aus, der:

1. **Ihnen zusagt,**
2. **Ihnen Freude bei der Durchführung bereitet,**
3. **bezahlbar ist**
4. **und zu Ihrem persönlichen Lebensstil passt.**

Wenn beispielsweise Zeit ein kritischer Punkt ist, dann könnten Sie für eine halbe Stunde stramm gehen, nahegelegene Ziele mit den Rad erreichen oder auf dem Nachhauseweg von Schule oder Arbeit einfach schnell im Schwimmbad vorbeischauen. Wenn möglich, können Sie daraus einen Familienausflug machen, so dass es Allen noch mehr Spaß macht.

Wenn etwas ein Teil Ihres Lebensstils wird, dann wird Sie die Macht der Gewohnheit antreiben, egal wie Sie sich an diesem Tag fühlen, genau so, als würden Sie sich die Zähne putzen oder ein Bad nehmen. Beim Trainieren gilt das gleiche Prinzip. Hier sind noch ein paar mehr Möglichkeiten, wie Sie Sportübungen in Ihren Tagesablauf packen können:

- Benutzen Sie die Treppen anstelle von Fahrstühlen oder Rolltreppen.
- Wenn Sie in einem Großraumbüro arbeiten, dann gehen Sie zu Ihren Kollegen, um mit diesen zu sprechen anstatt sie anzurufen.
- Falls Sie mit dem Bus fahren, steigen Sie einfach ein oder zwei Haltestellen früher aus, und gehen Sie den Rest.
- Ärgern Sie sich nicht, wenn Sie nicht direkt neben dem Supermarkt oder dem Ladeneingang parken können, die Straße runter gibt es bestimmt viel mehr Parkplätze!
- Nehmen Sie für kleinere Einkäufe oder Besorgungen das Fahrrad anstelle des Autos; dies erspart Ihnen zusätzliche Kosten und den Ärger, einen Parkplatz finden zu müssen.
- Wenn Sie ein kabelloses Haustelefon haben, dann können Sie beim Telefonieren umhergehen.
- Finden Sie für jede Outdoor-Aktivität eine Aktivität für zu Hause, falls das Wetter mal nicht mitspielt.

Warten Sie auf ihre Zeit

Entscheiden Sie sich, wie oft Sie in der Woche trainieren werden, und suchen Sie sich die geeignetsten Tage und Zeiten aus, wobei Sie diese Termine dann als heilig betrachten.

Seien Sie konsequent

Sie müssen mindestens 30 Minuten pro Tag trainieren, damit Sie abnehmen können. Größere Studien haben jedoch gezeigt, dass 60 Minuten am besten dazu geeignet sind. Idealerweise sollte das Training kontinuierlich sein, kann aber auch in zwei 30-minütige Intervalle eingeteilt werden.

Intensivieren Sie Ihr Training schrittweise

Versuchen Sie nicht zu schnell zu viel zu erreichen, denn sonst könnten Sie sich unwohl fühlen und die Motivation zum Weitermachen verlieren. Der Schlüssel zu einem erfolgreichen Training ist langsam anzufangen, speziell wenn Sie vorher viel Zeit im Sitzen verbracht haben. Sie werden Ihr Training dann mit einem Erfolgsgefühl abschließen, sich besser fühlen und motivieren sich so, weiterzumachen. Außerdem ist es wichtig, langsam anzufangen, um Verletzungen vorzubeugen.

Führen Sie ein Tagebuch

Ein Tagebuch über Ihr Training zu führen (d.h. wie lange, wie oft und wie schwer) kann Ihre Motivation weiterhin hoch halten, da Sie Ihre Fortschritte nachverfolgen können. Ein Tagebuch kann auch sehr nützlich bei der Entscheidung sein, wann Sie Ihr Training in Bezug auf Häufigkeit, Dauer und Intensität steigern.

Investieren Sie in eine gute Ausrüstung

Wenn Sie sich Walking aussuchen, dann ist es sehr wichtig, in ein gutes Paar Walking-Schuhe zu investieren, die Ihrer Wirbelsäule, Hüften, Knien, Fußgelenken und Füßen Halt geben. Wenn Sie auf Jogging umsteigen, dann ist es sogar noch wichtiger, sich ein gutes Paar Laufschuhe zu holen.

Setzen Sie sich feste Ziele

Setzen Sie sich selbst kurzfristige Ziele, und seien Sie dabei realistisch. Sie könnten beispielsweise darauf abzielen, die Zeit, die Sie gehen, von zehn auf 15 Minuten zu steigern. Sie setzen sich dann einfach eine nächsthöhere Hürde und steigern diese dann schrittweise.

Treiben Sie mit Anderen Sport

Es ist sehr hilfreich, mit einem Partner oder Freund zu trainieren, dessen Gesellschaft Ihnen Freude bereitet. Dies wird Sie beide weiterhin motiviert halten, und Sie können gegenseitig Ihre Fortschritte verfolgen.

Tragen Sie die passende Kleidung

Tragen Sie bequeme Kleidung, die Ihrer Haut dabei hilft, durch die Poren zu atmen.

Versuchen Sie es mit Musik

Hören Sie mit einem tragbaren Musik-Player Ihre Lieblingsmusik oder Hörbücher, während Sie trainieren.

Hören Sie vor allem auf Ihren Körper

Falls das Training die Symptome verschlimmert, modifizieren Sie Ihr Programm, oder brechen Sie es nötigenfalls ab. Sobald sich Ihre Energie und Gesundheit verbessern, können Sie auch wesentlich mehr aerobes Training absolvieren, was zu einer beachtlichen Gewichtsabnahme führen kann.

Ein guter Chiropraktiker oder Physiotherapeut, der mit der Behandlung von Skoliose vertraut ist, kann Ihnen bei den Feinheiten eines guten Trainingsprogramms helfen. Falls Sie einen Personal-Trainer haben, dann seien Sie sich bitte bewusst, dass viele von ihnen nicht die ernährungstechnischen Grundlagen verstehen, weshalb es klug sein könnte, dessen Empfehlungen noch einmal mit einem Chiropraktiker zu besprechen.

Zu guter Letzt... halten Sie sich an den Plan!

Niemand kann Sie motivieren, wenn Sie selbst nicht wirklich wollen. Anstatt eine Alles-oder-nichts-Einstellung bezüglich des Trainings zu haben, sollten Sie es eher als einen andauernden Prozess betrachten. Es könnte Tage geben, an denen Sie Ihr Training, sei es, dass Sie krank sind, einfach nicht absolvieren können. Dies macht überhaupt nichts. Machen Sie einfach weiter, wenn Sie in der Lage dazu sind.

Denken Sie daran: Was immer Sie auch tun, warten Sie zwei bis drei Stunden nach einer Mahlzeit, bevor Sie trainieren. Es ist wichtig, vor, während und nach dem Training Wasser zu trinken, um den Körper hydriert zu halten. Trainieren Sie nicht so intensiv bei sehr heißem oder schwülem Wetter.

Falls Sie sich während des Trainings wund fühlen oder Schmerzen verspüren, machen Sie einfach eine Pause, wenn Sie sich danach fühlen. Falls der Schmerz weiterhin fortbesteht, sollten Sie sich an Ihren Arzt wenden.

Persönliche Geschichte: Mit Skoliose aufwachsen

„Als ich in der sechsten Klasse war, schickte die Regierung Krankenschwestern an jede Schule, um bei allen Schülern Gesundheitstests durchzuführen. Aber ich war die einzige, die in einen winzigen Raum hereingerufen wurde. In ihm guckten mich alle Krankenschwestern mit einem besorgten Blick an. Ich werde diesen Tag nie vergessen. Sie baten mich, mich nach vorn zu beugen und bestätigten, dass ich Skoliose hatte. Ich wurde ins Zentralkrankenhaus geschickt und bekam dort vom Arzt ein Korsett verschrieben, um die Erkrankung zu stabilisieren.

Anfangs war es sehr schmerzhaft, das Korsett zu tragen. Die harte Plastikkante des Korsetts schnitt mir immer ins Fleisch, ganz besonders auf beiden Seiten der Hüften. Es tat sogar schon weh, wenn ich meinen Körper leicht bewegte, vom Gehen ganz zu schweigen. Im Laufe der Zeit löste sich das Fleisch auf und die darüber liegende Haut wurde lose und vom Scheuern des Korsetts entstellt. Da ich das Korsett fast 23 Stunden am Tag tragen musste, veränderte sich die Haut innerhalb des Korsetts und pellte sich immer mehr. Der Schweiß, der im Korsett zurückgehalten wurde, verschlimmerte alles nur noch. Der Geruch war fürchterlich, und ich kann mich noch heute an ihn erinnern. Mir war immer sehr heiß, und es begann überall zu jucken, wenn ich anfing zu schwitzen. Aber sobald ich mich kratzte, bereute ich es auch schon. Da sich die unter dem Korsett liegende Haut verschlechtert hatte und so brüchig und schwach geworden war, konnte ein einmaliges Kratzen sie schon einfach aufreißen. Aus der Wunde trat dann oft ein gelblicher Ausfluss, und manchmal auch Blut aus. Dies verschlimmerte den Geruch sogar noch. Ich fühlte mich wie eine wandelnde Leiche. Der Doktor vermochte nichts dagegen zu unternehmen. Sogar ich selbst verabscheute meinen eigenen Körper. Aber ich konnte ohne das Korsett nicht weitermachen. Ich musste mich selbst immer wieder zwingen, es zu tragen. Es war damals meine einzige Hoffnung, einer Operation entgehen zu können.

Als ich dann auf der weiterführenden Schule war, hatte sich meine Persönlichkeit schon verändert. Ich wurde ruhig und habe mich einfach immer irgendwo versteckt. Jeder, sogar die Lehrer, guckten mich komisch an. Es war dieser seltsame, mitleidige Blick, den sie mir zuwarfen, und bei dem ich mich immer wie ein Freak fühlte. Dadurch, dass ich so isoliert war, wurde ich schnell das Ziel von Hänseleien. In den Augen meiner Mitschüler war ich nur ein Freak. Ich machte dies alles, allein und still, in einem Alter von 13 Jahren durch. Das Tragen des Korsetts traf nicht meinen Körper am härtesten, sondern mein Herz.

Als ich 19 Jahre alt war, entließ mich mein Arzt. Er sagte, dass sich mein Zustand stabilisiert habe, und ich das Korsett nun nicht mehr bräuchte. Dies war der glücklichste Tag meines Lebens. Kurz darauf erholte sich meine Haut vollständig und wurde samtweich. Aber die Rückenschmerzen, die ich auch schon beim Tragen des Korsetts hatte, quälten mich weiterhin. Ich versuchte Massagen, Wärmetherapien und Pflaster, aber all dies verschaffte mir nur kurzfristig Linderung. Als ich 24 war, ging ich wieder zu meinem Arzt, der mittlerweile eine eigene Praxis im Mount Elizabeth Hospital hatte. Aber er meinte, dass ich eine Skoliose hätte, die nicht behandelt werden könnte. Ich müsste die schlimmen Rückenschmerzen einfach ertragen.

Im Jahre 2009 befahl Gott mir, nachts aufzustehen, um nach meinen E-Mails zu gucken. Ich verstand dies anfangs nicht, da ich nur selten meine E-Mails überprüfe. Aber ich gehorchte. Und ich sah Dr. Kevin Laus Webseite. Es öffnete mit die Augen, und es schien mir zu gut, um wahr zu sein. Zweifel und Ängste kamen in mir hoch.

All die lange Zeit hatte ich mich damit abgefunden, in Hoffnungslosigkeit zu leben. Und plötzlich tauchte Hoffnung wie aus dem nichts auf. Ich musste einfach den Schritt nach vorne wagen und auf diese Hoffnung aufbauen. Jeder um mich herum war dem gegenüber äußerst skeptisch. Nach Monaten brachte ich endlich den Mut auf, um bei Dr. Laus Klinik anzurufen.

Bei meinem ersten Besuch ist Dr. Lau freundlich, bescheiden und fürsorglich. Aber es ist das Vertrauen in ihn, meine Skoliose korrigieren zu können, dass mich an ein Wunder glauben lässt. Für mich ist er die Inspiration in Person. Ich nahm kurzerhand an einem Programm für die Korrektur meiner Wirbelsäule teil. Ich war sehr engagiert. Er brachte mir bei, dass auch Bewegung und Ernährung eine wichtige Rolle spielen. Er konnte mir Bücher ausleihen, die mir sehr viel über meine Selbstheilungskräfte beibrachten. Er zeigte unglaublichen Einsatz bei der Beantwortung meiner Fragen. Außerdem veröffentlicht Dr. Lau fleißig Artikel auf seiner Webseite und seinem Gesundheitsblog, nur um seine Patienten um deren Gesundheit willen weiterzubilden. Radio, Fernsehstationen und Zeitungen interviewten ihn schon. Sein Buch enthält all das, worüber Skoliosepatienten ausführlich Bescheid wissen müssen. Es enthielt außerdem evolutionäre Wahrheiten, die unsere Gesundheit in großem Umfang verbessern werden.

Während der Behandlung verbesserte sich meine Körperhaltung radikal, und ich stehe nicht mehr in gebückter Haltung herum. Ich befolgte die von ihm empfohlene Diät, und ich spüre großartige Veränderungen. Meine Sehstärke verbesserte sich innerhalb von sechs Monaten von 5 auf 4,5 Dioptrien. Meine Ausdauer hat sich enorm erhöht, und ich bin nicht mehr so schnell müde und erschöpft. Ich werde auch nicht mehr so schnell krank wie früher. Meine Haut hat sich derart verbessert, dass ich kein Make-up mehr benötige. Es bemerkt auch jeder, dass ich größer geworden bin. Aber am allerwichtigsten ist, dass ich mein Selbstbewusstsein wiedergewonnen habe.

Nach sechs Monaten Behandlung hat sich die obere Verkrümmung meiner s-förmigen Wirbelsäule von 36 auf 30 Grad zurückgebildet. Die untere Verkrümmung verbesserte sich von 35 auf 26 Grad. Diese Gesamtsumme von 15 Grad ist ein Wunder für mich. Meine Hoffnungen haben sich erfüllt. Ich bin Dr. Lau zu sehr großem Dank verpflichtet.

Nicht nur, dass er meine Skoliose korrigierte, vermittelte er mir auch noch diesen unnachgiebigen, positiven Glauben, der meine gesamte Lebenseinstellung veränderte. Alles ist möglich, wenn Sie es wagen, daran zu glauben."

— *Colleen M. (29 Jahre)*

KAPITEL 20

Alles zu einen großen Ganzen zusammenfügen – Wie man dieses Buch benutzt

> *Das Geheimnis beim Weiterkommen ist es, erst einmal anzufangen.*
>
> — **Mark Twain**

So wie ich jetzt langsam zum Ende meiner Herzensangelegenheit gelange, weiß ich nun, dass eine Menge aufzunehmen und zu verarbeiten ist.

Ich weiß außerdem auch, dass Sie jetzt am liebsten sofort damit anfangen wollen, Ihre Skoliose zu korrigieren. Sehen Sie trotzdem bitte davon ab, sofort mit dem Trainingsabschnitt dieses Buches anzufangen, bevor Sie nicht die ernährungstechnischen Aspekte aufgenommen und verstanden haben.

Die Einsichten, die Sie aus dem Ernährungsabschnitt dieses Buches gewinnen werden, werden das biochemische Ungleichgewicht, das zu Ihrer Skoliose beiträgt, behandeln; die Übungen und Dehnungen werden Ihnen bei den strukturellen Ungleichgewichten, die ja schon in Ihrer Wirbelsäule vorhanden sind, helfen. Diese beiden zusammen, Ernährung und Bewegung, sind nämlich ein "dynamisches Duo", und sie beziehen ihre Stärke aus ihrer Partnerschaft, anstatt als Einzelkämpfer weniger Erfolge zu verzeichnen.

Fühlen Sie sich weiterhin nicht dazu gezwungen, alle Veränderungen, die ich in diesem Buch präsentiert habe, über Nacht anzunehmen. Ihre Skoliose ist ja auch nicht über Nacht entstanden, weswegen der Heilungsprozess wiederum auch nicht über Nacht vollzogen werden kann. Rom wurde Ziegel um Ziegel erbaut, und genauso wird auch Ihre Wirbelsäule Zelle um Zelle wieder aufgebaut.

Rechnen Sie eher damit, dass die Veränderungen anfangs langsam von statten gehen werden. Halten Sie sich langfristig an Ihren Ernährungs- und Trainingsplan, anstatt es direkt schnell und intensiv zu überstürzen. Glauben Sie mir, wenn Sie schrittweise auf gesündere Nahrungsmittel umsteigen, dann werden Ihre Geschmacksknospen reifen und damit anfangen, das gesunde Essen dem zuckerhaltigen und frittierten Zeug aus der Vergangenheit vorzuziehen. Aufgrund der jahrelangen Erfahrung mit meinen Patienten kann ich Ihnen sagen, dass die meisten von ihnen sich als sehr wählerische Esser herausstellten. Aber nachdem sie mein Programm befolgt haben, bevorzugen sie auch die gesunden Lebensmittel anstelle von Fertiggerichten oder Junk-Food. Aber dies benötigt Zeit.

Ein Naturheilkundler oder Ernährungswissenschaftler, der mit dem Metabolic Typing® vertraut ist, wird Ihnen dabei helfen, diesen Übergang so sanft wie möglich zu vollziehen. Das Schöne hierbei ist jedoch, dass je mehr positive Veränderungen Sie im Hinblick auf Ihre Ernährungs- und Trainingsangewohnheiten machen, desto besser werden Sie sich fühlen, und desto mehr Energie werden Sie zur Verfügung haben, um fröhlich Ihre Reise von der Skoliose bis zur Gesundheit zu beschreiten.

Nachdem Sie die vormals beschriebene Vorgehensweise, um Ihre Verkrümmung und die mit ihr verbundenen Stellen mit Muskelverspannungen und Schmerzen zu lokalisieren sowie einzuzeichnen, durchgeführt haben, ermutige ich Sie nun dazu, dieses Buch zu einem Chiropraktiker, Osteopathen oder

Rückenspezialisten, der mit Skoliose vertraut ist, mitzunehmen, um ausführlich das geeignete Trainingsprogramm für Ihre Art von Skoliose zu besprechen.

Fragen Sie aber auf jeden Fall Ihren Rückenspezialisten nach Anleitung, bevor Sie mit dem Trainieren anfangen. Falls Sie eine schwere Osteoporose, Nerven- oder Gelenkschmerzen haben, suchen Sie sicherheitshalber Ihren Therapeuten auf, bevor Sie dieses oder jedwedes andere Programm beginnen.

Auf den folgenden Seiten habe ich das Buch in einen handlicheren Aktionsplan für Anfänger und fortgeschrittene Leser eingeteilt.

Anfänger können sofort die geeigneten Grundlagen für einen gesunden Ernährungs- und Trainingsplan zusammenstellen. Versuchen Sie die dargestellten Empfehlungen über einen Zeitraum von ein bis drei Monaten (oder vielleicht sogar länger) in Ihrem eigenen Tempo zu befolgen, bevor Sie mit dem Fortgeschrittenen-Abschnitt beginnen. Achten Sie genau auf die Signale Ihres Körpers. Er könnte Ihnen etwas mitteilen wollen. Behalten Sie außerdem alle Veränderungen, die Sie an Ihrem Körper bemerken, im Auge, und passen Sie Ihren Plan an, oder optimieren Sie ihn entsprechend.

Wenn Sie erst einmal mit den Empfehlungen des Aktionsplans für Beginner vertraut sind, dann wird es Zeit, die Erfordernisse Ihres Körpers für eine optimale Gesundheit im Aktionsplan für Fortgeschrittene herauszuarbeiten. In diesem Stadium sollten Sie einen regelmäßigen Trainingsplan sowie eine ungefähre Idee davon haben, welche Nahrungsmittel gut, und welche schlecht für Sie sind. Dieser Teil des Programms wird es von Ihnen erfordern, zu wissen, wie Ihr Körper funktioniert. Sie könnten sogar von seiner erstaunlichen Fähigkeit, sich anzupassen und selbst zu heilen, überrascht sein, während Sie weiter nach einer optimalen Gesundheit streben.

Ernährungsplan für Anfänger

☐   Zuallererst führen Sie Schritt für Schritt die Anweisungen des Skoliosetests für Zuhause auf Seite 38 aus, um herauszufinden, ob Sie Skoliose haben. Beantworten Sie die Fragen, und zeichnen Sie dann auf der Seite 42 (Abb. 4) ein, was Ihnen aufgefallen ist.

☐   Fangen Sie schrittweise damit an, alle industriell verarbeiteten Nahrungsmittel und metabolischen Disruptoren, die in Tabelle 4 auf der Seite 400 aufgelistet sind, aus Ihrer Ernährung zu entfernen, sogar noch bevor Sie Ihren Metabolic Type® erfahren.

☐   Vermeiden Sie unter allen Umständen industriell verarbeitete Lebensmittel, Zucker, Weißmehl, Geschmacksverstärker und alle künstlichen Süß- und Farbstoffe. Wählen Sie stattdessen lieber Vollwertkost oder heimisch angebaute, saisonale Nahrungsmittel.

☐   Beginnen Sie damit, die Zufuhr von Zucker und ausgemahlenem Getreide zu reduzieren, mit dem Ziel, diese später vollständig aus der Ernährung zu verbannen. Bei einer schlimmen Skoliose von über 40 Grad oder fortschreitenden Krümmungen bei Jugendlichen während der Wachstumsphase empfehle ich, auf jegliches Getreide zu verzichten.

☐   Stellen Sie Ihren Metabolic Type® fest, indem Sie den Fragebogen in dem Buch **The Metabolic Typing Diet: Customize Your Diet to Your Own Unique Body Chemistry** (dt. etwa "Die Metabolic Typing Diät: Passen Sie Ihre Ernährung Ihrer einzigartigen Körperchemie an) ausfüllen und dementsprechend essen. Dies wird Ihnen zeigen, welche Nahrungsmittel in welchen Mengen Sie für Ihre individuelle Körperchemie zu sich nehmen sollten. Ich empfehle Ihnen, einen Ernährungsberater, der Erfahrung mit dem "Metabolic Typing® hat, aufzusuchen, da dieser einen genaueren computergestützten Test durchführen kann.

☐ Stellen Sie sicher, dass Sie ausreichend gesunde Fette zu sich nehmen, darunter auch diejenigen aus tierischer Herkunft, so dass Sie bestenfalls Ihre Zufuhr an Omega-3-Fettsäuren steigern und Ihre Zufuhr an Omega-6-Fettsäuren von Pflanzen- und Leinsamenöl verringern.

☐ Lernen Sie, irgendeine Art von traditionell fermentierter Nahrung herzustellen, und verzehren Sie diese regelmäßig. Dies hilft Ihnen dabei, die Gesundheit Ihrer Verdauung und die Fähigkeit, die von Ihnen aufgenommene Nahrung zu verwerten, wiederherzustellen.

☐ Fangen Sie damit an, fermentierte Nahrungsmittel wie Kefir und kultiviertes Gemüse zu genießen. Kefir und Sauerkraut sind am einfachsten herzustellen, während Kimchi und Natto ein bisschen mehr Zeit und Aufwand benötigen.

☐ Machen Sie es sich zur Angewohnheit, jeden Tag mindestens zehn bis 15 Minuten in der Sonne zu sein. Das Ziel ist hier, eine gesunde Bräune zu kriegen ohne dabei Verbrennungen zu erleiden!

Trainingsplan für Anfänger

☐ Zeichnen Sie Ihre Muskelverspannungen, basierend auf Ihrer Skoliose, auf Seite 225 (Abb. 13) ein. Tragen Sie dann anschließend Ihre Symptome mit Hilfe des Schlüssels, der auf der Seite 227 (Abb. 15) zu finden ist, ein.

☐ Finden Sie die Triggerpunkte, die in den Muskelgruppen Ihres Körpers verteilt sind, und fangen Sie an, sie mit Hilfe der Methoden, die auf der Seite 350 erläutert werden, zu bearbeiten. Benutzen Sie das Körperschaubild auf der Seite 355 (Abb. 59), um die von Ihnen gefundenen Triggerpunkte festzuhalten.

☐ Wenn Sie erst einmal Ihre Skoliose auf Seite 225 (Abb. 13) eingezeichnet haben, dann werden Sie eine gute Vorstellung davon bekommen haben, welche Rückenmuskeln sich verspannt anfühlen. Setzen Sie sich nun daran, jede einzelne Dehn- und Kraftübung in diesem Buch, die für Ihre Skoliose geeignet ist, durchzuführen.

☐ Falls Sie sich nicht sicher sind, welche Übung Sie machen sollten, dann probieren Sie einfach die Übungen wie beschrieben auf beiden Seiten des Körpers aus, um herauszufinden, welche Stellen angespannt sind, welche mehr gedehnt werden müssen, oder welche Muskeln schwach sind und einer Stärkung bedürfen.

☐ Fangen Sie mit einem regelmäßigen Trainingsplan an, bei dem Sie für mindestens 30 Minuten pro Tag trainieren, indem Sie zuerst Dehnübungen machen und dann zu den Kernstabilitäts-Tests und den Übungen für das Körpergleichgewicht übergehen.

☐ Beginnen Sie wie es in den Kapiteln 14, 15 und 16 beschrieben, die angespannten Muskeln zu Dehnen und die schwachen Muskeln zu stärken, während Sie die Verbesserung mit jeder Übungseinheit beobachten. Ein Trainingstagebuch könnte in dieser Situation hilfreich sein. Versuchen Sie, im Laufe der Zeit das selbe Maß an Beweglichkeit und Kraft für beide Körperseiten zu erreichen.

☐ Falls die Übungen anfangs noch zu schwer sein sollten, dann sollten Sie versuchen, regelmäßig zu schwimmen. Es ist eine der besten Sportarten für Ihre Skoliose und außerdem noch eine hervorragende Möglichkeit, Ihre tägliche Dosis Vitamin D von der Sonne zu erhalten.

Ernährungsplan für Fortgeschrittene

☐ Machen Sie sich mit den Lebensmitteln vertraut, die für Ihren Metabolic Type® geeignet sind. Kopieren Sie die Einkaufsliste auf Seite 391, und streichen Sie alle Lebensmittel durch, die Sie nicht mögen, oder gegen die Sie allergisch sind. Fertigen Sie vier Kopien dieser Liste an. Befestigen Sie eine am Kühlschrank, verwahren Sie eine im Büro auf und eine weitere im Auto. Für den Einkauf haben

Sie eine in Ihrer Handtasche oder Ihrem Portemonnaie parat. Sehen Sie sich diese Einkaufsliste durch, und Sie werden Sie bald in und auswendig kennen.

☐ Füllen Sie das Ernährungs-Eintragsformular ungefähr zwei bis drei Stunden nach jeder Mahlzeit aus. Im Grunde genommen kommuniziert Ihr Körper auf drei verschiedenen Wegen mit Ihnen: 1) durch Ihren Appetit und Ihren Heißhunger, 2) durch Ihre Energie-Level, und 3) durch Ihr mentales und emotionales Wohlbefinden. Innerhalb einige Stunden nachdem Sie die für Ihren Metabolic Type® geeigneten Nahrungsmittel gegessen haben, sollten Sie sich besser als vorher fühlen.

☐ Stimmen Sie Ihre Ernährung fein ab. Falls sie bei einer gegebenen Mahlzeit fortwährend negative Reaktionen bemerken, sollten Sie den Anteil von Fett und Eiweiß bei dieser Mahlzeit jeden Tag schrittweise erhöhen. Wenn Sie eine Verschlimmerung der Symptome oder keine Verbesserung bemerken, dann reduzieren Sie die Fett- und Eiweißzufuhr wieder auf Ausgangsniveau, und probieren Sie stattdessen schrittweise den Kohlenhydratanteil zu erhöhen.

☐ Mittlerweile sollte sich Ihre Haut auch schon daran gewöhnt haben, regelmäßig der Sonne ausgesetzt zu sein. Erhöhen Sie nun die Zeit Ihres Sonnenbads auf 30 Minuten. Die Morgen- oder Nachmittagssonne ist am besten geeignet, um die intensive Strahlung am Mittag zu vermeiden.

Trainingsplan für Fortgeschrittene

☐ Die Kernstabilität ist sehr wichtig für Ihre Wirbelsäule. Wir haben diesen Abschnitt bereits in ein Trainingsprogramm für Anfänger und eins für Fortgeschrittene aufgeteilt. Fangen Sie an, indem Sie Ihre Kernstabilität zuerst auf dem Anfängerniveau testen. Falls Ihre Kernstabilität schwach ist, dann üben Sie diesen Test weiterhin solange, bis er bequem durchzuführen ist, bevor Sie zu den Kernstabilitäts-Übungen für Fortgeschrittene übergehen. Denken Sie daran, dass es nicht das Ziel ist, einen Sixpack zu bekommen, da die Bauchmuskeln nur eine der vielen Muskelgruppen sind, die zur Stabilität des Kerns beitragen. Damit der Kern stark ist, müssen alle Muskeln im Gleichgewicht sein, um eine geeignete Stützung der Wirbelsäule zu gewährleisten.

☐ Idealerweise sollten Sie alle Übungen zur Körperausrichtung vor dem Spiegel oder unter der Anwesenheit einer anderen Person durchführen, die Sie beobachtet und etwaige Fortschritte bei Ihnen festhalten kann.

☐ Erhöhen Sie den Schwierigkeitsgrad der Übungen, indem Sie mehr Gewicht drauf packen oder eine instabile Oberfläche wie etwa ein Balance- oder Wobble-Board benutzen.

☐ Wenn Sie beim Training eine Grenze erreichen, an dem Ihr Fortschritt stagniert, machen Sie sich keine Sorgen. Es bedeutet nicht notwendigerweise, dass Sie härter an sich arbeiten oder mehr Training machen müssen. Versuchen Sie einfach, mehr Abwechslung rein zu bringen, in dem Sie Ihren Workout-Plan variieren. Probieren Sie neue kardiovaskuläre Aktivitäten aus, oder benutzen Sie einfach Hanteln, falls Sie vorher nur Krafttraining an Maschinen absolviert haben. Veränderungen im Trainingsplan werden den Körper überraschen und zwingen ihn so, sich anzupassen, wodurch Sie immer fitter werden.

☐ Es ist außerdem wichtig, die in Kapitel 17 beschriebene Trainingsausrüstung zu benutzen, um die bestmöglichen Resultate zu erzielen. Bei leichten Verkrümmungen von unter 20 Grad empfehle ich die Inversionsbank. Bei Verkrümmungen von mehr als 20 Grad empfehle ich das Dynamic Brace System und ein Vibrationsgerät, die über einen Heilpraktiker oder die betreffenden Hersteller, die im Quellenabschnitt für die Leser aufgeführt sind, bezogen werden können.

☐   Lassen Sie sich mindestens sechs Monate Zeit, in denen Sie trainieren und Ihrem Stoffwechsel entsprechend essen, bevor Sie Ihren Fortschritt entweder mit Vorher-Nachher-Fotos oder durch vor und nach der Behandlung angefertigten Röntgenbildern beurteilen. Sehr wahrscheinlich wird die Korrektur langsam von statten gehen, aber mit Beharrlichkeit und Entschlossenheit werden Sie Ihr Ziel erreichen.

KAPITEL 21

Quellenabschnitt für Leser

D ie folgenden Bücher, Webseiten, Organisationen und Ausrüstungsartikel könnten für Menschen mit Skoliose interessant sein. Sie sind außerdem herzlich dazu eingeladen, einen Blick in den letzten Teil dieses Buches zu werfen, in dem all die Quellenangaben aufgelistet sind, auf die ich mich bezog, um es zu verfassen. Hier finden Sie auch die Titel von vielen weiteren Artikeln oder Büchern, die sich mit der Rückengesundheit beschäftigen.

Zentrum für Wirbelsäulenkorrektur

Dr. Kevin Lau

302 Orchard Road #10-02A

Singapore 238862

Telefon: (+65) 6884 9820

Email: **support@scoliolife.com**

Website: **www.Scoliolife.com**

Blog: **http://drkevinlau.blogspot.com**

Rufen Sie uns an oder schicken Sie uns eine E-Mail, um mehr über das Skoliosekorrektur-Programm oder die professionelle "Metabolic Typing®-Beurteilung von Dr. Kevin Lau zu erfahren.

Informationen für Menschen, die nicht in Singapur leben

Die Patienten kommen aus ganz Südostasien, um das Zentrum für Wirbelsäulenkorrektur in Singapur zu besuchen. Für das Skoliosekorrektur-Programm muss der Patient zuerst vor Ort einen Besuch abstatten, um sich einer umfassenden körperlichen Untersuchung zu unterziehen, die für alle neuen Patienten benötigt wird. Es gibt sechs weitere Treffen, welche eigentlich sehr praxisbezogene Sitzungen sind und deshalb auch in unserem Büro durchgeführt werden müssen. Nachdem diese sechs Besuche in unserem Büro stattgefunden haben, dürfen Sie alle weiteren Sitzungen mit Dr. Lau via Telefon abhalten, während Sie die Skoliosekorrektur zu Hause mit der nötigen Ausstattung durchführen. Es gibt jedoch auch Fälle, bei denen es ratsam ist, dass der Patient nochmal ins Büro zurückkommt.

Die "Metabolic Typing®-Beurteilung kann über E-Mail oder Telefon durchgeführt werden. In dieser Ersten von zahlreichen Sitzungen, werden Sie die Resultate Ihres "Metabolic Typing®-Fragebogens mit Dr. Lau durchgehen. Während dieses Entdeckungsprozesses werden Sie Feedback erhalten, wie Ernährung direkten Einfluss auf Ihre Gesundheit haben kann, und wie Sie einfache Änderungen vornehmen können, die die Grundlage Ihres neuen, gesunden Lebensstils bilden werden. Es werden außerdem auch ernährungstechnische Faktoren behandelt, die zu Skoliose führen können.

Wenn Sie mehr über die Produkte von "Health In Your Hands" wie etwa die Übungs-DVD, das Hörbuch und ScolioTrack für das iPhone herausfinden möchten, besuchen Sie einfach: **www.Scoliolife.com**.

Bücher

The Metabolic Typing Diet: Customize Your Diet to Your Own Unique Body Chemistry (dt. etwa "Die Ernährung der metabolischen Typisierung: Passen Sie Ihre Ernährung Ihrer eigenen, einzigartigen Körperchemie an")

William L. Wolcott, with Trish Fahey

In dem Buch "The Metabolic Typing Diet" stellen Wolcott und die gefeierte Wissenschaftsautorin Trish Fahey Selbsttests vor, mit denen Sie Ihren eigenen Metabolic Type® herausfinden können, um so zu bestimmen, welche Art von Ernährung am besten für Sie funktionieren wird. Es könnte fettarme, kohlenhydratreiche Ernährung aus Pasta und Getreide, eine fett- und proteinreiche Ernährung, die sich auf Fleisch und Meeresfrüchte konzentriert oder alles, was dazwischen liegt, sein. In dem es genau beschreibt, welche Nahrungsmitteln in welchen Kombinationen gut für Sie sind, offenbart The Metabolic Typing Diet zumindest die Geheimnisse, um unerwünschte Pfunde loszuwerden und eine langanhaltende, hervorragende Vitalität zu erreichen.

Ernährung und körperlicher Abbau

Dr. Weston A. Price

Weston Price und seine Ehefrau reisten fast zehn Jahre um die ganze Welt, um das Geheimnis der Gesundheit zu finden. Anstatt sich Menschen mit Krankheitssymptomen zu widmen, hat sich dieser anerkannte Zahnarzt und zahnärztliche Forscher auf gesunde Individuen spezialisiert, um zu verstehen, wie diese eine so unglaubliche Gesundheit erreichen konnten. Dr. Price besuchte Hunderte von Städten in 14 verschiedenen Ländern auf der Suche nach gesunden Menschen. Er bereiste einige der entlegensten Winkel auf dieser Erde. Er beobachtete perfekte Zahnbögen, minimale Zahnfäule, eine hohe Immunität gegenüber Tuberkulose sowie generell eine exzellente Gesundheit bei den Menschengruppen, die Ihre traditionellen, heimischen Nahrungsmittel zu sich nahmen. Er fand heraus, dass, als diese Menschen mit modernen Lebensmitteln wie Weißmehl, Zucker, raffinierten Pflanzenölen und Konservennahrung konfrontiert wurden, sich deren gesundheitlicher Zustand rasch verschlechterte.

Organisationen

The Weston A. Price Foundation (dt. "Die Weston A. Price-Stiftung")

PMB Box 106-380
4200 Wisconsin Avenue, NW
Washington, DC 20016
Email: info@westonaprice.org
Website: www.westonaprice.org

Die Weston A. Price Foundation ist eine gemeinnützige Organisation für Ernährungsbildung, die sich der Fortführung von Dr. Prices Schaffen verschrieben hat, wieder nährstoffreiche Nahrungsmittel in unsere Ernährung aufzunehmen. Ihre Webseite bietet eine ganze Reihe schlüssiger wissenschaftlicher Artikel über die Vorzüge von althergebrachten Nahrungsmitteln, die auf Forschungen basieren, welche nicht durch das große Geld der Agrar- oder Pharmaunternehmen beeinflusst wurden.

Price-Pottenger Nutrition Foundation (dt. etwa "Price-Pottenger Stiftung für Ernährung")

7890 Broadway
Lemon Grove, CA 91945
U.S.A.
Email: info@ppnf.org
Website: www.ppnf.org

PPNF widmet sich dem Prinzip, dass die Ernährung von gesunden, unzivilisierten Menschen unser Führer für ein gesundes Leben im 21. Jahrhundert sein muss. Die Stiftung hat es sich zur

Pflicht gemacht, die Forschungsarbeit von Price und Pottenger zu bewahren, sie vor Missbrauch sowie Falschinterpretation zu schützen und historische, anthropologische sowie wissenschaftliche Informationen über Ernährung, Diäten und Gesundheit, von der Empfängnis bis zum hohen Alter, zu sammeln, koordinieren und zu verbreiten.

Webseiten

www.Scoliolife.com

Für mehr Informationen über das personalisierte Skoliosekorrektur-Programm mit Dr. Kevin Lau und die Begleit-Übungs-DVD, das Hörbuch und die ScolioTrack App für das iPhone.

Einkaufsliste		
	Kohlenhydrat-Typ	**Protein-Typ**
Fleisch/ Geflügel	**Leichtes Fleisch:** Hühnchenbrust, Truthahnbrust, mageres Schweinefleisch, Schinken, hin und wieder rotes Fleisch, oder vermeiden Sie dies am besten ganz.	**Hoher Puringehalt:** Innereien, Pastete, Rinderleber, Leber vom Huhn, Schweineleber **Mittlerer Puringehalt:** Speck, Hähnchenschenkel, Ente, Geflügel, Gans, Niere, Lamm, Schweinekotelett, Spareribs, Truthahn, Kalbfleisch, Wild
Meeresfrüchte	**Magerer Fisch:** Katzenfisch, Kabeljau, Flunder, Schellfisch, Heilbutt, Barsch, junger Kabeljau, Seezunge, Forelle, Thunfisch, Steinbutt	**Hoher Puringehalt:** Sardellen, Kaviar, Hering, Muscheln, Sardine **Mittlerer Puringehalt:** Meerohr, Muscheln, Flusskrebs, Hummer. Makrele, Krake, Austern, Lachs, Jakobsmuschel, Shrimps, Tintenfisch
Eier	Hühnereier, Wachteleier	Hühnereier, Wachteleier, Fischroggen, Kaviar
Milchprodukte	**Fettfrei/Fettarm:** Käse, Hüttenkäse, Kuh- oder Ziegenmilch, Kefir, selbstgemachter Joghurt	**Fettreich:** Kuh- oder Ziegenmilch, Kefir, selbstgemachter Joghurt, Weichkäse, Sahne, Hüttenkäse
Fette	Sparsam verwenden **Zum Kochen:** Butterfett, natives Kokosnussöl extra, konservierte Kokosnussmilch, Butter von Ziegen oder Kühen **Für Salate (nicht fürs Kochen):** natives Olivenöl extra, Leinsamenöl, Hanfsamenöl, Nussöle, Samenöle	In Ordnung **Zum Kochen:** Butterfett, natives Kokosnussöl extra, konservierte Kokosnussmilch, Butter von Ziegen oder Kühen **Für Salate (nicht fürs Kochen):** natives Olivenöl extra, Leinsamenöl, Hanfsamenöl, Nussöle, Samenöle

	Kohlenhydrat-Typ	Protein-Typ
Gemüse	hoher glykämischer Index: Kartoffeln, Kürbis, Steckrübe, Süßkartoffeln mittelhoher glykämischer Index: Rote Beete, Mais, Aubergine, Okra, Pastinake, Rettich, Speisekürbis, Zucchini Niedriger glykämischer Index: Brokkoli, Kohlsprossen, Kohl, Mangoldgemüse, Blattkohl, Gurken, Knoblauch, Grünkohl, Kai-lan und anderes chinesisches Grünzeug, Blattgemüse, Zwiebeln, Petersilie, Peperoni, Frühlingszwiebeln, Sprossen, Tomaten, Brunnenkresse	nicht Stärkehaltig: Spargel, Bohnen (frisch), Blumenkohl, Sellerie, Pilze, Spinat mittelhoher glykämischer Index: Artischocken, Karotten, Erbesen, Kartoffeln (nur in Butter frittiert), Speisekürbis
Früchte	hoher glykämischer Index: Bananen, Mangos, Papaya, Durian, Lychee und andere tropischen Früchte mittelhoher glykämischer Index: Äpfel, Aprikosen, Trauben, Melonen, Pfirsiche, Birnen, Orangen, Pflaumen, Ananas, Kiwi, Drachenfrucht, Passionsfrucht, Granatäpfel, Guaven niedriger glykämischer Index: Blaubeeren, Schwarzbeeren, Erdbeeren, Himbeeren, Grapefruit, Zitronen, Limonen, Kirschen, grüne Äpfel, unreife, grüne Kokosnüsse (nur das Fruchtmark)	hoher glykämischer Index: nicht vollständig reife Bananen niedriger glykämischer Index: Avocados, Oliven, unreife Äpfel oder Birnen

Tabelle 3: Einkaufsliste für Ihren Metabolic Type®

Zehn einfache Möglichkeiten, wie Sie gesunde Lebensmittel in Ihrem Supermarkt einkaufen

Wir haben es alle schon mal getan. Wir sind zu spät. Wir hatten einen langen Tag auf der Arbeit, und es gibt keine Lebensmittel im Haus, so dass wir schnell durch den Supermarkt sprinten und alles Mögliche hektisch in den Einkaufswagen werfen, nur um so schnell wie möglich rauszukommen.

Es liegt halt an den leichtfertigen, hektischen Einkäufen, bei denen sorglos alles in den Einkaufswagen geschmissen wird, was uns gerade in die Finger kommt, dass wir unserem Körper Schäden zufügen. Wir schnappen uns für gewöhnlich Produkte, die einfach zuzubereiten sind und gut schmecken. Unglücklicherweise sind es genau diese Produkte, die dazu neigen, in hohem Maße industriell verarbeitet und vollgepackt mit Zucker und Salz zu sein!

Falls Sie nun wie die meisten Menschen ticken, dann denken Sie höchstwahrscheinlich, dass Sie nicht die Zeit und das Geld haben, um sich gesunde Nahrungsmittel zu kaufen. Oder Sie denken, dass, wenn Sie gesund essen möchten, für den Einkauf zu einem speziellen Bioladen fahren müssen. Werfen Sie diese Ausreden am besten alle über Bord. Ihr örtlicher Lebensmittelladen bietet im Durchschnitt ungefähr 40.000 Produkte an, und viele davon sind gesunden Alternativen zu dem, was in Ihrem Einkaufswagen liegt.

Wir zeigen Ihnen nun zehn Wege, wie Sie bequem gesunde Lebensmittel einkaufen können, ohne Ihr Budget zu überziehen oder Zeit zu verschwenden, während Sie nach einem Bioladen suchen.

1. **Kaufen Sie mit einer Einkaufsliste ein!**
   Irren Sie nicht einfach ziellos im Laden umher. Wissen Sie genau, was Sie benötigen, und halten Sie es auf einer Einkaufsliste fest, die Sie leicht während des Einkaufens lesen können. Wenn Sie nur jeden Tag ein bisschen Zeit dafür aufwenden, diese Liste zusammenzustellen, dann

werden Sie später im Lebensmittelladen Zeit sparen. Außerdem ist es hilfreich, seinen Lebensmittelladen zu kennen und die Nahrungsmittel nach den Abteilungen, in denen Sie gefunden werden können, zu kategorisieren. Auf diese Weise vermeiden Sie unnötige Wege, wenn Sie plötzlich realisieren, dass Sie etwas in der Abteilung für Milchprodukte vergessen haben. Eine Einkaufsliste zu erstellen, schützt Sie außerdem vor den Verlockungen der Junk-Food-Abteilung und somit auch vor den ungesunden Lebensmitteln, die vollgepackt mit leeren Kalorien und Zucker sind.

2. **Gehen Sie nicht mit leerem Magen einkaufen!**

   Sie wissen, dass das eine schlechte Idee ist. Wenn Sie erst einmal durch die Gänge wandern, und Ihr Magen fängt an zu knurren, dann neigen Sie dazu, alles mitzunehmen, was in Ihren Blick gerät! Wenn Sie aber sicher stellen, dass Sie mit vollem Magen einkaufen gehen, dann ist die Wahrscheinlichkeit wesentlich geringer, dass Sie sich Lebensmittel kaufen die schlecht für Sie sind, oder die Sie nicht brauchen. Dies ist nicht nur gut für Ihre Gesundheit, sondern schont auch Ihren Geldbeutel. Falls Sie nicht nach einer Mahlzeit einkaufen können, trinken Sie wenigstens ein Glas Wasser vorher, um den Hunger ein wenig zu stillen.

3. **Kaufen Sie frische Nahrungsmittel!**

   Nichts könnte offensichtlicher sein, wenn es darum geht, gesund zu essen. Indem Sie frische Nahrungsmittel wie Gemüse oder Obst in Ihre Liste aufnehmen, können Sie sehr einfach Ihre Versorgung mit den notwendigen Vitaminen und Mineralien sicher stellen. Werfen Sie einfach einen Blick in Ihren Einkaufswagen oder Einkaufskorb. Wenn mehr als die Hälfte ihrer Einkäufe aus Kartons oder Konservendosen besteht, dann müssen Sie Ihre Auswahl neu überdenken und sich auf den Weg zu den frischen Lebensmitteln machen.

4. **Kaufen Sie in den äußeren Gängen des Lebensmittelladens ein!**

Wenn Sie auf der Suche nach den frischesten Lebensmitteln sind, dann hilft es, die zentralen Abteilungen zu vermeiden, sofern es nicht unbedingt nötig ist. Die frischen Lebensmittel Ihres örtlichen Lebensmittelladens werden meistens in den äußeren Gängen präsentiert, darunter Obst und Gemüse, Milchprodukte und Meeresfrüchte.

5. **Gehen Sie nicht an den biologisch angebauten Lebensmitteln vorbei!**

Wenn es um frische Nahrungsmittel geht, dann zählt die Qualität, und die Bio-Abteilung sollte eines Ihrer ersten Ziele im Lebensmittelladen sein. Es könnte zwar ein wenig teurer sein als in den Abteilungen mit den herkömmlichen Lebensmitteln, aber der Mehrwert, dass keine Chemikalien und Pestizide darin enthalten sind, rechtfertigt den Preis allemal. Wenn Sie in den Bio-Abteilungen clever einkaufen wollen, dann achten Sie auf Sonderpreise, so dass Sie die biologisch angebauten Lebensmittel sogar zu einem niedrigeren Preis als die herkömmlichen Lebensmittel bekommen.

6. **Vermeiden Sie Nahrungsmittel und Getränke mit Maissirup!**

Maissirup hat einfach keinen Nährwert. Es ist einfach nur ein gehaltloses Süßungsmittel, das fast so schlimm ist wie Raffinadezucker. Fallen Sie nicht darauf herein! Lesen Sie die Verpackungsetiketten gut durch, und falls Maissirup unter den ersten vier Zutaten vorkommt, sollten Sie es weglegen und davonlaufen. Sie wären überrascht, wie viele Lebensmittel mit Maissirup vollgepackt sind, darunter Fruchtsäfte, Spaghettisoßen und sogar manche Brotsorten.

7. **Frisch ist natürlich am besten, aber Tiefgefrorenes ist auch gut.**

Es ist nicht immer möglich, die ganze Zeit frische Nahrungsmittel zu Hause zu haben. Begeben Sie sich daher für Ersatz in die Tiefkühlabteilung, falls frische Lebensmittel mal nicht verfügbar sein sollten. Tiefgefrorenes Gemüse und Obst ist oft schockgefroren, was die Nährstoffe sehr gut einschließt. Es ist immer eine gute Idee, ein paar Packungen gefrorenes Gemüse oder Obst in Ihrem Tiefkühlfach zu haben. Sie können das Tiefgefrorene so schnell in die Mikrowelle tun, um fix eine Beilage zu zaubern, Frucht-Smoothies zu machen oder einfach Obst für einen Joghurt zuzubereiten.

8. **Halten Sie immer konservierte Tomatenprodukte in Ihrer Speisekammer bereit!**

Frische Tomaten sind hervorragend, aber es gibt hier eine Ausnahme, nach der frischer nicht automatisch besser ist. Studien haben bewiesen, dass Tomatensaucen, Tomatenmark und eingelegte Tomaten einen erhöhten Anteil des Antioxidans Lycopin besitzen. Dies liegt darin begründet, dass diese konzentriert sind. Diese "Küchenjuwelen" zu Hause vorrätig zu haben, kann Ihnen weiterhelfen, wenn Sie beim nächsten mal keine Idee haben, was es zum Abendessen geben soll. Geben Sie einfach etwas Huhn und Sauce in einen Tontopf oder fügen Sie einer Suppe Tomatenmark hinzu, so dass Sie innerhalb kurzer Zeit eine gesunde Mahlzeit haben!

9. **Vermeiden Sie industriell verarbeitete Lebensmittel!**

Können Sie sich noch an all die Kartons und Beutel erinnern, diese Sie früher in den Einkaufswagen geschmissen haben? Höchstwahrscheinlich waren es alles nur industriell verarbeitete Lebensmittel wie Fritten, Kekse und tiefgefrorene Pizzen. Tun Sie sowohl Ihrem Geldbeutel, als auch Ihrem Körper etwas Gutes. Lassen Sie das Junk-Food aus, und legen Sie stattdessen Vorräte an Früchten, Gemüse und Fleisch an. So werden Sie den Zuckerrausch vermeiden und sich langfristig wesentlich besser fühlen.

10. Probieren Sie Vollkornprodukte!

Das Angebot von Vollkornprodukten ist größer geworden, und es ist mittlerweile nicht mehr unüblich, diese direkt neben Ihren industriell verarbeiteten Gegenstücken zu finden. Vollkornnudeln, -reis und –weizenmehl sind nicht nur gesunde Alternativen, sondern sie schmecken auch noch gut. Eine Warnung sei jedoch ausgesprochen, wenn es um Vollkornprodukte geht. Da immer mehr Menschen heutzutage zu Vollkornprodukten greifen, wurden die Verpackungen immer irreführender. Weizenbrot ist beispielsweise eine gute Alternative zu Weißbrot, aber schauen Sie genau hin, wenn Sie das nächstemal einen Laib Weizenbrot kaufen. Falls die erste aufgelistete Zutat raffiniertes Weizenmehl ist, dann legen Sie ihn zurück. Es wird aus demselben Zeug wie Weißbrot hergestellt und wurde nur braun gefärbt, damit es gesünder aussieht. Als Faustregel kann hier gelten, dass Vollkornweizenbrote meistens schwerer und dichter sind als Weißbrot.

Sie müssen kein Gesundheitsfanatiker sein, um gezielt gesunde Nahrungsmittel einzukaufen. Mit ein bisschen Disziplin und der Berücksichtigung obiger Schritte werden Sie sehen, wie einfach es ist, gesunde Lebensmittel bequem in Ihrem Lebensmittelladen einzukaufen.

Inhaltsstoffe, die Sie vermeiden sollten

Es ist wichtig, damit anzufangen, die Verpackungsetiketten auf den Lebensmitteln zu lesen. Hier ist eine auf wissenschaftlichen Beweisen basierende Liste von Inhaltstoffen, die mit den folgenden Krankheiten oder Störungen in Verbindung gebracht werden. Indem Sie alle Arten von industriell verarbeiteter Nahrung verbannen und zu einer natürlichen Ernährung, die sich aus Vollwertkost zusammensetzt, wechseln, können Sie quasi alle diese ernährungstechnischen Gefahren vermeiden.

Aus eigener Erfahrung weiß ich, dass Zucker und ausgemahlenes Getreide am schwierigsten zu verbannen sind. Reduzieren Sie schrittweise, oder falls Sie ein Protein-Typ sind, sofort vollständig alle Getreidearten, Bohnen und Hülsenfrüchte. Kinder mit einer aktiven Skoliose während der Wachstumsphase oder einem hohen Insulinspiegel bei nüchternem Magen (überprüfen Sie dies mit einem Insulintest auf nüchternem Magen bei Ihrem Arzt) müssen sorgfältig Zucker, ausgemahlenes stärkehaltige Kohlenhydrate aus ihrer Ernährung tilgen.

Versuchen Sie doch einmal, einen Gang im Lebensmittelladen entlangzulaufen, ohne ein Produkt zu finden, dass nicht wenigstens einen dieser Inhaltstoffe enthält. Wenn nicht unmöglich, so würde es dennoch schwierig werden, da die meisten Nahrungsproduzenten sie regelmäßig hinzufügen, um die Haltbarkeit und den Geschmack ihrer Produkte zu verbessern. Die einfachste Lösung ist, zu versuchen, alle industriell verarbeiteten Lebensmittel zu verbannen und selber Nahrungsmittel zuzubereiten, so wie es schon die Großmutter mit frischen Zutaten und Vollwertkost gemacht hat.

Die Nahrungsmittel aufzugeben, die Ihre Geschmacksknospen so lieben, ist nicht immer einfach. Tatsächlich ist es sogar eine der härtesten Veränderungen, die es zu bewerkstelligen gilt. Das westliche Medizinwesen baut darauf, dass die meisten Menschen von Natur aus bequem sind. Die meisten Menschen würden lieber Ihre Gesundheit gefährden, als die Unbequemlichkeiten und Unannehmlichkeiten zu erfahren, die der Ausschluss von den Nahrungsmitteln und Inhaltsstoffen, die sie sprichwörtlich töten, mit sich bringt.

Denken Sie daran: Ihr Körper will sich selbst heilen. Alles was Sie tun müssen, ist, ihn mit der Nahrung und Bewegung zu versorgen, die er benötigt, und damit aufzuhören, ihn mit gefährlichen Inhaltsstoffen zu vergiften.

Inhaltsstoff	damit in Verbindung stehende Krankheit
Zucker	Fettleibigkeit, Herzerkrankungen, geistige Störungen, hormonelle Störungen, verschiedene Krebsarten und Diabetes
ausgemahlenes Getreide weißer Reis, Weißmehl, Fertig-Haferflocken	Fettleibigkeit, Herzerkrankungen, geistige Störungen, hormonelle Störungen, verschiedene Krebsarten und Diabetes
sehr stark industriell verarbeitete Nahrungsmittel Brote, Nudeln, Cerealien, Kekse, Fritten, Süßigkeiten, Eiscreme, Chips, Brezeln, Waffeln, Pfannkuchen, Backwaren, Donuts	Fettleibigkeit, Herzerkrankungen, geistige Störungen, hormonelle Störungen, verschiedene Krebsarten und Diabetes
Glutamat konservierte Suppen, vorgefertigte Brühwürfel, Würzen wie Barbecuesauce, Tiefkühlgerichte, die üblichen Tütensnacks wie Kartoffelchips und Kekse, das meiste Fast-Food.	Parkinson, Alzheimer, Herzerkrankungen, Störungen der Fruchtbarkeit, Fettleibigkeit, Ungleichgewicht der Wachstumshormone, Hyperaktivität, aggressives Verhalten, Asthma, Anfälle, Kopfschmerzen
gehärtete Öle (Margarine, Fast-Food, industriell verarbeitete Nahrungsmittel, kommerzielle Backwaren, Erdnussbutter)	kardiovaskuläre Herzerkrankungen, Krebs, Diabetes
Natriumnitrate (verarbeitetes Fleisch wie Speck oder Wurst)	Krebs, speziell im Verdauungstrakt
Aspartam (Diät-Limonaden, zuckerfeie Kaugummis)	Schwindel, Gedächtnisverlust, Schlafstörungen, Blindheit, geistige Verwirrung, Krebs.
Sehr säurehaltige Inhaltsstoffe Essig, Soda	Osteoporose, Verlust von Knochenmasse, Verdauungsprobleme

Tabelle 4: metabolische Disruptoren

Ernährungs-Eintragsformular

Datum:_____

Reaktionen nach der Mahlzeit	Gut	Schlecht
Appetit Völlegefühl / Sättigung Heißhunger	**Nach der Mahlzeit...** ☐ Völlegefühl, Sättigung ☐ hatte kein Heißhunger auf Süßes ☐ kein Verlangen nach weiterer Nahrung ☐ wurde nicht bald danach hungrig ☐ musste keine Zwischenmahlzeit vor der nächsten Hauptmahlzeit zu mir nehmen	**Nach der Mahlzeit...** ☐ habe Völlegefühl, bin aber noch hungrig ☐ fühle mich nicht gesättigt, als hätte irgendwas in der Mahlzeit gefehlt ☐ habe Verlangen nach Süßem ☐ habe bald nach dem Essen wieder Hunger ☐ muss kleine Snacks zwischen den Mahlzeiten essen
Energie	**Normale Energieaufnahme durch Mahlzeit:** ☐ Energie nach dem Essen wiederhergestellt ☐ habe ein gutes, normales und andauerndes Gefühl von Energie und Wohlbefinden	**Schlechte Energieaufnahme durch Mahlzeit:** ☐ zu viel oder zu wenig Energie ☐ werde hyperaktiv, nervös oder zitterig ☐ bin hyperaktiv, fühle mich aber unterschwellig erschöpft ☐ Energieabfall, Müdigkeit, Erschöpfung, Schläfrigkeit, Trägheit, Lethargie oder Lustlosigkeit
Geistiges Wohlbefinden	**Normale Auswirkungen:** ☐ gesteigertes Wohlbefinden ☐ Gefühl, wieder aufgeladen und wiederhergestellt zu sein ☐ gehobene Gefühlslage ☐ gesteigerte Klarheit und Scharfsinn ☐ Normalisierung der Denkprozesse	**Schlechte Auswirkungen:** ☐ geistig langsam, träge, benommen ☐ Unfähigkeit klar oder schnell zu denken ☐ hyperaktiv, schnelle Gedankensprünge ☐ Unfähigkeit sich zu Konzentrieren oder die Aufmerksamkeit zu halten ☐ zu schwache Stimmungen: Apathie, Depressionen, Traurigkeit ☐ zu übertriebene Stimmungen: ängstlich, besessen, angsterfüllt, wütend, reizbar, etc.

Tabelle 5: Ernährungs-Eintragsformular
(fotokopieren und in einem Ernährungs-Tagebuch aufbewahren)

Dehnübungen für das Körpergleichgewicht

☐ Beugung des seitlichen Nackens

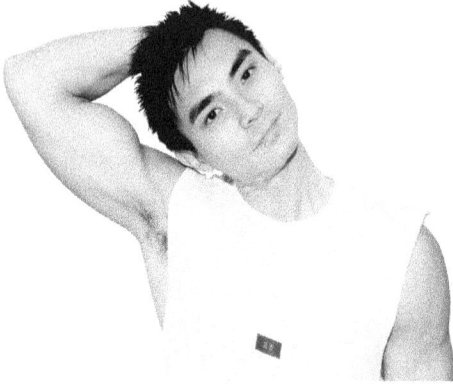

☐ Nackendrehungen

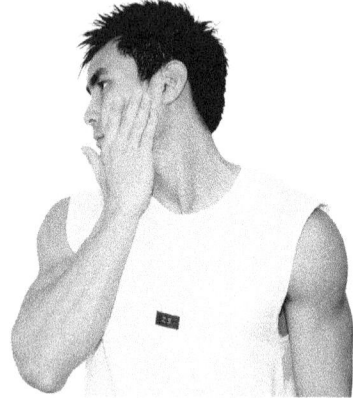

☐ Nackenstrecker

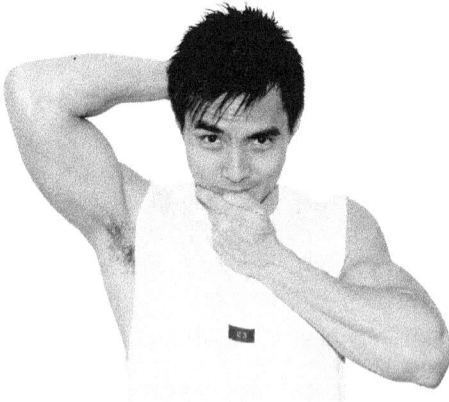

☐ Dehnung des Schulterblatthebers

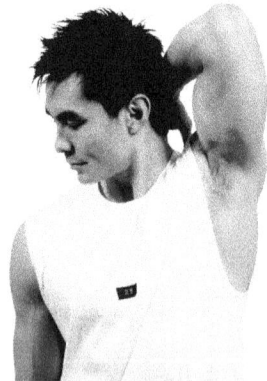

☐ Längsdehnung mit Handtuch

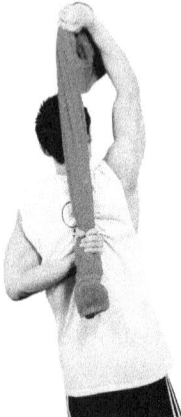

☐ Dehnung des Rautenmuskels

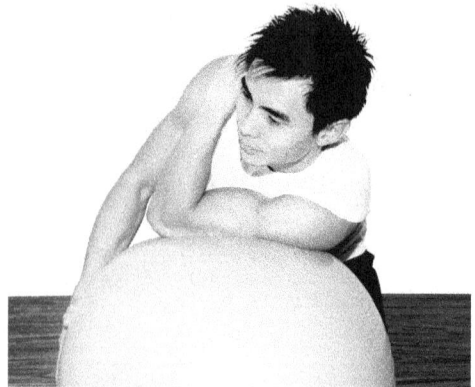

Dehnübungen für das Körpergleichgewicht (Fortsetzung)

☐ Über-Kopf-Dehnung mit zusammengefalteten Händen

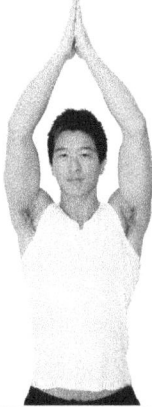

☐ Über-Kopf-Dehnung mit umgedrehten Handflächen

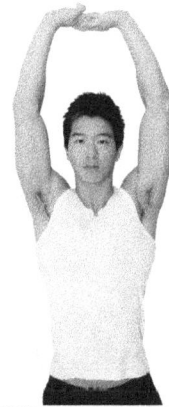

☐ Seitliche Rumpfbeugen im Knien

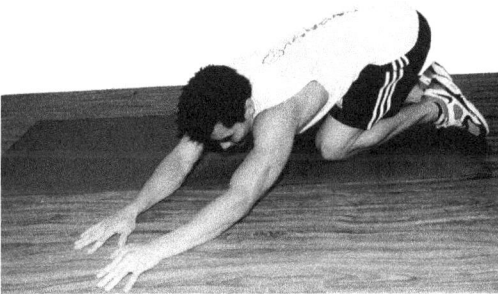

☐ Thorakale Seitenbeuge (auf derm Tischkante)

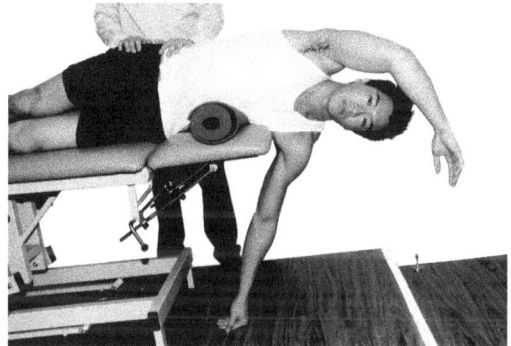

☐ Lumbale Seitenbeuge (auf der Tischkante)

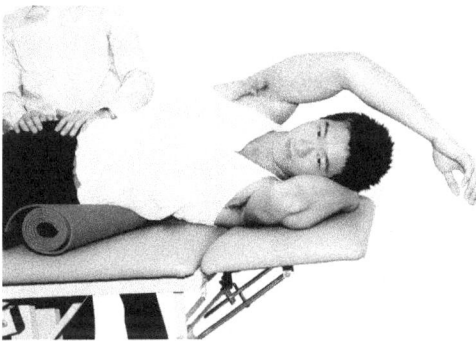

☐ Lumbale Skoliose-Dehnung

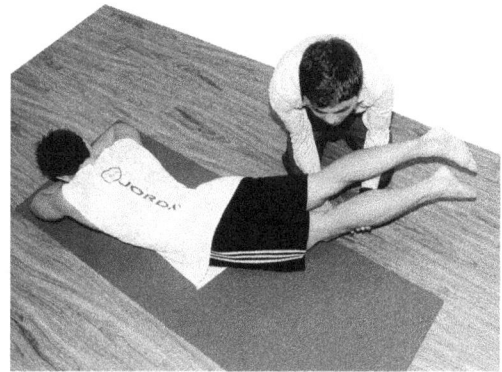

Dehnübungen für das Körpergleichgewicht (Fortsetzung)

☐ Rumpfdrehung

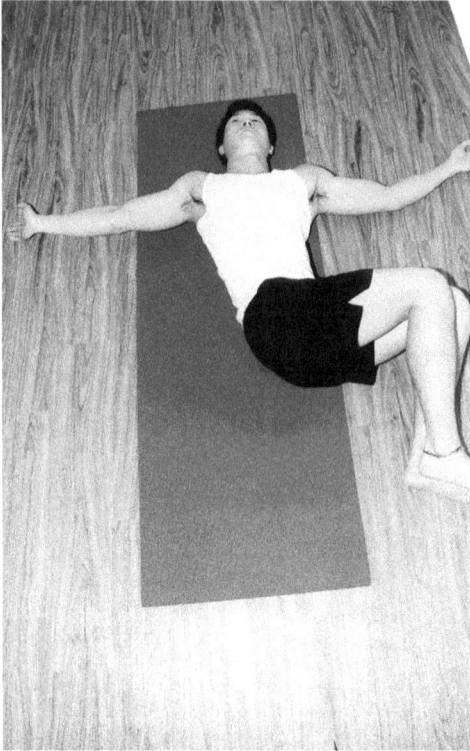

☐ Hintere Oberschenkelmuskeln

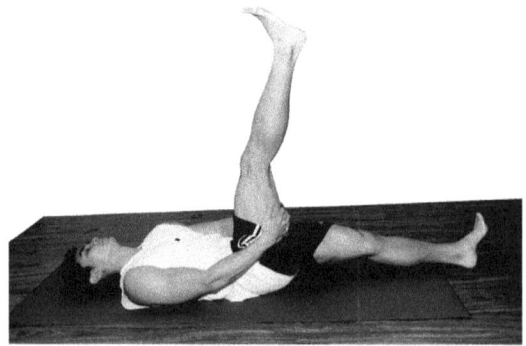

☐ Dehnung mit Iliotibial-Band

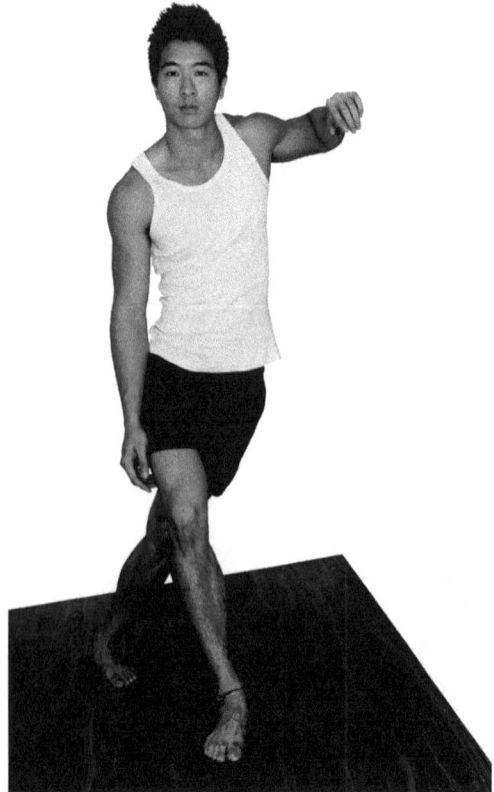

☐ Mittlerer Rücken und Bauchmuskeln

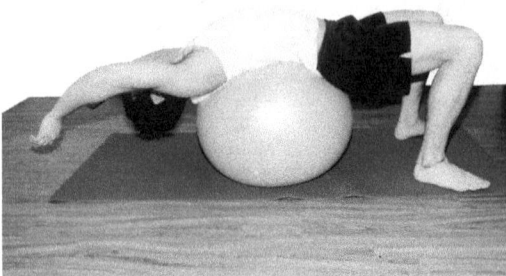

Tests mit Übungen zur Kernstabilität

☐ Stufe 1: Plank-Übung in der Ausgangsstellung

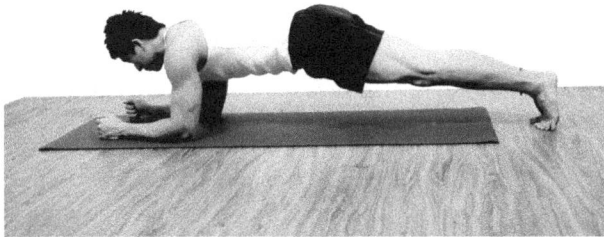

☐ Stufe 2: Plank-Übung mit Heben des Arms

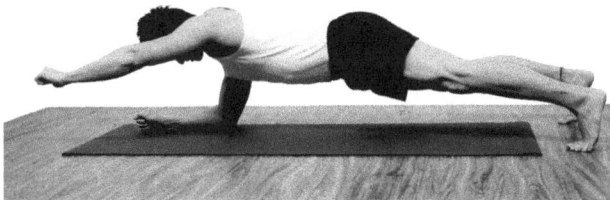

☐ Stufe 3: Plank-Übung mit Heben des Beins

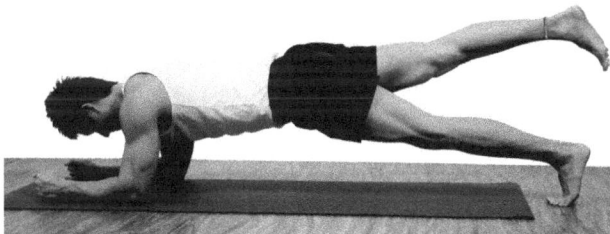

☐ Stufe 4: Plank-Übung mit entgegengesetztem Heben von Arm und Bein

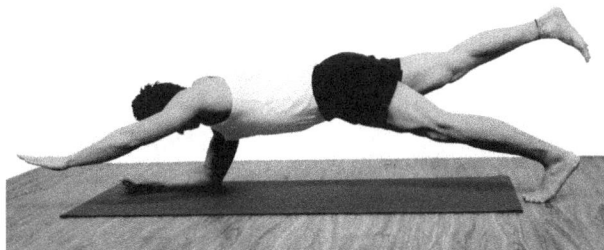

Kernstabilitätsübungen für Anfänger

☐   Training der unteren Bauchregion

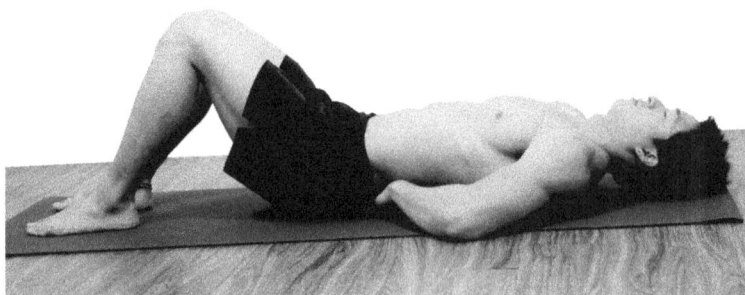

☐   Training der unteren Bauchregion mit Heben des Beins

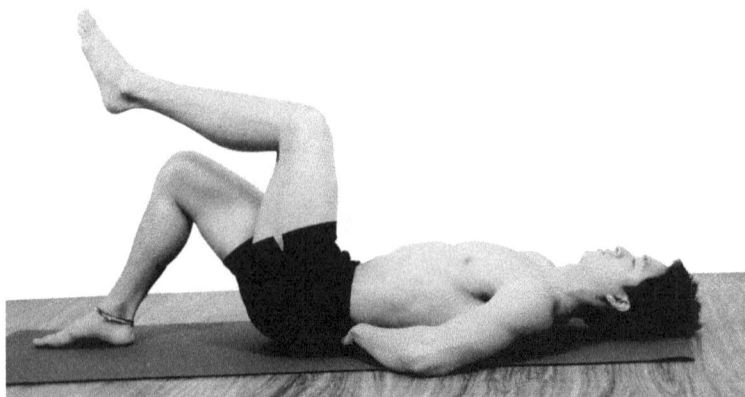

☐   Bauch-Vakuum auf vier Beinen

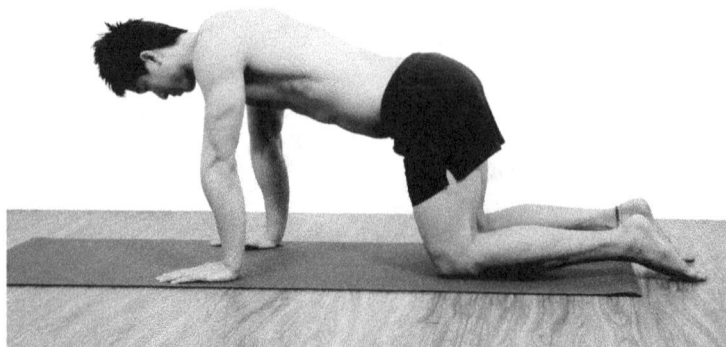

Kernstabilitätsübungen für Fortgeschrittene

☐ Training der unteren Bauchregion mit Heben des Beins

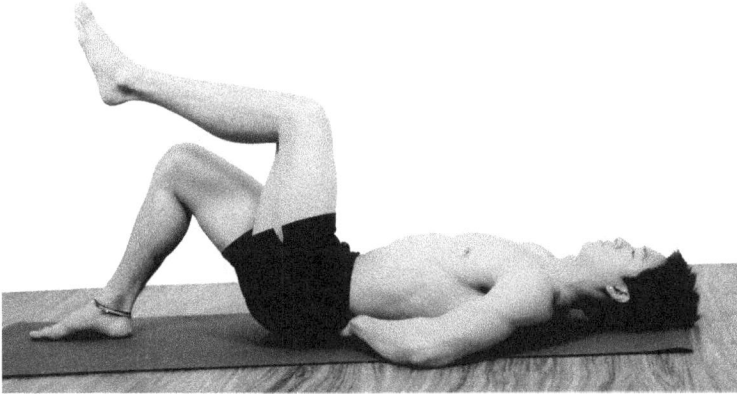

☐ Vorwärtsrollen auf dem Gymnastikball

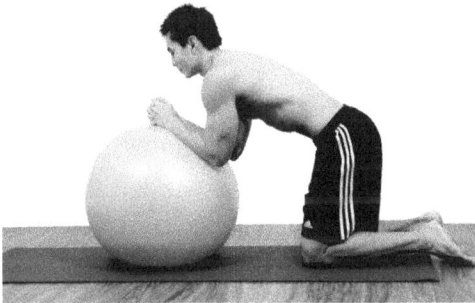

☐ Klappmesser mit Ball

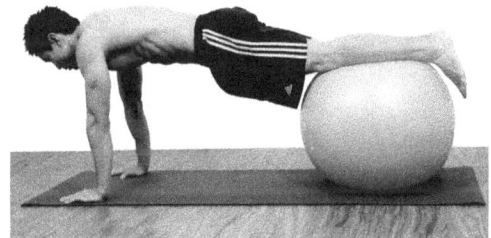

☐ Bauchpresse mit Gymnastikball

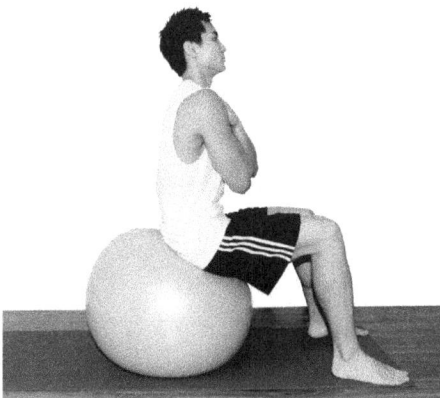

☐ Dynamische Pferde-Stellung

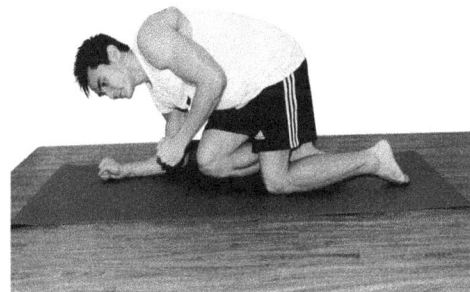

Übungen zur Körperausrichtung

☐ Anspannen des Halses mit Ball

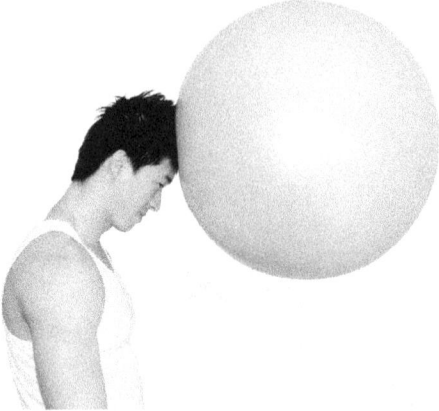

☐ Streckung des Halses mit Ball

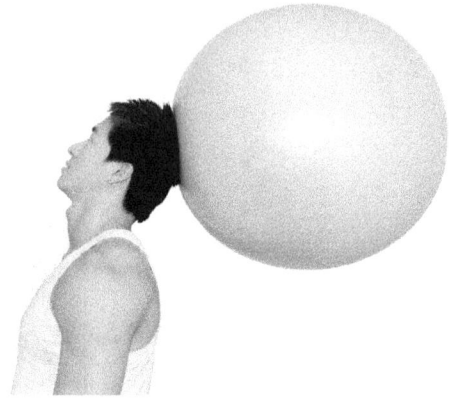

☐ Seitenbeuge des Halses mit Ball

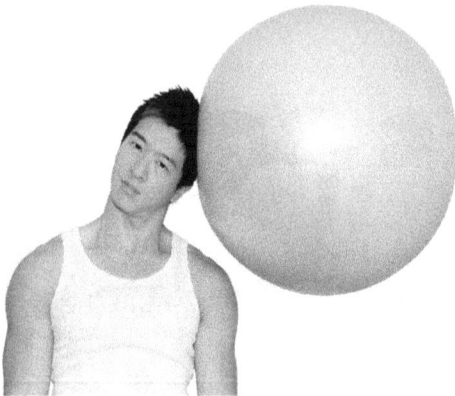

☐ Becken-Wippe -von vorne nach hinten

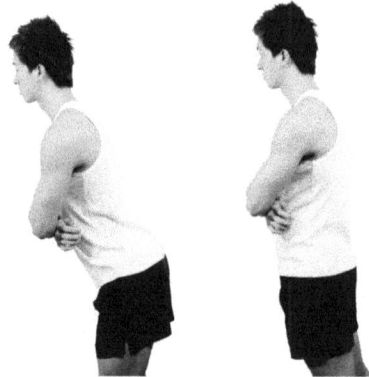

☐ Becken-Wippen - seitlich

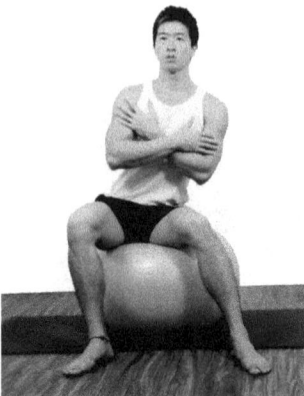

☐ Becken-Wippe – die Zahl "8"

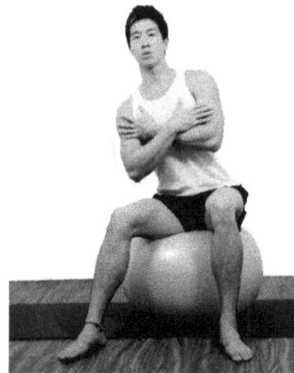

Übungen zur Körperausrichtung (Fortsetzung)

☐ Atem-Kniebeugen

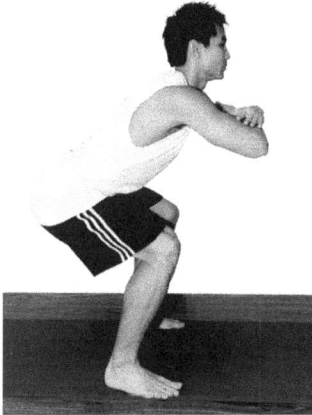

☐ Kniebeugen mit hochgestrecktem Arm

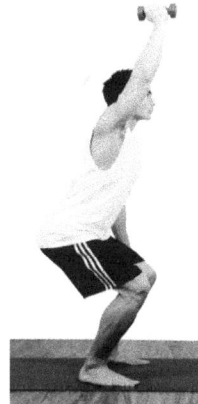

☐ Kniebeugen mit Gymnastikball

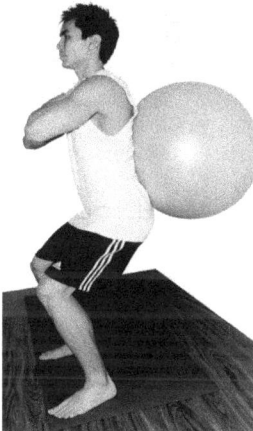

☐ Stabilisierung des quadratischen Lendenmuskels

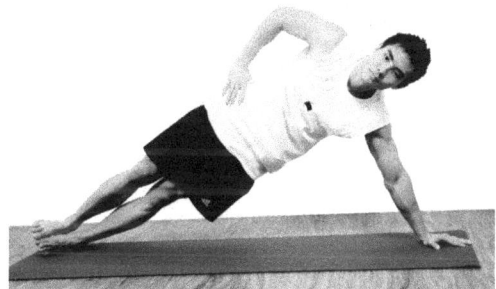

☐ Seitenspannung mit dem Gymnastikball

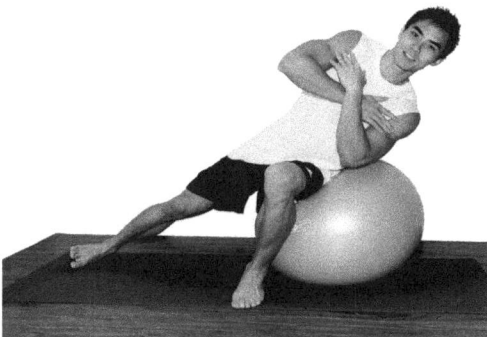

☐ Wand-Liegestütz

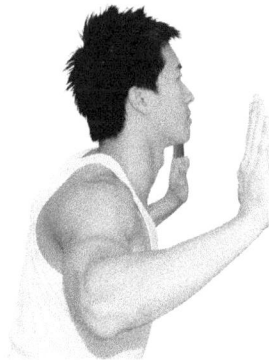

Übungen zur Körperausrichtung (Fortsetzung)

☐ Ruderzug im Sitzen

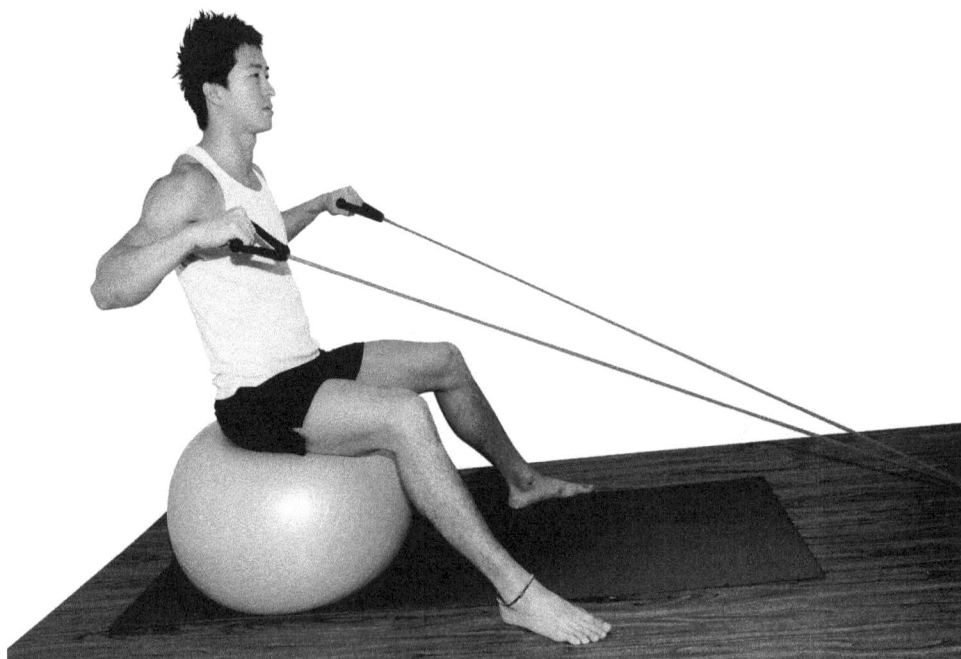

Yoga bei Skoliose

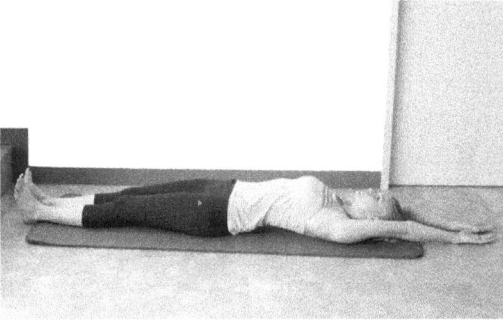

☐ Berghaltung (auf dem Boden)	☐ Liegende Version der ausgebreiteten Hand- und Fußposition
☐ Liegende Baumhaltung	☐ Liegender Stuhl oder wilde Pose
☐ Heldenhaltung mit nach unten gerichtetem Gesicht	☐ VOllständige Dehnung der Arme und Beine

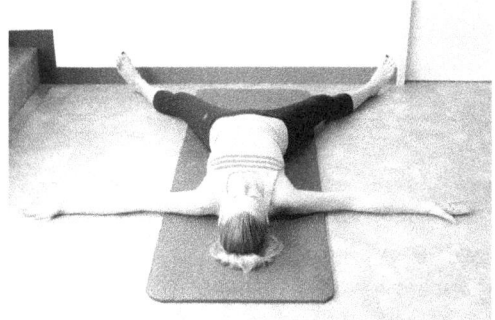

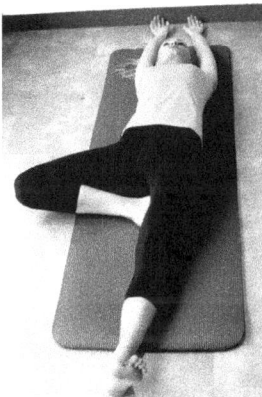

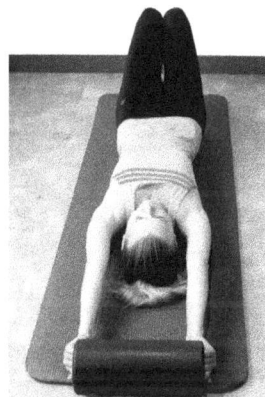

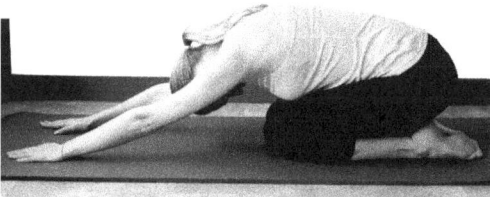

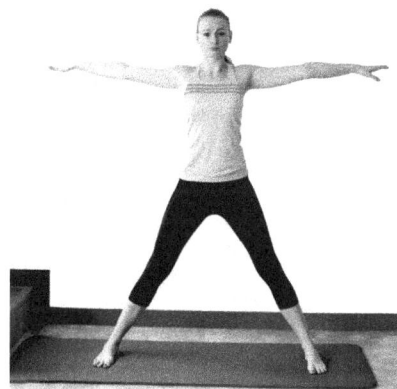

Yoga bei Skoliose

☐ Gedrehtes Dreieck

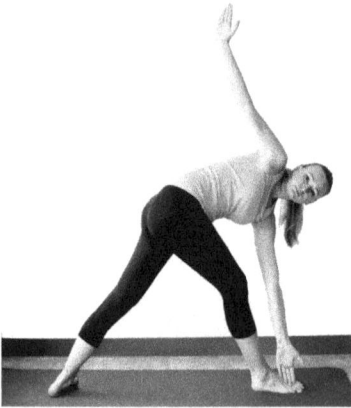

☐ Hundehaltung mit nach unten gerichtetem Gesicht

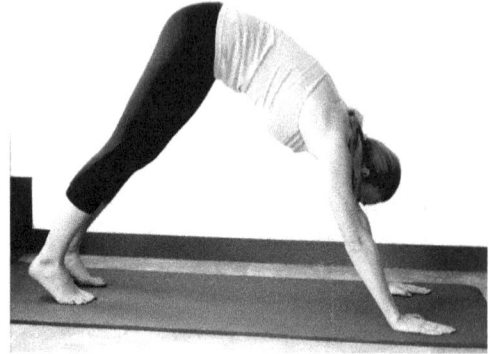

☐ Stab- oder Stockposition

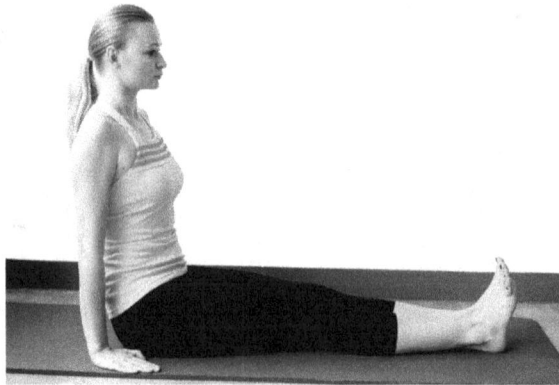

☐ Weitwinkel-Sitzhaltung

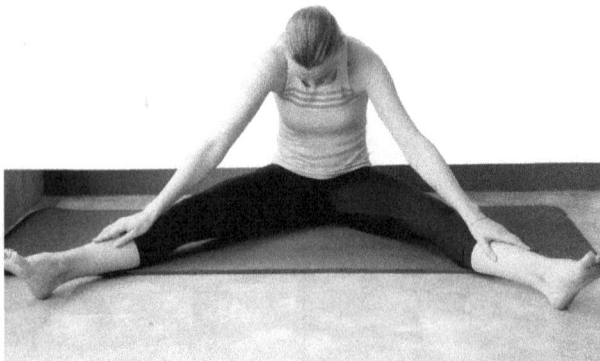

Pilates bei Skoliose

☐ Formung des unteren Rückens und der Beine

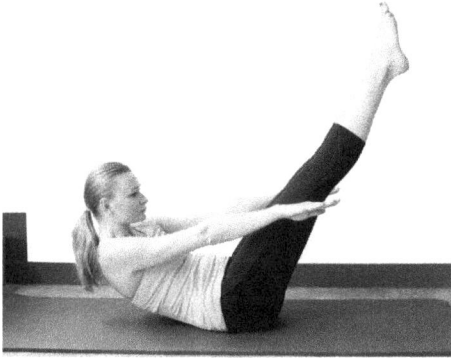

☐ Beckenbodenstärkung

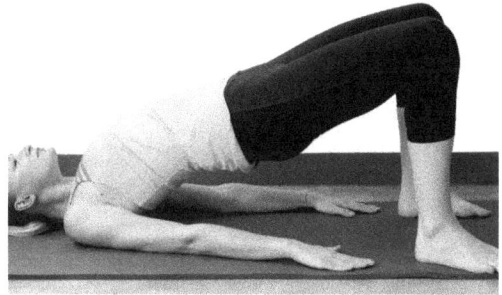

☐ Leichte Rotation im Sitzen

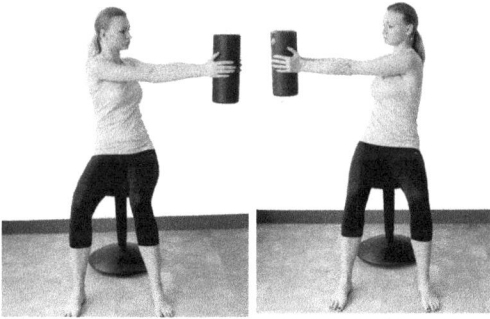

☐ Rumpfrotation mit Band

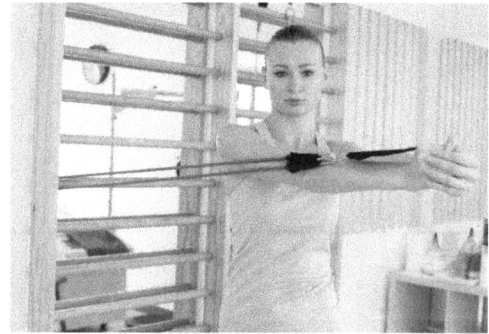

☐ Balance auf einem Ball

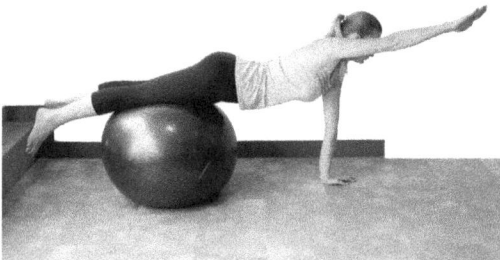

☐ Rückenstärkung mit Ball

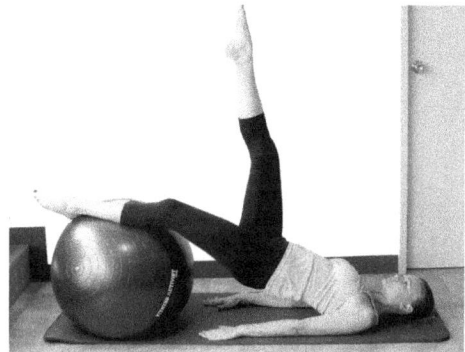

Pilates bei Skoliose

☐ Rückwärtsdrehung mit Band

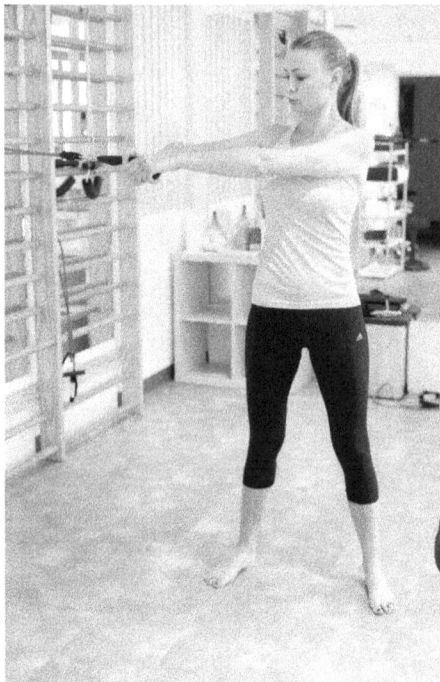

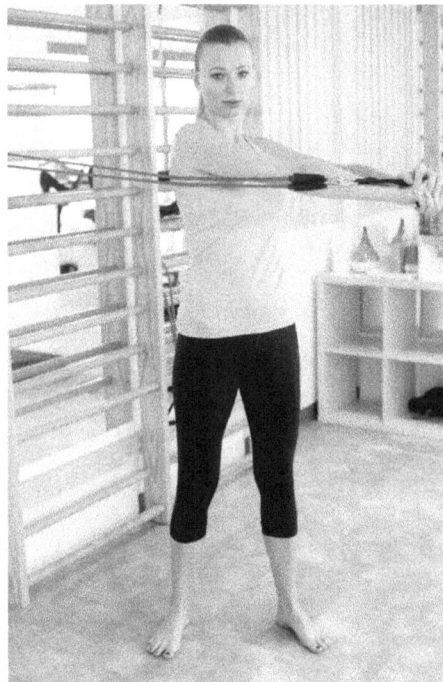

Schlusswort

Im Leben geht es um Entscheidungen. Wir treffen jeden Tag Entscheidungen, wobei manche wichtiger sind als andere. Vielleicht sind die wichtigsten Entscheidungen, die wir machen, diejenigen, die unsere Gesundheit betreffen.

Wie viele andere könnten Sie auch angenommen haben, dass es keine Möglichkeit gibt, die Chancen, mit der Sie eine Krankheit bekommen, zu verändern. Nichts könnte weiter von der Wahrheit entfernt sein: Ihr Körper könnte bestimmte Tendenzen für bestimmte Erkrankungen oder Gesundheitszustände haben, aber es liegt in Ihren Händen, den Kurs Ihrer körperlichen Gesundheit zu bestimmen.

Indem Sie einfach richtig essen und irgendeine Form von Bewegung in Ihren Tagesablauf bringen, können Sie einen bedeutenden Einfluss darauf nehmen, ob die guten oder die schlechten Gene zum Ausdruck kommen werden. Einfacher gesagt, nur weil Sie eine genetische Prädisposition für Herzerkrankungen, Diabetes oder Skoliose haben, bedeutet dies nicht, dass Sie nichts gegen das Auftreten dieser Erkrankungen unternehmen können. Eine nährstoffreiche Ernährung und regelmäßiges Training können Ihre Gesundheit verbessern und der Entstehung von Krankheiten vorbeugen.

Ärzte raten Ihren Patienten andauernd, Ihre Ernährung und Ihren Lebensstil zu ändern. Dies tun Sie, um die Chancen zu reduzieren, dass Ihre Patienten durch Ihren Lebensstil bedingte Zivilisationskrankheiten wie Fettleibigkeit, Diabetes, Herzerkrankungen und sogar Skoliose bekommen.

Es liegt in unseren Händen, die Ausprägung unserer Gene zu modifizieren. Unsere Gene bestimmen wer wir sind, aber nicht wie

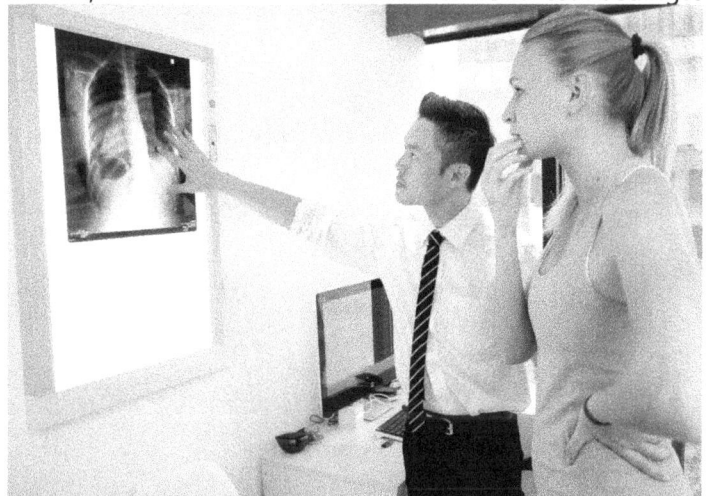

es uns geht. Wir können uns dazu entscheiden, gesund zu sein und die Chancen von einigen Krankheiten, für die wir genetisch anfällig sein könnten, zu reduzieren.

Essen ist eine der Grundlagen unseres Lebens. Sie haben nun eine Erklärung und einen Plan, um Ihre Gene und Ihre Gesundheit zu optimieren, in Ihren Händen. Ich ermutige Sie dazu, diese Informationen zu benutzen, um die richtigen Entscheidungen zu treffen, nämlich diejenigen, die die Grundlagen für ein langes, gesundes Leben schaffen.

Bevor ich zum Ende komme….

Ich hoffe, Sie haben von diesem Buch profitiert und es mit Vergnügen gelesen, so wie ich es mit großem Vergnügen verfasst habe. Die Informationen in ihm sind so aktuell wie möglich, einige Forschungsergebnisse wie etwa die Bedeutung der Darmgesundheit und des Serotonins bei der Knochenbildung wurden während der letzten Überarbeitung dieses Buches gewonnen.

Wie auch immer, unsere Reise zu einer vollständigen Genesung Ihrer Skoliose ist noch lange nicht vorbei. Neue Techniken und Behandlungen werden jeden Tag entdeckt und wiederentdeckt.

Sollten Sie auf eine solche Behandlung stoßen, oder falls Sie eine Empfehlung oder Feedback haben, um dieses Buch noch weiter zu verbessern, zögern Sie nicht, mir dies unter folgender E-Mail-Adresse mitzuteilen:

support@scoliolife.com

Wenn Sie mehr über Produkte von "Health In Your Hands" wie die Übungs-DVD, das Hörbuch und die ScolioTrack-App für das iPhone herausfinden möchten, dann besuchen Sie bitte:

www.Scoliolife.com

Ich wäre äußerst dankbar für Ihre Vorschläge und würde gerne versuchen, Sie in der nächsten Ausgabe dieses Buches mit einfließen zu lassen.

Wissen ist Macht. Nutzen Sie es weise, um Ihre Gesundheit zu fördern.

Dr. Kevin Lau, Doktor der Chiropraktik

Bibliographie

Teil 1 Hintergründe und Theorien hinter dem Programm

(Kapitel 1 — 7)

1. Brignall, M. (Jun 13, 2002). Diet and Lifestyle Changes Slow Progression of Prostate Cancer, Stopgettingsick.com, http://www.stopgettingsick.com/Conditions/condition_template.cfm/5888/293/1.

2. Null, G. PhD, Dean, C. MD ND, Feldman, M. MD, Rasio, D. MD and Smith, D. PhD. (Oct, 2003). Death By Medicine, Nutrition Institute of America Report, http://www.nutritioninstituteofamerica.net/research/Death ByMedicine/DeathByMedicine1.htm.

3. Jaganathan, J. (Jun 18, 2008). 1 in 10 above age 40 has curved spine disorder, The Straits Times.

4. Nowak, A. and Czerwionka-Szaflarska. M. (1998) Clinical picture of mitral valve proplapse syndrome in children - a study of a self-selected material. Med Sci Monit, 4(2): 280-284

5. Warren M.P., Brooks-Gunn J., Hamilton L.H., Warren L.F.and Hamilton W.G. (1986). Scoliosis and fractures in young ballet dancers: relation to delayed menarche and secondary amenorrhea. N Engl J Med, 314:1348—1353.

6. Akella P., Warren M.P., Jonnavithula S. and Brooks-Gunn J. (Sept, 1991) Scoliosis in ballet dancers. Med Probl Performing Artists. 84—86.

7. Tanchev, P.I., Dzherov, A.D., Parushev, A.D., Dikov, D.M., and Todorov, M.B. (Jun, 2000). Scoliosis in rhythmic gymnasts. Spine, vol 25 (issue 11): 1367-72

8. Omey, M.L., Micheli, L. J. and Gerbino, P.G. (2000). Idiopathic scoliosis and spondylolysis in the female athlete: Tips for treatment. Clinical orthopaedics and related research, 372, 74-84

9. Riseborough E. and Wynne-Davies R. (1973) A genetic survey of idiopathic scoliosis in Boston. J Bone Joint Surg Am, 55:974-982.

10. Czeizel A., Bellyei A., Barta O., et al. (1978) Genetics of adolescent idiopathic scoliosis. J Med Genet, 15:424-427.

11. Farley, D. (Jul, 1994). Correcting the curved spine of scoliosis - includes related article on X-ray safety. FDA Consumer. 28(6):26-29.

12. Bunnell, W.P. (1988) The natural history of idiopathic scoliosis. Clin Orthop. 229:20-25.

13. Weinstein S.L., Zavala D.C. and Ponseti I.V. (Jun, 1981). Idiopathic Scoliosis: long-term follow-up & prognosis in untreated patients. J Bone Joint Surg Am, 63(5): 702-12.

14. Fayssoux, R.S., Cho, R.H. and Herman M.J. (2010) A History of Bracing for Idiopathic Scoliosis in North America Clin Orthop Relat Res, 468:654–64.

Teil 1 Hintergründe und Theorien hinter dem Programm

(Kapitel 1 — 7)

1. Brignall, M. (Jun 13, 2002). Diet and Lifestyle Changes Slow Progression of Prostate Cancer, Stopgettingsick.com, http://www.stopgettingsick.com/Conditions/condition_template.cfm/5888/293/1.

2. Null, G. PhD, Dean, C. MD ND, Feldman, M. MD, Rasio, D. MD and Smith, D. PhD. (Oct, 2003). Death By Medicine, Nutrition Institute of America Report, http://www.nutritioninstituteofamerica.net/research/Death ByMedicine/DeathByMedicine1.htm.

3. Jaganathan, J. (Jun 18, 2008). 1 in 10 above age 40 has curved spine disorder, The Straits Times.

4. Nowak, A. and Czerwionka-Szaflarska. M. (1998) Clinical picture of mitral valve proplapse syndrome in children - a study of a self-selected material. Med Sci Monit, 4(2): 280-284

5. Warren M.P., Brooks-Gunn J., Hamilton L.H., Warren L.F.and Hamilton W.G. (1986). Scoliosis and fractures in young ballet dancers: relation to delayed menarche and secondary amenorrhea. N Engl J Med, 314:1348—1353.

6. Akella P., Warren M.P., Jonnavithula S. and Brooks-Gunn J. (Sept, 1991) Scoliosis in ballet dancers. Med Probl Performing Artists. 84—86.

7. Tanchev, P.I., Dzherov, A.D., Parushev, A.D., Dikov, D.M., and Todorov, M.B. (Jun, 2000). Scoliosis in rhythmic gymnasts. Spine, vol 25 (issue 11): 1367-72

8. Omey, M.L., Micheli, L. J. and Gerbino, P.G. (2000). Idiopathic scoliosis and spondylolysis in the female athlete: Tips for treatment. Clinical orthopaedics and related research, 372, 74-84

9. Riseborough E. and Wynne-Davies R. (1973) A genetic survey of idiopathic scoliosis in Boston. J Bone Joint Surg Am, 55:974-982.

10. Czeizel A., Bellyei A., Barta O., et al. (1978) Genetics of adolescent idiopathic scoliosis. J Med Genet, 15:424-427.

11. Farley, D. (Jul, 1994). Correcting the curved spine of scoliosis - includes related article on X-ray safety. FDA Consumer. 28(6):26-29.

12. Bunnell, W.P. (1988) The natural history of idiopathic scoliosis. Clin Orthop. 229:20-25.

13. Weinstein S.L., Zavala D.C. and Ponseti I.V. (Jun, 1981). Idiopathic Scoliosis: long-term follow-up & prognosis in untreated patients. J Bone Joint Surg Am, 63(5): 702-12.

14. Fayssoux, R.S., Cho, R.H. and Herman M.J. (2010) A History of Bracing for Idiopathic Scoliosis in North America Clin Orthop Relat Res, 468:654–64.

15. Coillard C., Circo A.B. and Rivard C.H. (November, 2010) SpineCor treatment for Juvenile Idiopathic Scoliosis: SOSORT award 2010 winner. Scoliosis, 5:25, doi: 10.1186/1748-7161-5-25.

16. Negrini S., Minozzi S., Bettany-Saltikov J., Zaina F., Chockalingam N., Grivas T.B., Kotwicki T., Maruyama T., Romano M. and Vasiliadis E.S. (2010) Braces for idiopathic scoliosis in adolescents. Cochrane Database of Systematic Reviews, Issue 1. Art. No.: CD006850.

17. Dale, E. Rowe, M.D., Saul, M. Bernstein, M.D., Max, F. Riddick, M.D., Adler, F. M.D., Emans. J.B. M.D. and Gardner-Bonneau, D. Ph.D. (May, 1997). A Meta-Analysis of the Efficacy of Non-Operative Treatments for Idiopathic Scoliosis, The Journal of Bone and Joint Surgery 79:664-74.

18. Miller, J.A., Nachemson, A.L. and Schultz, A.B. (Sept, 1984). Effectiveness of braces in mild idiopathic scoliosis. Spine, 9(6):632-5.

19. Nachemson, A.L. and Peterson, L.E. (1995). Effectiveness of treatment with a brace in girls who have adolescent idiopathic scoliosis. A prospective, controlled study based on data from the Brace Study of the Scoliosis Research Society. The Journal of Bone and Joint Surgery, 77(6), 815-822.

20. Dolan L.A. and Weinstein SL. (Phila Pa 1976; Sep, 2007) Surgical rates after observation and bracing for adolescent idiopathic scoliosis: an evidence-based review. Spine, 1: 32(19 Suppl): S91-S100.

21. Ogilvie J., Nelson L., Chettier R. and Ward K. (2009) Does bracing alter the natural history of Adolescent Idiopathic Scoliosis? Scoliosis, 4(Suppl 2): O59.

22. Karol L.A. (Phila Pa 1976; Sep, 2001). Effectiveness of bracing in male patients with idiopathic scoliosis, 26(18): 2001-5.

23. Weiss H.R. (Jan 1, 2001). Adolescent Idiopathic Scoliosis: The Effect of Brace Treatment on the Incidence of Surgery. Spine, 26(1), 42-47.

24. Morningstar M.W., Woggon D. and Lawrence G. (Sep, 2004) Scoliosis treatment using a combination of manipulative and rehabilitative therapy: a retrospective case series. BMC Muculoskelet Disord, 14(5): 32.

25. Dickson, R. A. and Weinstein, S. L. (Mar, 1999). Bracing (And Screening) — Yes Or No?, British Editorial Society of Bone and Joint Surgery, 81(2): 193-8.

26. Farley, D. (Jul, 1994). Correcting the curved spine of scoliosis - includes related article on X-ray safety. FDA Consumer. 28(6):26-29.

27. Humke T., Grob D., Scheier H. and Siegrist H. (1995) Cotrel-Dubousset and Harrington Instrumentation in idiopathic scoliosis: a comparison of long-term results. Eur Spine J, 4(5): 280-3.

28. Mohaideen A., Nagarkatti D., Banta J.V. and Foley C.L. (Feb, 2007) Not all rods are Harrington - an overview of spinal instrumentation in scoliosis treatment. Pediatr Radiol, 30(2): 110-8.

29. Steinmetz M.P., Rajpal S. and Trost G. (Sep, 2008) Segmental spinal instrumentation in the management of scoliosis. Neurosurgery, 63(3 Suppl): 131-8.

30. Margulies J.Y., Neuwirth M.G., Puri R., Farcy F.V. and Mirovsky Y. (Apr, 1995) Cotrel Dubousset and Wisconsin segmental spine instrumentation: comparison of results in adolescents with idiopathic scoliosis King Type II. Contemp Orthop, 30(4): 311-4.

31. Sucato D.J. (Phila Pa 1976; Dec, 2010) Management of severe spinal deformity: scoliosis and kyphosis. Spine, 35(25): 2186-92.

32. Shamji M.F. and Isaacs R.E. (Sep, 2008) Anterior-only approaches to scoliosis. Neurosurgery, 63(3 Suppl): 139-48.

33. Wilk B., Karol L.A., Johnston C.E., 2nd, Colby S. and Haideri N. (2006) The Effect of Scoliosis Fusion Surgery on Spinal Ranges of Motion: a Comparison of Fused & Nonfused Patients with Idiopathic Scoliosis. Spine, 31(3): 309-314.

34. Yawn, B.P., Yawn, R.A., Roy A. (Sep 15, 2000). The estimated cost of school scoliosis screening. Spine, 25(18):2387-91.

35. Danielsson, A.J., Wiklund, I. , Pehrsson, K. and Nachemson, A.L. (Aug, 2001). Health-related quality of life in patients with adolescent idiopathic scoliosis: a matched follow-up at least 20 years after treatment with brace or surgery. European Spine Journal. 10(4), 278-288

36. Akazawa1, T., Minami1, S., Takahashi1 K., Kotani1 T., Hanawa T. and Moriya1 H. (Mar, 2005) Corrosion of spinal implants retrieved from patients with scoliosis. J Orthop Sci, 10(2):200-5.

37. Wilk B., MS; Karol L.A., MD; Johnston C.E., II MD; Colby S. and Haideri, N. PhD (Feb 22, 2006). The Effect of Scoliosis Fusion Surgery on Spinal Ranges of Motion: a Comparison of Fused & Nonfused Patients with Idiopathic Scoliosis. Spine, 31(3):309-314.

38. Weinstein S.L., Dolan L.A., Spratt K.F., Peterson K.K., Spoonamore M.J. and Ponseti I.V. (Feb, 2003) Health and function of patients with untreated idiopathic scoliosis: a 50-year natural history study. JAMA, 289(5): 559-67.

39. Götze C., Liljenqvist U.R., Slomka A., Götze H.G. and Steinbeck J. (Jul, 2002) Quality of life and back pain: outcome 16.7 years after Harrington instrumentation. Spine (Phila Pa 1976), 27(13): 1456-63.

40. Sponseller P.D., Cohen M.S., Nachemson A.L., Hall J.E. and Wohl M.E. (Jun, 1987) Results of surgical treatment of adults with idiopathic scoliosis. J Bone Joint Surg Am, 69(5): 667-75.

41. Akazawa T., Minami S., Takahashi K., Kotani T., Hanawa T. and Moriya H. (2005) Corrosion of spinal implants retrieved from patients with scoliosis. J Orthop Sci, 10(2): 200-5.

42. Bunge E.M. and de Koning, H.J. (Feb, 2009) The effectiveness of screening for scoliosis. Pediatrics for Parents. http://findarticles.com/p/articles/mi_m0816/is_2_25/ai_n31506277/

43. Hawes, M. (2006). Impact of spine surgery on signs and symptoms of spinal deformity. Developmental Neurorehabilitation, 1751-8431, 9(4); 318 — 339.

44. Ogilvie J.W. (Jan-Feb, 2011) Update on prognostic genetic testing in adolescent idiopathic scoliosis (AIS). J Pediatr Orthop, 31(1 Suppl): S46-8.

45. University of Utah (2007, December 11). Are Humans Evolving Faster? Findings Suggest We Are Becoming More Different, Not Alike. ScienceDaily. Retrieved Jan 2, 2007, from http://www.sciencedaily.com /releases/2007/12/071210212227.htm

46. Price, W. (1939) Nutrition and Physical Degeneration, sixth ed. Los Angeles: Price-Pottenger Foundation.

47. Opsahl, W., Abbott, U., Kenney, C., and Rucker, R. (July 27, 1984). Scoliosis in chickens: responsiveness of severity and incidence to dietary copper. Science, 225: 440-442.

48. Greve, C., Trachtenberg, E., Opsahl, W., Abbott U. and Rocker, R. (18 Aug, 1986). Diet as an External Factor in the Expression of Scoliosis in a Line of Susceptible Chickens. The Journal of Nutrition, 117: 189-193.

49. Johnston, W.L., MacDonald, E. and Hilton, J.W., (Nov, 1989). Relationships between dietary ascorbic acid status and deficiency, weight gain and brain neurotransmitter levels in juvenile rainbow trout. Fish Physiology and Biochemistry, 6(6): 353-365.

50. Lim, C. and Lovell, R.T. (1977), Pathology of the Vitamin C Deficiency Syndrome in Channel Catfish (Ictalurus punctatus). The Journal of Nutrition, 108: 1137-1146.

51. Machlin, L.J., Filipski, R., J. Nelson, Horn, L.R. and Brin, M. (1977), Effects of a Prolonged Vitamin E Deficiency in the Rat. The Journal of Nutrition, 107: 1200-1208.

52. Halver, J.E., Ashley, L.M., and Smith, R.R. (1969), Ascorbic Acid Requirements of Coho Salmon and Rainbow Trout. Transactions of the American Fisheries Society 98:762—771.

53. Choo, P.S., Smith, T.K., Cho, C. Y. and Ferguson H.W. (1991), Dietary Excesses of Leucine Influence Growth and Body Composition of Rainbow Trout, The Journal of Nutrition, 121: 1932-1939.

54. Lee W.T., Cheung C.S., Tse Y.K., Guo X., Qin L., Ho S.C., Lau J. and Cheng J.C. (2005). Generalized low bone mass of girls with adolescent idiopathic scoliosis is related to inadequate calcium intake and weight bearing physical activity in peripubertal period. Osteoporos Int. 16(9):1024-35.

55. Mantle D, Wilkins RM, Preedy V. A novel therapeutic strategy for Ehlers-Danlos syndrome based on nutritional supplements. Med Hypotheses. 2005;64(2):279-83

56. Worthington V. and Shambaugh P. (1993). Nutrition as an environmental factor in the etiology of idiopathic scoliosis. J Manipulative Physiol Ther., 16(3):169-73.

57. Kolata G., Bone Finding May Point to Hope for Osteoporosis, New York Times, Retrieved 11.12.08 from http://www.nytimes.com.

58. Donovan P. (Mar 21, 2008). Grow Your Own Probiotics, Part 1: Kefir, NaturalNews, Naturalnews.com, http://www.naturalnews.com/022822.html.

59. Neogi T., Booth S.L. and Zhang Y.Q. (2006) Low vitamin K status is associated with osteoarthritis in the hand and knee. Arthritis Rheum, 54:1255—61. PMID: 16572460.

(Kapitel 8 - 10)

60. Brooks, D. (1 Apr, 2008). India, China lead explosion in diabetes epidemic: researcher, AFP.

61. Child & Family Research Institute (Nov. 21, 2007). Too Much Sugar Turns Off Gene That Controls Effects Of Sex Steroids. ScienceDaily,

Teil 2 Ernährungs-programm für die Gesundheit und gegen Skoliose

Retrieved January 9, 2007, from http://www.sciencedaily.com / releases/2007/11/071109171610.htm

62. French, P., Stanton, C., Lawless, F., O'Riordan, E.G., Monahan, F.J., Caffrey, P.J. and Moloney, A.P. (Nov, 2000). Fatty acid composition, including conjugated linoleic acid, of intramuscular fat from steers offered grazed grass, grass silage, or concentrate-based diets. Journal of Animal Science, 78(11); 2849-2855.

63. Resnick, Donald and Niwayama, Gen, *Diagnoses of Bone and Joint Disorders* (Philadelphia: WB Saunders, 1988), p. 758.

64. Jaksic, et al. Plasma proline kinetics and concentrations in young men in response to dietary proline deprivation, *American Journal of Clinical Nutrition*, 1990, 52, 307-312.

65. Gotthoffer, NR, *Gelatin in Nutrition and Medicine* (Graylake IL, Grayslake Gelatin Company, 1945), p. 131

66. Medline abstract of Koyama, et al. Ingestion of gelatin has differential effect on bone mineral density and bodyweight in protein undernutrition, *Journal of Nutrition and Science of Vitaminology*, 2000, 47, 1, 84-86.)

67. Oesser, S, et al. Oral administration of (14) C labeled gelatin hydrolysate leads to an accumulation of radioactivity in cartilage of mice (C57/BL), *Journal of Nutrition*, 1999, 10, 1891-1895.

68. Moskowitz, W, Role of collagen hydrolysate in bone and joint disease, *Seminars in Arthritis and Rheumatism*, 2000, 30, 2, 87-99.

69. Lubec, G, et al. Amino acid isomerisation and microwave exposure, *Lancet*, 1989, 2, 8676, 1392-1393.

70. Davis, Adele, *Let's Get Well* (Signet, 1972), p. 142.

71. Gotthoffer, NR, *Gelatin in Nutrition and Medicine* (Graylake IL, Grayslake Gelatin Company, 1945), pp. 65-68

72. Pottenger, FM, Hydrophilic colloid diet, *Health and Healing Wisdom*, Price Pottenger Nutrition Foundation Health Journal, Spring 1997, 21, 1, 17.

73. Ottenberg, R, Painless jaundice, *Journal of the American Medical Association*, 1935, 104, 9, 1681-1687

74. Reuter Information Service, "Can Gelatin Transmit 'Mad Cow' Disease," *Nando Times*, 1997, www.nando.net

75. Anthony W Norman. (Aug, 2008) A vitamin D nutritional cornucopia: new insights concerning the serum 25-hydroxyvitamin D status of the US population. American Journal of Clinical Nutrition, Vol. 88, No. 6, 1455-1456

76. Goswami, R., Gupta, N., Goswami, D., Marwaha, R.K. and Tandon, N. (Aug 2000). Prevalence and significance of low 25-hydroxyvitamin D concentrations in healthy subjects in Delhi. American Journal of Clinical Nutrition, 72(2), 472-475.

77. Holick M.F. (Sept, 2000). Calcium and Vitamin D. Diagnostics and Therapeutics. Clin Lab Med, 20(3):569-90

78. Tokita, H., Tsuchida, A., Miyazawa, K., Ohyashiki, K., Katayanaqi, S,. Sudo, H., Enomoto, M., Takaqi, Y. and Aoki, T. (2006). Vitamin K2-induced antitumor effects via cell-cycle arrest and apoptosis in gastric cancer cell lines. *Int J Mol Med*, 17(2):2355-43.

79. Neogi, T., Booth, S.L. and Zhang, Y.Q., et al. (2006). Low vitamin K status is associated with osteoarthritis in the hand and knee. Arthritis Rheum, 54:1255-61.

80. Geleijnse, J.M., Vermeer, C., Grobbee, D.E., Schurgers, L.J., Knapen, M.H.J., Van der Meer, I.M., Hofman, A. and Witteman, J.C.M. (2004). Dietary Intake of Menaquinone Is Associated with a Reduced Risk of Coronary Heart Disease: The Rotterdam Study. *J Nutr*. 134: 3100-3105.

81. National Health and Medical Research Council. (8 Mar, 2006). Joint Statement and Recommendations on Vitamin K Administration to Newborn Infants to Prevent Vitamin K Deficiency Bleeding in Infancy.

82. Purwosuna, Y., Muharram, Racjam I.A., et al. (Apr, 2006) Vitamin [K_2] treatment for postmenopausal osteoporosis in Indonesia. J Obstet Gynaecol Res, 32:230-4.

Teil 3 Dehnungen und Übungen für das Körpergleichgewicht

(Kapitel 11 — 19)

83. Negrini, S., Fusco, C., Minozzi, S., Atanasio, S. Zaina, F. and M. Romano, (2008). Exercises reduce the progression rate of adolescent idiopathic scoliosis: Results of a comprehensive systematic review of the literature. Disability & Rehabilitation. 30(10) ; 772 — 785.

84. Smith, R.M. and Dickson, R.A., (Aug, 1987) Experimental structural scoliosis. The Journal of Bone and Surgery. 69(4):576-81.

85. Bogdanov, O.V., Nikolaeva, N.I. and Mikhaelenok, E.L. (1990). Correction of posture disorders and scoliosis in schoolchildren using functional biofeedback. Zh Nevropatol Psikhiatr Im S S Korsakova, 90(8); 47-9.

86. Woynarowska, B., and Bojanowska, J. (1979) Effect of increased motor activity on changes in posture during puberty. Probl Med Wieku Rozwoj. 8:27-35.

87. Wong, M.S., Mak, A.F., Luk, K.D., Evans, J.H. and Brown, B. (Apr, 2001). Effectiveness of audio-biofeedback in postural training for adolescent idiopathic scoliosis patients. Prosthetics and Orthotics International. 25(1):60-70.

88. Yekutiel, M., Robin G.C. and Yarom R. (1981) Proprioceptive function in children with adolescent idiopathic scoliosis. Spine. 6(6):560-6.

89. Klein, A.C. and Sobel D., (1985). Backache Relief. Times Books.

90. Petruska, G.K. DC, DACRB, A Functional Approach to Treatment of Scoliosis. Retrieved December 19, 2007 from www.doctorpetruska.com.

91. Pećina, M., Daković, M. and Bojanić, I. (1992). The natural history of mild idiopathic scoliosis. Acta Med Croatica. 46(2):75-8.

92. Timgren J & Soinila S. (2006). Reversible pelvic asymmetry: an overlooked syndrome manifesting as scoliosis, apparent leg-length difference, and neurologic symptoms. Journal Manipulative Physiological Therapeutics, ;29(7):561-5.

93. Hawes, M.C. (2002). Scoliosis and the Human Spine, West Press.

94. Mooney, V., Gulick, J. and Pozos, R. (Apr, 2000) A preliminary report on the effect of measured strength training in adolescent idiopathic scoliosis. Journal of Spinal Disorders, 13(2):102-7.

95. Weiss, H.R. (1992). Influence of an in-patient exercise program on scoliotic curve. Journal of Orthopaedic Trauma. 18(3):395-406.

96. Weiss, H.R. (Feb, 2003). Conservative treatment of idiopathic scoliosis with physical therapy and orthoses. Orthopade, 32(2):146-56.

97. Morningstar, M.W., Woggon D., and Lawrence, G. (14 Sept, 2004). Scoliosis treatment using a combination of manipulative and rehabilitative therapy: a retrospective case series. BMC Musculoskelet Disord. 5: 32

98. Athanasopoulos, S., Paxinos T., Tsafantakis, E., Zachariou, K. and Chatziconstantinou, S. (31 August, 1998). The effect of aerobic training in girls with idiopathic scoliosis. Scandinavian Journal of Medicine and Science in Sports, 9(1):36-40.

99. Timgren, J. and Soinila, S. (September, 2006). Reversible pelvic asymmetry: an overlooked syndrome manifesting as scoliosis, apparent leg-length difference, and neurologic symptoms. Journal Manipulative Physiological Therapeutics, ;29(7):561-5.

100. Hawes, M.C., (2002). Scoliosis and the Human Spine, West Press.

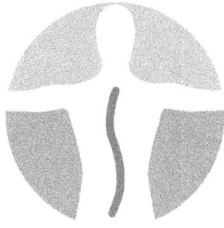

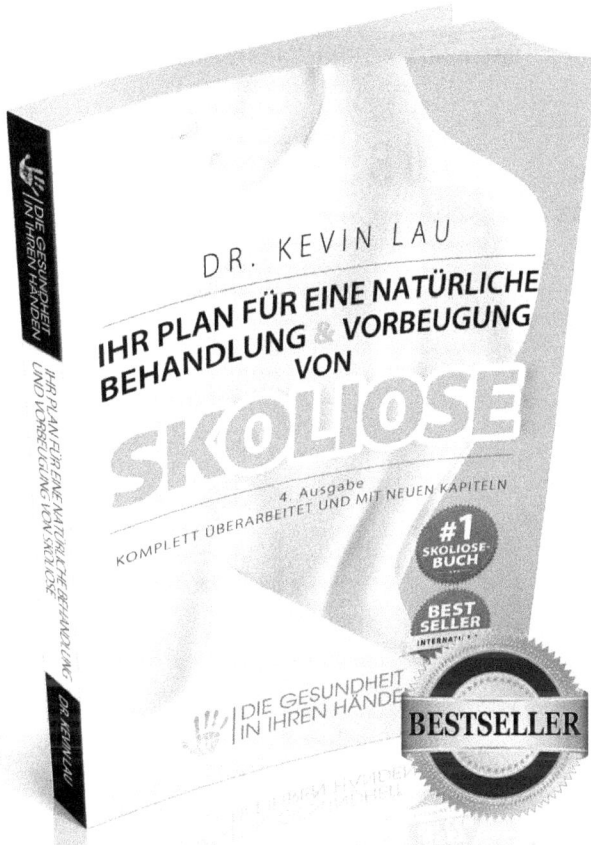

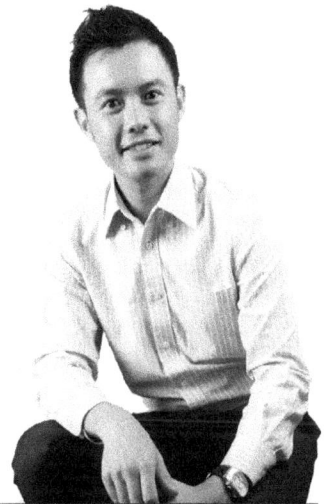

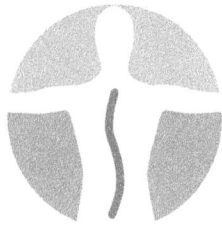

ScolioLife™

Übungen für die Verhinderung und die Korrektur von Skoliose DVD
ist eine sorgfältige Auswahl von Übungen, die Sie anwenden können, um Ihre Skoliose bequem von Zuhause aus zu behandeln.

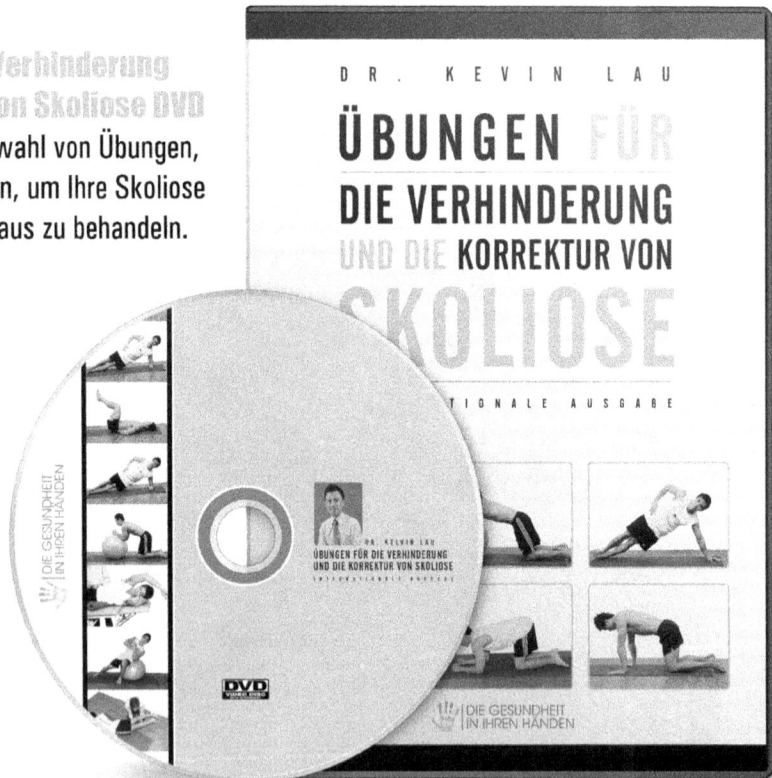

DR. KEVIN LAU

ÜBUNGEN FÜR
DIE VERHINDERUNG
UND DIE **KORREKTUR VON**
SKOLIOSE
TIONALE AUSGABE

Diese DVD ist in drei einfache und verständliche Kapitel aufgeteilt, damit Sie anfangen können, Ihre Wirbelsäule wieder zu stärken und zu korrigieren. Die verständlichen Kapitel umfassen alle relevanten Themen, von Body Balance Dehnungen bis zum Wiederaufbauen Ihrer Core-Muskulatur und eine Anzahl von anderen Übungen, die sorgfältig von Dr. Lau entwickelt und ausgewählt wurden.

Für jeden, der an Skoliose leidet, liegt der Vorteil des Kaufes der DVD in:

- Eine kurze 60-Minuten-Zusammenfassung von Dr. Lau's gleichnamigem Buch „Die Gesundheit in Ihren Händen - Ihr Plan für eine natürliche Behandlung und Vorbeugung von Skoliose."
- Das „Body-Balancing"-Kapitel erläutert detailliert die korrekten Dehntechniken für Skoliosekranke, um sich von der Steifheit zu lösen.
- Das Kapitel, welches über den Core-Wiederaufbau spricht, konzentriert sich auf die Stärkung der Muskeln, die Ihrer Wirbelsäule Halt verschaffen.
- Die „Body-Alignment"-Übungen werden die Ausrichtung Ihrer Wirbelsäule verbessern. Alle auf der DVD vorhandenen Übungen sind vor und nach einer Skoliose-Chirurgie angebracht.
- Selbst bei Schmerzen sind diese Übungen sicher.
- Alle auf der DVD vorhandenen Übungen können leicht von zu Hause aus durchgeführt werden, ohne spezielle Vorrichtung.

Kochbuch

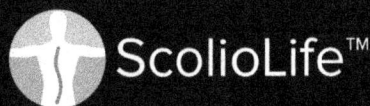

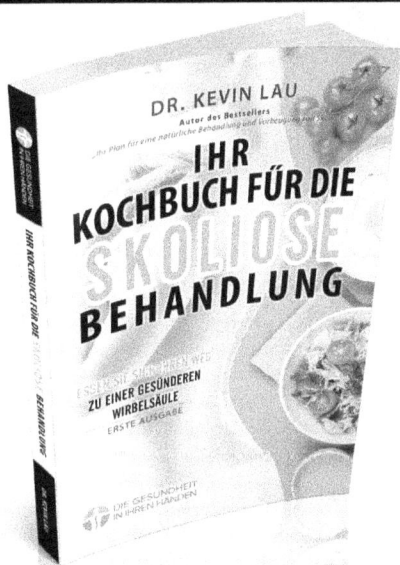

Stärken Sie Ihre Wirbelsäule, Mahlzeit für Mahlzeit!

Die Behandlung von Skoliose erfordert einen umfassenden Ansatz, um einerseits die natürliche Ausrichtung des Körpers wiederherzustellen und zudem Abnutzungserscheinungen der Wirbelsäule zu vermeiden, die mit zunehmendem Alter einhergehen.

Ihr „Skoliose Behandlung Kochbuch" – ein einzigartiger, noch nie dagewesener Leitfaden zur Ernährungsumstellung, mit einer umfangreichen Sammlung an leckeren, gesunden Rezepten, die zeitgleich Ihren Gaumen verwöhnen und Skoliose behandelt. Das Buch bringt Ihnen die erstaunlichen und bewährten Geheimnisse der optimalen Ernährung für eine gesunde Wirbelsäule, die alle in Form einer einfach zu befolgenden Anleitung präsentiert werden. Folgen Sie einfach unseren „Schritt-für-Schritt" Anweisungen, um Ihren persönlichen Paleo-Typ zu finden. Sobald Sie damit fertig sind, müssen Sie nur noch zu den Rezepten greifen, sie an Ihren Gaumen anpassen und die Zutaten entsprechend Ihres Paleo-Typs wählen.

Was Sie erwartet:

- Lindert durch Skoliose hervorgerufene Schmerzen
- Förderung von Wachstum und Entwicklung der Wirbelsäule
- Stärkung Ihrer Muskeln
- Muskelverhärtungen lockern
- Verhinderung von Abnutzungserscheinungen der Wirbelsäule
- Ausgleich des Hormonhaushaltes
- Steigerung Ihrer Energie-Level
- Besserer Schlaf
- Erhalten Sie die perfekte Körpergröße
- Stärkung des Immunsystems

Journal

Ihr unverzichtbarer Begleiter für eine gerade und starke Wirbelsäule in nur 12 Wochen!

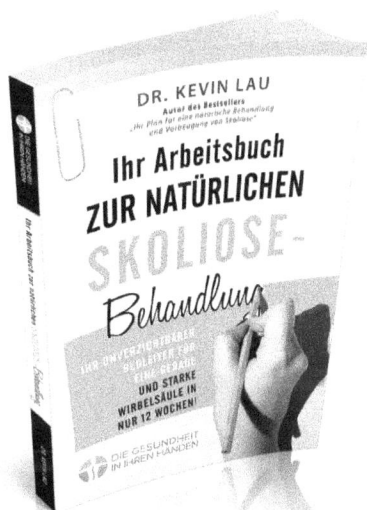

Schritt Eins: Identifizieren Sie Ihren persönlichen Skoliose Zustand

Schritt Zwei: Identifizieren Sie auf Sie abgestimmte Ernährungsbedürfnisse und Ihren Stoffwechseltyp

Schritt Drei: Mit dem bewährten Trainingsprogramm von Dr. Lau, die umfassende Übungstafeln und Fitness-Ressourcen enthält, motiviert bleiben Bleiben Sie mit Hilfe des bewährten Trainingsprogramms von Dr. Lau, den Übungsdiagrammen und den Fitness-Ressourcen stets motiviert

Schritt Vier: Bleiben Sie fokussiert und inspiriert, indem Sie Ihre Fortschritte täglich überprüfen.

Schritt Fünf: Warten Sie ab und sehen Sie zu, wie sich Ihre Skoliose verbessert, Ihre Schmerzen weniger werden und Ihr Rücken stärker wird.

Chirurgie

 ScolioLife™

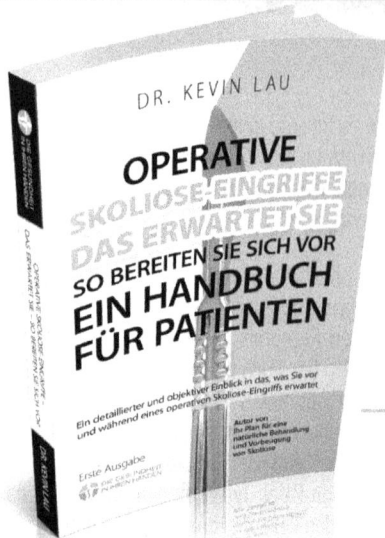

Sich einer Skoliose-OP zu unterziehen muss keine entmutigende, belastende oder sorgenvolle Erfahrung sein. Im Gegenteil - mit den richtigen Informationen, der richtigen Unterstützung, dem richtigen Wissen entscheiden Sie selbstbewusst und informiert, welche für Sie die beste und sinnvollste Behandlungsmethode ist.

Mit dem neuesten Buch von Dr. Kevin Lau erhalten Sie äußerst wichtige, aktuelle Informationen, die Sie dabei unterstützen, mit fundiertem Wissen die richtigen Entscheidungen für sich und Ihre Wirbelsäule zu treffen.

In diesem Buch erfahren Sie:

* **verstehen** die Details der Skoliosechirurgie – Sie lernen die einzelnen Schritte des Operationsvorgangs kennen, beispielsweise dass Metallstäbe (zur Fusion/Versteifung) implantiert werden und nach der OP im Körper verbleiben.

* **erfahren** auch ernüchternde Dinge – z.B., dass der Normalzustand nach einer OP möglicherweise nicht wieder erreicht wird – sei es Ihr normales Aussehen oder Ihre normale Beweglichkeit.

* **entdecken** Faktoren, die Ihre Langzeitprognose bestimmen; lesen Sie hierzu detaillierte Fallstudien.

* **lernen** wie die einzelnen Risiken im Zusammenhang mit den verschiedenen OP-Methoden einzuschätzen sind.

* **erhalten wertvolle Tipps** wie die Operation zu finanzieren ist, wie Sie den besten Zeitpunkt, Ort und Chirurg für Ihre Belange finden.

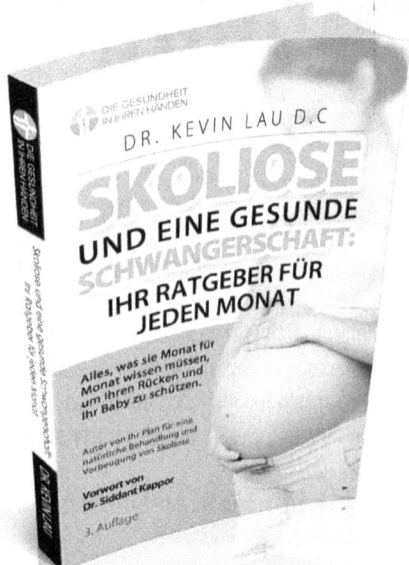

ScolioLife™ Schwangerschaft

„Skoliose und eine gesunde Schwangerschaft: Ihr Ratgeber für jeden Monat" ist ein Ratgeber, der Ihnen Monat für Monat hilft, Ihre Wirbelsäule und Ihr Baby zu schützen. Das Buch unterstützt Ihre Gefühle und begleitet Sie auf Ihrer wunderbaren Reise zu einem gesunden Baby.

Dieses Buch gibt Antworten und bietet Expertentipps für schwangere Frauen mit Skoliose. Sie erhalten ausführliche Informationen, wie Sie trotz Ihrer Skoliose die körperlichen und seelischen Veränderungen in der Schwangerschaft bewältigen. Von der Empfängnis bis zur Geburt und darüber hinaus wird dieser Leitfaden Sie an der Hand nehmen, so dass Sie eine glückliche und stolze Mutter Ihres gesunden Babys werden.

Scoliotrack

 ScolioLife™

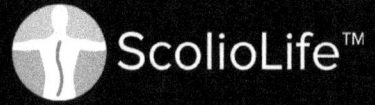

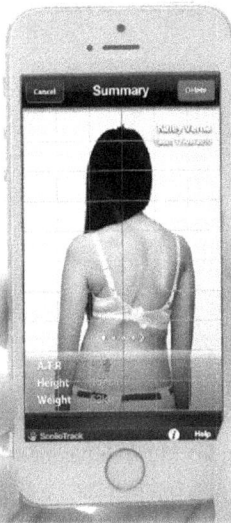

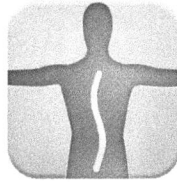

ScolioTrack ist eine sichere und innovative Methode, um die Skoliose Monat für Monat über den Beschleunigungsmesser des Handys zu überwachen. Das Prinzip ist das Gleiche, welches Sie beim Arzt vorfinden (das Skoliometer). Ein Skoliometer dient dazu, die Krümmung der Wirbelsäule eines Patienten zu messen. Es ist ein Instrument, welches wahrscheinlich während oder nach einer koliose-Behandlung benutzt wird.

Besonderheiten des iPhone Programms:

- Es kann von mehreren Benutzern verwendet werden, und die Informationen bleiben für zukünftige Untersuchungen auf dem iPhone gespeichert.
- Es bestimmt und speichert den Krümmungswinkel, der zur Messung der Skoliose dient.
- Es speichert ebenso die Größe und das Gewicht – ideal für wachsende Jugendliche, die an Skoliose leiden, oder für gesundheitsbewusste Erwachsene.
- Der Status der Skoliose wird grafisch dargestellt, wodurch es einfacher wird, die Entwicklung der Skoliose Monat für Monat zu überwachen.
- Es zeigt Ihnen die aktuellsten Skoliose News-Feeds an, die Sie stets auf dem aktuellsten Stand halten.

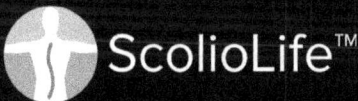

 ScolioLife™

Skoliometer

Ein bequemes Skoliose Screening-Tool: Scoliometer App

Das Skoliometer ist ein nützliches und hochinnovatives Werkzeug für Mediziner, Ärzte und jene, die einen Skoliosetest zu Hause durchführen wollen. Wir können einen ständig verfügbaren, hochgenauen Ersatz zu einem deutlich erschwinglicheren Preis anbieten. Ärzte und andere Mediziner, die nach einem einfachen, schnellen und eleganten Weg suchen, die Krümmung der Wirbelsäule zu messen, können dieses akkurate Werkzeug verwenden. Und nun können Sie dies bequem mit Ihrem Smartphone.

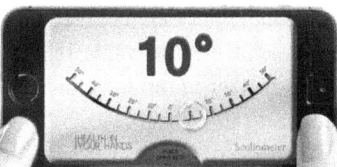

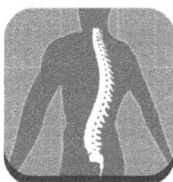

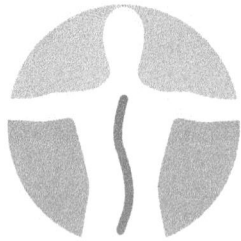

SCOLIOEASE
TRAKTIONSGURT

"Freiheit von einem Leben mit Skolioseschmerzen."

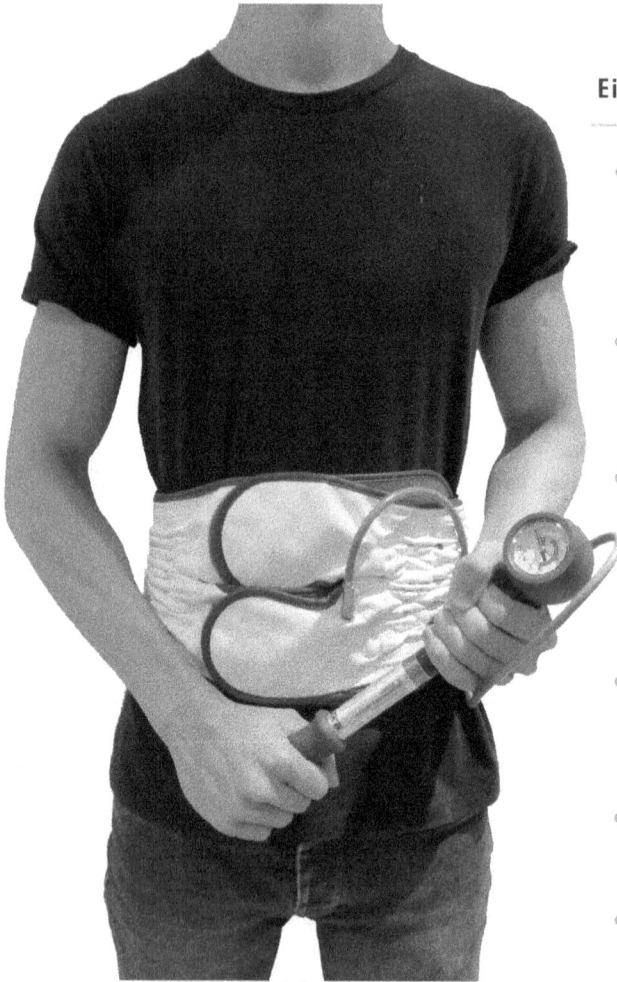

Eigenschaften des ScolioEase Traktionsgurtes

- Reduziert die Effekte der Gravitation und Kompressionsgewicht und sorg so für Entspannung der Muskelspasmen, Krämpfen, Spannungen und Schmerzen, welche mit der Skoliose zusammenhängen.
- Hilft Schmerzen, die durch Skoliose, degenerative Bandscheiben/ Knochenkrankheiten, Ischias, Spondylose und Spinalstenose entstehen, zu vermindern.
- Die Traktion der inter-vertebralen Bandscheibe führt zu Reduktion von Schmerzen im Rücken, in der Hüfte, Schenkeln, Beinen und Füßen, welche hauptsächlich durch Skoliose, hervortretende oder gewölbte Bandscheiben verursacht werden.
- Hilft Personen, welche schwere Sachen heben müssen oder über einen langen Zeitraum sitzen oder fahren müssen, da er das kompressive Gewicht auf die Skoliose vermindert.
- Hilft eine korrekte Haltung einzunehmen, was zu einer ebenmäßigen Gewichtsverlagerung auf die lumbale Skoliose-Wirbelsäule führt.
- Kann vom Nutzer unter der Kleidung getragen werden.

Wir sind stolz darauf, die neuste Technologie für die Behandlung von Schmerzen im unteren Rückenbereich, welche durch Wirbelsäulenkrankheiten oder Verletzungen entstehen, präsentieren zu können. ScolioEase Traktionsgurt wirkt als einzigartiges „Luftkammer-Erweiterungs-System", welches den Druck auf die Wirbelsäule vermindert und so extrem effektiv bei der Schmerzreduktion und Behandlung ist. Der ScolioEase Traktionsgurt hat ein komplett neues Design, welches extrem gut für pre- und postoperative Fälle ist und bietet noch mehr Flexibilität.

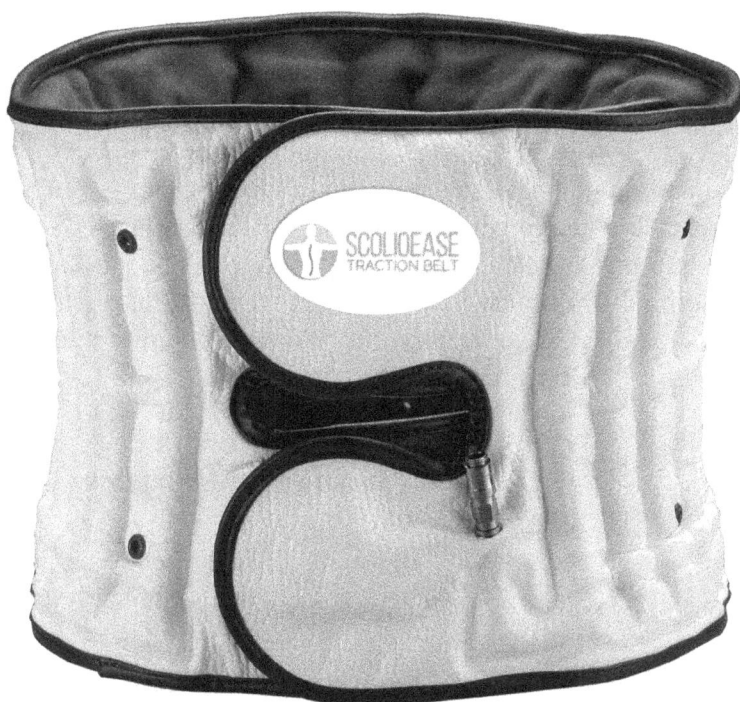

Mit Ausnahme, wenn Sie schlafen, muss der untere Rücken mehr als 60% Ihres Körpergewichtes tragen. Anhaltendes, zusammenpressendes Gewicht auf die Lendenwirbel ist der Grund für Schmerzen im unteren Rückenbereich und kann Skoliose verschlechtern. Daher kann das Verhindern des Drucks auf die Lendenwirbel die Behandlung von Rückenschmerzen und Skoliose unterstützen.

SO FUNKTIONIERT DER SCOLIOEASE TRAKTIONSGURT

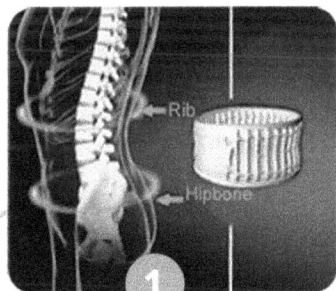

1
Platzieren Sie den unaufgeblasenen Gurt um Ihre Hüfte zwischen Ihren unteren Rippen und dem Hüftknochen. Gehen Sie sicher, dass dieser fest sitzt.

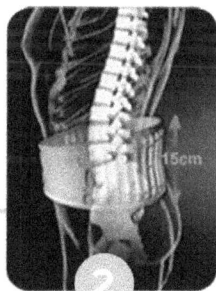

2
Blasen Sie den Gurt auf. Dadurch entsteht ein Traktionseffekt auf die Wirbel.

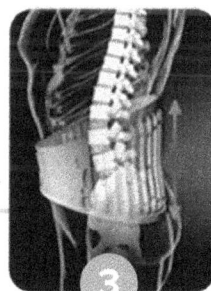

3
Der Traktionsgurt hat sich nun von 13cm auf ca. 21cm ausgedehnt.

https://hiyh.info/de_DE/scolioease/

Jetzt erhältlich!
Besuchen Sie unsere Internetseite und erfahren Sie wo Sie Ihren Gurt noch heute kaufen können!

Folgen Sie uns

Bleiben Sie ständig über die neusten Gesundheitstipps, Neuigkeiten und Aktualisierungen von Dr. Lau über die folgenden Social-Media-Seiten informiert. Melden Sie sich auf der Health-In-Your-Hands-Seite auf Facebook an, um Dr. Lau Fragen über das Buch, grundlegende Fragen über Skoliose und über die iPhone-App namens ScolioTrack oder die Übungs-DVD zu stellen:

facebook   www.facebook.com/Skoliose.de

You Tube   www.youtube.com/DrKevinLau

Instagram   www.instagram.com/drkevinlau/

Blogger   www.DrKevinLau.blogspot.com

twitter   www.twitter.com/DrKevinLau

Linked in   https://www.linkedin.com/in/drkevinlau/de

www.ingramcontent.com/pod-product-compliance
Lightning Source LLC
Chambersburg PA
CBHW080603270326
41928CB00016B/2910